W0260527

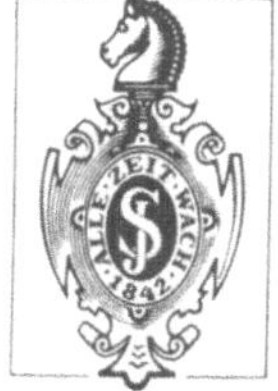
ALLE ZEIT WACH
1842

P. Hellstern C. Maurer (Hrsg.)

Neue Entwicklungen in der Transfusionsmedizin

Jahrestagung 1991 der Arbeitsgemeinschaft der Ärzte staatlicher und kommunaler Bluttransfusionsdienste

Wissenschaftliche Leitung:
P. Hellstern, Ludwigshafen

Moderatoren:
T. H. Brüster, Düsseldorf; N. Petersen, Dortmund; W. Luboldt, Essen; E. Wenzel, Homburg/Saar; T. Becht, Pforzheim; R. Dörner, Köln; W. Stangel, Hannover; C. Maurer, Heilbronn; V. Sachs, Kiel; R. Eckstein, Berlin; P. Kühnl, Hamburg

Springer-Verlag
Berlin Heidelberg New York
London Paris Tokyo
Hong Kong Barcelona
Budapest

Prof. Dr. med. Peter Hellstern
Institut für Transfusionsmedizin
Klinikum der Stadt Ludwigshafen
Bremserstraße
6700 Ludwigshafen am Rhein

Prof. Dr. med. Claus Maurer
Institut für Laboratoriumsmedizin
und Bluttransfusionsdienst
Städtisches Krankenhaus
7100 Heilbronn

ISBN-13: 978-3-540-55362-5 e-ISBN-13: 978-3-642-77443-0
DOI: 10.1007/ 978-3-642-77443-0

Die Deutsche Bibliothek – CIP-Einheitsaufnahme

Neue Entwicklungen in der Transfusionsmedizin : Jahrestagung ... der Arbeitsgemeinschaft der Ärzte Staatlicher und Kommunaler Bluttransfusionsdienste. – Berlin ; Heidelberg ; New York ; London ; Paris ; Tokyo ; Hong Kong ; Barcelona ; Budapest : Springer
Bis 1990 (1991) u.d.T.: Entwicklungen in der Transfusionsmedizin
NE: Arbeitsgemeinschaft der Ärzte Staatlicher und Kommunaler Bluttransfusionsdienste
1991 (1992)

Satz: Mitterweger Fotosatz GmbH, 6831 Plankstadt
27/3145-5 4 3 2 1 0 – Gedruckt auf säurefreiem Papier

Vorwort

Dem heutigen Stand der Therapie mit Frischplasma und Plasmaprodukten, den Indikationen und den Risiken, ist der Berichtsband der 34. Jahrestagung der Arbeitsgemeinschaft der Ärzte staatlicher und kommunaler Bluttransfusionsdienste in Ludwigshafen gewidmet. Es sind vor allem zwei Risiken, die diese Therapie belasten: Infektionserreger und eine unkritische Anwendung. Die Beiträge geben den aktuellen Stand der medizinischen Erkenntnisse im Hinblick auf die Prävention von Infektionen und die Indikationsstellung wieder.

Nach Einführung der Blutkomponenten-Therapie nach Maß, hatte es eine Zeitlang den Anschein, als gelte es, in der klinischen Anwendung lediglich die mühsam getrennten Komponenten – zugegeben unter Erhaltung der Funktion der labilen Plasmafaktoren – durch Infusion wieder zu vereinigen. So konnte sich noch lange die Auffassung halten, daß bei Blutverlusten der beste Blutersatz das Vollblut sei. In den letzten Jahren setzt sich jedoch zunehmend der gezielte Einsatz von Plasmaprodukten durch.

Das Einführungsreferat steckt die Grenzen im Einsatz von gefrorenem Frischplasma einerseits und von Plasmafraktionen und -konzentraten ab. Die Liste der Indikationen zeigt den Wandel der Auffassungen und steht im Widerspruch zur unkritischen Gabe von Frischplasma als Plasmaexpander. Neben den medizinischen Aspekten muß auch die Versorgungslücke im Plasmabedarf angesprochen werden. Die Rolle der kliniknahen Transfusionseinrichtungen unserer Arbeitsgemeinschaft in der Bedarfsdeckung wird sich aber vorwiegend auf Information zur Verminderung eines abundanten Plasmaverbrauchs beschränken müssen.

Verglichen mit dem Erythrozytenersatz stellt sich die Therapie mit Frischplasma und von Fraktionierungsprodukten ungleich differenzierter und anspruchsvoller dar im Hinblick auf das Wissen und die Erfahrung des Therapeuten. Das vorgestellte diagnostische Instrumentarium bei schweren Koagulopathien verlangt eine wahrhaft virtuose Beherrschung der diagnostischen Bewertungskriterien. Es drängt sich die Frage auf, ob Dirigent und Ensemble für ein solches Programm überall vorhanden sind.

Die Abwägung von Nutzen und Risiken erfordern ein ständiges Überdenken der Behandlungsstrategien. Neue Entwicklungen in der Erkennung viraler Krankheitserreger und neue Verfahren zur Virusabreicherung haben die Plasmatherapie sicherer gemacht. Inzwischen sind auch Frischplasmapräparationen auf dem Markt, die nach unterschiedlichen Verfahren behandelt wurden. Nun wird die Diskussion einsetzen, welchem Verfahren im Hinblick auf die Virussicherheit der Vorzug gegeben werden soll. Aber auch Fragen nach eventuellen toxischen Wirkungen der chemischen Wirkstoffe oder von Rückständen. Hier wird auch die Frage nach der Bildung von Neoantigenen gestellt werden. Dieser Berichtsband wird also sicher nicht der letzte zu diesem Thema sein.

Claus Maurer

Inhalt

Therapie mit Immunglobulinen

Epidemiologie und Diagnostik von Infektionen

Freie Beiträge

Mitarbeiterverzeichnis

ALRAUN, K.
Transfusionszentrum, Medizinische Klinik III,
Klinikum Großhadern der Universität München, 8000 München 70

BASSY, M.
Universitäts-Krankenhaus Eppendorf, Abteilung für Transfusionsmedizin,
Martinistraße 52, 2000 Hamburg 20

BECKER, G.
Amtlicher Blutspendedienst, Dachauer Straße 90, 8000 München 2

BÖCK, M.
Transfusionszentrum, Medizinische Klinik III,
Klinikum Großhadern der Universität München, 8000 München 70

BUDDE, U.
Blutspendedienst des AK Harburg, Eißendorfer Pferdeweg,
2100 Hamburg 90

DELSALLE, A.
Laboratoire d'Immunologie erythrocytaire, 19,21 rue Cemille-Guerin,
Boîte Postale 2018, F-59012 Lille CEDEX

ECKSTEIN, R.
Blutbank, Abteilung Innere Medizin und Poliklinik, Hämatologie und
Onkologie, Universitätsklinikum Rudolf Virchow, Freie Universität
Berlin, Spandauer Damm 130, 1000 Berlin 19

GRATZ, G.
Institut für Laboratoriumsmedizin, Städtische Krankenanstalten,
Jägerhausstraße 26, 7100 Heilbronn

GRÜBLER, C.
Transfusionszentrum, Medizinische Klinik III,
Klinikum Großhadern der Universität Müchen, 8000 München 70

GUNSCHERA, H.
Professor-Heß-Kinderklinik des Zentralkrankenhauses, St.-Jürgen-Straße, 2800 Bremen 1

HANFLAND, P.
Institut für experimentelle Hämatologie und Transfusionsmedizin der Universität Bonn, Sigmund-Freud-Straße 25, 5300 Bonn 1

HARBAUER, G.
Abteilung f. experimentelle Chirurgie der Universität des Saarlandes, 6650 Homburg/Saar

HAUCK, W.
Abteilung für Klinische Hämostaseologie und Transfusionsmedizin der Universitätskliniken des Saarlandes, 6650 Homburg/Saar

HEIM, M. U.
Transfusionszentrum, Medizinische Klinik III, Klinikum Großhadern der Universität München, 8000 München 70

HERTFELDER, H.-J.
Institut für experimentelle Hämatologie und Transfusionsmedizin der Universität Bonn, Sigmund-Freud-Straße 25, 5300 Bonn 1

HILLER, E.
Transfusionszentrum, Medizinische Klinik III, Klinikum Großhadern der Universität München, 8000 München 70

JOLLER-JEMELKA, H. I.
Klinische Immunologie, Department of Innere Medizin, Universitätsspital Zürich, Häldeliweg 4, CH-8044 Zürich

KÖHLER, M.
Abteilung für Klinische Hämostaseologie und Transfusionsmedizin der Universitätskliniken des Saarlandes, 6650 Homburg/Saar

KOTITSCHKE, R.
Fa. Biotest GmbH, Landsteinerstraße 5, 6072 Dreieich

KREUZER, E.
Transfuionszentrum Medizinische Klinik III/Herzchirurgische Klinik, Universität München, 8000 München 70

KÜHNL, P.
Universitäts-Krankenhaus Eppendorf, Abteilung für Transfusionsmedizin, Martinistraße 52, 2000 Hamburg 20

LEHRBACH, G.
Anästhesieabteilung der Städtischen Kliniken, Beurhausstraße 40,
4600 Dortmund 1

MANNESSIER, L.
Laboratoire d'Immunologie erythrocytaire, 19, 21 rue Camille-Guerin,
Boîte Postale 2018, F-59012 Lille CEDEX

MARKEWITZ, A.
Transfusionszentrum/Medizinische Klinik III, Herzchirurgische Klinik,
Universität München, 8000 München 70

MAURER, C.
Institut für Laboratoriumsmedizin, Städtische Krankenanstalten,
Jägerhausstraße 26, 7100 Heilbronn

MEMPEL, W.
Transfusionszentrum, Medizinische Klinik III, Klinikum Großhadern
der Universität München, 8000 München 70

NEIDHARDT, B.
Abteilung für Transfusionsmedizin in der Chirurgischen
Universitätsklinik, Maximiliansplatz 1, 8520 Erlangen

PETERSEN, N.
Institut für Blutspendewesen der Städtischen Kliniken,
Alexanderstraße 30, 4600 Dortmund 1

POPOV-CENIC, S.
Institut für experimentelle Hämatologie und Transfusionsmedizin
der Universität Bonn, Sigmund-Freud-Straße 25, 5300 Bonn 1

SALAMA, A.
Intensivstation des Zentrums für Innere Medizin der
Justus-Liebig-Universität Gießen, Klinikstraße 36, 6300 Gießen/Lahn

SCHRICKER, E.
Abteilung für Transfusionsmedizin in der Chirurgischen
Universitätsklinik, Maximiliansplatz 1, 8520 Erlangen

SCHRICKER, K. TH.
Abteilung für Transfusionsmedizin in der Chirurgischen
Universitätsklinik, Maximiliansplatz 1, 8520 Erlangen

SCHWINN, H.
Alter Kirchhainerweg 28, 3550 Marburg

SEIFRIED, E.
Sektion Hämostaseologie, Medizinische Klinik und Poliklinik, Robert-Koch-Straße 8, 7900 Ulm

SEYFERT, U. T.
Abteilung für Klinische Hämostaseologie und Transfusionsmedizin der Universitätskliniken des Saarlandes, 6650 Homburg/Saar

SIBROWSKI, W.
Universitäts-Krankenhaus Eppendorf, Abteilung für Transfusionsmedizin, Martinistraße 52, 2000 Hamburg 20

TASSANI, P.
Institut für Anästhesiologie, Universität München, 8000 München 70

WENZEL, E.
Abteilung für Klinische Hämostaseologie und Transfusionsmedizin der der Universitätskliniken des Saarlandes, 6650 Homburg/Saar

Therapie mit gerinnungsaktiven Plasmaderivaten – gegenwärtiger Kenntnisstand und künftige Entwicklungen

Gesicherte und umstrittene Indikationen zum Einsatz von gefrorenem Frischplasma

U. BUDDE

Gefrorenes Frischplasma (GFP) wird aus einer Einzelblutspende gewonnen. Im GFP sind alle Inhaltsstoffe des menschlichen Plasmas vorhanden, wobei jeder Bestandteil individuellen Schwankungen unterliegt. Die Proteine lassen sich in folgende Gruppen unterteilen: Transportproteine (z.B.: Präalbumin, Albumin, Transferrin, Haptoglobin), Proteaseinhibitoren (z.B.: α_1-Antitrypsin, C-Inaktivator, α_2-Antiplasmin), Proteine unbekannter Funktion (z.B.: Galaktoglykoprotein, α_1-Glykoprotein, α_2-Makroglobulin) und Gerinnungsfaktoren (Tabelle 1). Therapeutisch werden nur die Gerinnungsfaktoren und deren Hemmer genutzt.

GFP enthält diese Proteine in physiologischer Relation. Es ist jedoch kein Gerinnungsfaktor oder Gerinnungshemmer überrepräsentiert, so daß eine Anreicherung von Faktoren nicht stattfindet. Da der untere hämostatische Spiegel für Gerinnungsfaktoren im Mittel bei 30 % liegt, dagegen die notwendige Aktivität der Gerinnungshemmer 60 bis 70 % beträgt, reicht die Kapazität der Gerinnungshemmer gerade aus, um eine überschießende Aktivierung des Hämostasesystems zu bremsen; die Gerinnungsfaktoren sind dagegen im GFP in einem relativen Überschuß vorhanden. Spezifische

Tabelle 1. Therapeutisch wichtige Aktivatoren und Inhibitoren der Gerinnung:

Bezeichnung	Plasmakonzentration (µg/ml)	Molekulargewicht (× 10)	biologische Halbwertszeit (h)
Fibrinogen	3000	340	100
F II	100	72	80
F V	7	330	12
F VII	0,5	48	6
F VIII: C	0,1	270	6
F IX	5	57	25
F X	10	59	25
F XI	4	160	12
AT III	200	65	60
Protein C	5	60	8
Protein S	10	80	

(nach Müller-Berghaus 1988)

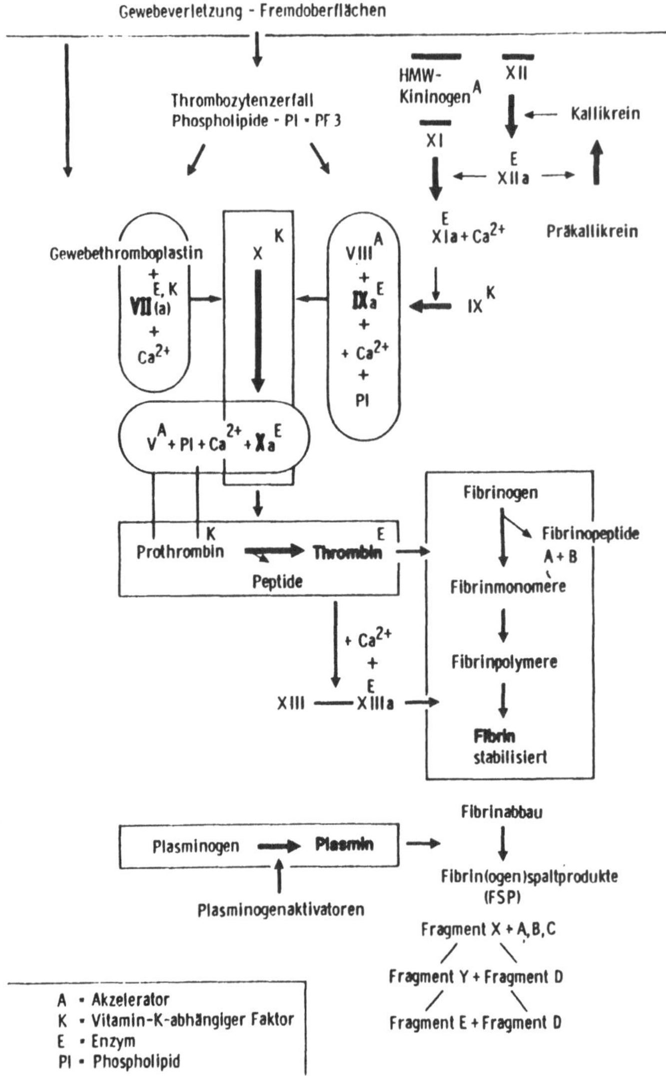

Abb. 1. Schematischer Ablauf der Fibrinbildung und Fibrinolyse. Aus: M. Barthels, H. Poliwoda: Gerinnungsanalysen, Georg Thieme Verlag 1987

Konzentrate stehen für den Faktor VIII, den Faktor IX, den Faktor VII, die Vitamin K-abhängigen Faktoren, das Fibrinogen, den C_1-Inaktivator und das AT III zur Verfügung. Ein Protein-C-Konzentrat befindet sich im klinischen Versuch. Alle übrigen Gerinnungsfaktoren und Gerinnungshemmer müssen durch GFP ersetzt werden.

Die komplexen Aktivierungsvorgänge des Hämostasesystems laufen in vivo nicht frei im Plasma ab, sondern finden an spezifischen Oberflächen

Tabelle 2. Enzymkomplexe im Blutgerinnungssystem

Komplex	Substrat	Enzym	Kofaktor	Oberfläche/ Kation	Wirkung
Intrins. Aktivier.-Komplex	F XII	Kallikrein	HMW-Kininogen	neg. geladene Oberflächen	F XII-Akt.
Intrins. Aktivier.-Komplex	Präkalli-krein	F XIIa	HMW-Kininogen	neg. geladene Oberflächen	Präkallikrein-Aktivierung
XI/XIIa/HM W-Kininogen	F XI	F XIIa	HMW-Kininogen	neg. geladene Oberflächen	F XI-Akt.
X/IXa/ VIII: Ca^{++}	F X	F IXa	F VIII: Ca^{++}	Phospholipide/ Kalzium-Ionen	Inrinsische FX-Aktivierung
X/VIIa/TF	F X	F VIIA	Gewebefakt. (TF)	Phospholipide/ Kalzium-Ionen	Extrinsische FX-Aktivierung
II/Xa/Va	F II	F Xa	F Va	Phospholipide/ Kalzium-Ionen	Prothombin-Aktivierung

(nach Müller-Berghaus 1988)

statt (vor allem Subendothel und Thrombozytenmembran, Abb. 1). Es kommt hierbei zur Ausbildung einer Reihe von Aktivierungskomplexen (Tabelle 2). Es bestehen enge Verbindungen zu anderen komplexen Systemen, wie dem Kinin-, Angiotensin- und Komplementsystem (Übersicht bei Müller-Berghaus 1988). Die Möglichkeiten, solche lokalisierten Abläufe durch Infusion von Plasmafaktoren zu beeinflussen, sind begrenzt und in vielen Fällen nicht voraussagbar. Wenn die komplexen Vorgänge der Gerinnungs- und Fibrinolyseaktivierung einmal in Gang gebracht sind, sind die Mittel, therapeutisch einzugreifen beschränkt: z.B. Beschleunigung der AT III-Wirkung durch Heparin, Ersetzen der Gerinnungshemmer durch spezifische Konzentrate oder GFP, wobei mit dem GFP jedoch immer Gerinnungsfaktoren im relativen Überschuß appliziert werden. Der Einsatz aktivierter Gerinnungshemmer (z.B. AT-III-Heparin-Komplex oder rekombinantes aktiviertes Protein C), befindet sich noch im experimentellen Stadium.

In den Arbeiten, in denen Laborparameter angegeben werden, die als Entscheidungshilfe zum Einsatz von GFP dienen sollen, finden sich meist Grenzwerte von einer Verlängerung der Thromboplastinzeit auf das 1,5-2fache der Norm (entsprechend einem Quick-Wert von etwa 30%), bzw. einer Verlängerung der partiellen Thromboplastinzeit um 9 Sekunden auf etwa 50 Sekunden. Dies würde bei angeborenen Faktorenmängeln bedeuten, daß der F VIII bei 20% liegen kann, der F XI sogar noch tiefer (Kitchens 1988). Daher dürfen diese Grenzen nur bei komplexen erworbenen Gerinnungsstörungen als Entscheidungshilfe herangezogen werden. Bei Verdacht auf angeborene Störungen muß der entsprechende Gerinnungsfaktor quantitativ bestimmt werden, um gezielt therapieren zu können. Einem Quick-Wert von 30% kann bedingt durch die relative Unempfindlichkeit der meisten Thromboplastine für den Faktor VII ein schwerer Faktor-VII-Mangel zugrunde liegen.

In der Literatur finden sich klare Hinweise darauf, daß der starke Anstieg des Verbrauchs an GFP parallel zum Verschwinden der Vollblutkonserven aus den Blutspendediensten ging. Quantitative Analysen ergaben, daß ein Großteil des GFP's im Verhältnis 1:1 zum Erythrozytenkonzentrat transfundiert wurde, wahrscheinlich aus der Vorstellung heraus, dem Patienten „bessere" Konserven anzubieten. Erst Schulungssysteme und striktere Richtlinien sowie das Auftreten von HIV-Infektionen führten zu einem Abflachen des Anstiegs, bzw. zu einem Rückgang des Verbrauchs an GFP (Barnette et al. 1990, Consensus Conference 1985, Crowley et al. 1988, Hiller & Heim 1989, Mozes et al. 1989, Shanberge 1987, Snyder et al. 1986).

Eingesetzt wird GFP im wesentlichen für drei Indikationskomplexe, die nachstehend behandelt werden.

Angeborene oder erworbene Verminderungen einzelner Gerinnungsfaktoren, für die kein spezifisches Konzentrat zur Verfügung steht

Dies gilt für die Gerinnungsfaktoren V und XI sowie bedingt für die Gerinnungshemmer Protein C und Protein S.

Eine strenge Indikation zum sofortigen Eingreifen stellt die Purpura fulminans des Neugeborenen dar, wenn sie durch einen homozygoten Protein-C-Mangel verursacht wird. Nur sofortige Behandlung kann die Ausbildung von Nekrosen verhindern. Meist bleibt keine Zeit, die Protein C-Aktivität vor Beginn der Therapie zu bestimmen. Es steht zwar mit dem PPSB eine Präparategruppe zur Verfügung, die variable Mengen an Protein C und Protein S enthält. Von den Herstellern können auch Chargen mit besonders hohem Gehalt an Gerinnungshemmern zur Verfügung gestellt werden, doch enthalten die Präparate mehr oder weniger große Mengen an aktivierten Faktoren. Es werden jährlich eine Reihe von thromboembolischen Komplikationen nach Applikation dieser Präparate berichtet. In der amerikanischen Literatur (das in den USA lizensierte Präparat ist besonders thrombogen) wird daher vorwiegend mit GFP therapiert, im europäischen Raum sind allerdings einige Fälle mit gutem Erfolg mit PPSB therapiert worden (Abildgaard 1981, Branson et al. 1983, Marlar & Neumann 1990, Vukovich et al. 1988). Auch bei der Purpura fulminans des Erwachsenen vor allem mit gleichzeitig nachweisbaren Lupus-Hemmkörpern werden Defekte der Protein C-Aktivierung beschrieben (Francis 1990). Auch hier ist ein Einsatz von Protein C und Protein S haltigen Präparaten zu erwägen.

Komplexe Gerinnungsstörungen

Als Massivtransfusion wird die Transfusion des ein- oder vielfachen des Blutvolumens innerhalb von einigen Stunden bezeichnet. Während die Blutung nach einer Massivtransfusion mit entsprechenden Laborparametern (Fibrinogen <100 mg/dl, Thromboplastinzeit und partielle Thromboplastinzeit verlängert) eine eindeutige Indikation für GFP ist, muß die prophylaktische Gabe von GFP z.B. in einer festen Relation zu Erythrozytenkonzentraten als problematisch angesehen werden. Das Hämostasesystem erholt sich bei gesunden Personen sehr rasch, innerhalb weniger Stunden, deutlich rascher als z.B. die Immunglobuline (Harke und Rahmann 1988, Sawyer & Harrison 1990, Volkin et al. 1982). Auch für die prophylaktische Transfusion aufgrund „schlechter Gerinnungswerte" ohne Blutung existieren keine Arbeiten, die deren Erfolg belegen. Counts et al. (1979) und Wilson et al. (1971) fanden bei polytraumastisierten Patienten eine Vorhersagewahrscheinlichkeit für Thromboplastinzeit und partieller Thromboplastinzeit von 47–67 % und eine Sensitivität von 40–63 %. Wahrscheinlich haben die thrombozytären Gerinnungsstörungen eine ebensolche oder größere Bedeutung wie die plasmatischen, so daß man eher an eine Thrombozytentransfusion als an eine Transfusion von GFP denken sollte. Geeignete Studien, die ein solches Vorgehen belegen können, sind mir jedoch nicht bekannt.

Operationen, die mit einem hohen Verbrauch an GFP einhergehen, waren früher Eingriffe am offenen Herzen und sind heute Lebertransplantationen. Für kardiochirurgische Eingriffe hat es sich eindeutig erwiesen, daß prophylaktische Plasmatransfusionen keinen Einfluß auf die Nachblutungsfrequenz und den Blutverbrauch haben. Auch hier wird den thrombozytären Hämostasestörungen ein höherer Stellenwert zugesprochen (Bayer et al. 1980, Goodnough et al. 1990, Martinowitz et al. 1990, Wasser et al. 1989, Woodman & Harker 1990). Es gibt einige Studien, die den günstigen Effekt von Warmblut und Thrombozytenkonzentraten belegen (Lavee et al. 1989, Oberman 1967). In weitaus den meisten Fällen können die Eingriffe jedoch nur mit Erythrozytenkonzentraten ohne Zufuhr anderer Komponenten durchgeführt werden. Bei Lebertransplantationen liegt der intraoperative Verbrauch an GFP je nach Autor zwischen 0 und 40 GFP's intraoperativ. In etwa nochmal die gleiche Menge wird postoperativ transfundiert (Farrar et al. 1988, Lewis et al. 1987).

Patienten mit Leberparenchymschäden leiden häufig unter komplexen Gerinnungsstörungen mit Verminderung von prokoagulatorischen und antikoagulatorischen Gerinnungsfaktoren. Es können in vielen Fällen variable Aktivierungen des Gerinnungs- und Fibrinolysesystems nachgewiesen werden. Zum einen kann eine chronische disseminierte intravaskuläre Gerinnung (DIC) ablaufen, Aktivierungsprodukte können sich jedoch auch durch verminderten Abbau im reduzierten RES dieser Patienten anhäufen, ohne daß ein deutlich gesteigerter Umsatz besteht. In diese komplexen Abläufe sollte keinesfalls prophylaktisch wegen „schlechter Gerinnungswerte" durch Zufuhr von GFP eingegriffen werden (Philipps 1984, Korninger 1988).

Ebenso wird die Indikation zu einer prophylaktischen Transfusion vor diagnostischen Eingriffen wie z.B. Leberblindpunktion kontrovers diskutiert. Eine kürzlich erschienene Arbeit (McVay et al. 1990) hat belegt, daß Blutungen nach Leberblindpunktionen selten sind und auf eine „Normalisierung" des Hämostasesystems meist verzichtet werden kann.

Die disseminierte intravaskuläre Gerinnung (DIC) kann akut oder chronisch verlaufen. Sie tritt bei einer Reihe von Grunderkrankungen auf (Tabelle 3) und wird durch unterschiedliche Pathomechanismen ausgelöst

Tabelle 3. Auslösende Ursachen für eine akute DIC

Geburtshilfliche Komplikationen:
Fruchtwassereinschwemmung, abruptio placentae, dead fetus syndrome, Eklampsie

Intravaskuläre Hämloysen:
Hämolytische Transfusionsreaktionen, Massivtransfusion, protrahierte Hämolysen

Bakteriämien:
Gram-negativ (Endotoxin), Gram-positiv (Mukopolysaccharide)

Virämien:
Cytomegalie, Hepatitis, Varicella

Disseminierte Malignome

Leukämien:
Akut promyelozytisch, akut myelomonozytisch und viele andere

Verbrennungen

Traumen mit ausgedehnter Gewebezerstörung

Lebererkrankungen:
Obstruktiver Ikterus, akutes Leberversagen

Vaskuläre Erkrankungen

Implantierte Fremdoberflächen:
LeVeen Shunt, Aorten-Ballonkatheter

auslösende Ursachen für eine chronische DIC

Geburtshilfliche Komplikationen:
Eklampsie, dead fetus syndrome, Abortauslösung durch Kochsalzinfusion

Cardiovaskuläre Erkrankungen:
Herzinfarkt, periphere vaskuläre Erkrankungen, Leriche-Syndrom

Metastasierende Malignome

Hämatologische Erkrankungen:
Paroxysmale nächtliche Hämoglobinurie, Polycythämia vera, Knochenmarksfibrosen

Kollagenosen (besonders bei Vorhandensein einer mikrovaskulären Komponente)

Nierenerkrankungen:
Glomerulonephritis, renale Mikroangiopathien, HUS

Verschiedene Erkrankungen:
Allergische Vaskulitis, Sarkoidose, Amyloidose, chronische Entzündungen, Diabetes mellitus, Hyperlipoproteinämie

und unterhalten. Daher ist der Verlauf der Erkrankung nicht vorhersehbar, und die verschiedenen Therapieprinzipien sind in der Literatur schlecht belegt (Bick 1989, Feinstein 1989, Philipps 1984, Korninger 1988, Wüst et al. 1990). Im Vordergrund steht die Behandlung der Grundkrankheit. Falls hierdurch der erhöhte Umsatz an Gerinnungsfaktoren gestoppt oder wesentlich gebremst werden kann, gelingt es meist, das Hämostasesystem anhand der Laborparameter soweit zu normalisieren, daß weitere Blutungen und/oder Thrombosierungen verhindert werden können. Hier hat natürlich auch das GFP bei Blutungen seinen Platz. Eine Beeinflussung einer ungebremst weiter ablaufenden DIC durch hämostaseologische Maßnahmen ist schwierig, bei massivem Anfall auslösender Faktoren (z.B. Enzymeinschwemmungen) nicht möglich. Bei nicht blutenden Patienten steht die Zufuhr von Gerinnungshemmern im Vordergrund. Der AT III-Spiegel sollte über 100 % gehalten werden. Meist ist das Protein C noch weiter abgefallen als AT III, so daß die klinische Prüfung eines therapeutischen Einsatzes von Protein C oder rekombinantem aktivierten Protein C erforderlich ist. AT III-Heparin-Komplex konnte im Tierversuch zwar die Laborparameter normalisieren, hatte jedoch auf die Mortalität keinen Einfluß (Spannagl et al. 1991). Bei blutenden Patienten mit Gerinnungsveränderungen ist GFP indiziert, wenn auch fibrinogenhaltige Präparate den Prozeß noch weiter anheizen können und möglicherweise deletär sind (Bick 1989).

Hämatologische Erkrankungen

Thrombotisch thrombozytopenische Purpura (TTP), hämolytisch urämisches Syndrom (HUS) und HELLP Syndrom sind charakterisiert durch Hämolyse, Thrombozytopenie und charakteristische Organschädigungen. Die TTP hatte vor der Ära der Plasmamanipulation eine Mortalität von 80 %, danach von 20 %. Allerdings wurden die wenigsten Patienten ausschließlich mit Plasmainfusionen und/oder Plasmaaustausch behandelt. Die meisten erhielten Corticosteroide, Thrombozytenfunktionshemmer, Vincristin, Endoxan oder Immunglobuline in wechselnden Kombinationen (Schmidt 1989). Auch für das HUS (Remuzzi et al. 1979) und schwere Fälle des HELLP Syndroms (Martin et al. 1990) hat sich die Plasmamanipulation bewährt.

Für die TTP ist ein plättchenaggregierender Faktor beschrieben worden, der mit der Plasmapherese entfernt wird. Mit der Transfusion von GFP (aber auch outdated Plasma) wird ein Faktor zugeführt, der den plättchenaggregierenden Faktor hemmt.

Moake et al. (1982) haben bei Patienten mit rezidivierender TTP im Intervall abnorm große von Willebrand-Faktor Multimere nachgewiesen, die im Schub verschwanden (Abb. 2). Sie schuldigten das Fehlen eines Enzyms an, daß die abnorm großen Multimere vor dem Eintritt ins Plasma abspaltet. Dieses Enzym wird mit dem Plasma zugeführt. Theoretisch sind in diesen Fällen von Willebrand-Faktor-freie Präparate von Vorteil. Bei einigen

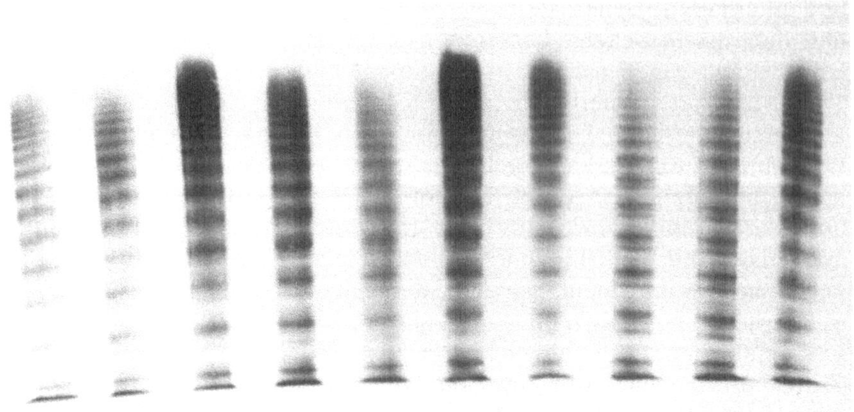

Abb. 2. Von Willebrand Faktor Multimere von Normalplasma sowie vom Plasma eines Patienten mit TTP im Intervall (Positionen 3 und 6) und akuten Schub (Positionen 8 und 9). Die Laufrichtung der Elektrophorese ist von oben nach unten, d.h. die großen Multimere (>10) finden sich in der oberen Bildhälfte. Im symptomfreien Intervall finden sich größere Multimere (supranormal) als im Normalplasma. Die supranormalen und normal großen Multimere sind im akuten Schub nicht mehr nachweisbar. Die kleinsten Oligomere haben unter den gewählten Bedingungen eine charakterstische Tripletstruktur

therapierefraktären Patienten konnten mit Cryopräzipitat-Überstand Remissionen erzielt werden, während GFP keinen Therapieeffekt hatte (Byrnes et al. 1990).

Keine Indikation für GFP stellen Volumensubstitution, Eiweiß- oder Immunglobulin-Mangel dar (Hiller und Heim 1989, Consensus Conderence 1985).

Literatur

Abildgaard CF: Hazards of prothrombin-complex concentrates in treatment of hemophilia. N Engl J Med 304 (1981) 670

Barnette RE, Fisch DJ, Eisenstaedt RS: Modification of fresh frozen plasma transfusion practices through educational intervention. Transfusion 30 (1990) 253–257

Bayer WL, Coenen WM, Jenkins DC, Zucker ML: The use of blood and blood components in 1769 patients undergoing open-heart surgery. Ann Thorac Surg 29 (1980) 117–122

Bick RL: Disseminated intravascular coagulation and related syndromes: A clinical review. Semin Thromb Hemost 14 (1989) 299–338

Branson HE, Katz J, Marble R, Griffin JH: Inherited protein C deficiency and coumarine-reponsive chronic relapsing purpura fulminans in a newborn infant. Lancet II (1983) 1165–1168

Byrnes JJ, Moake JL, Klug P, Periman P: Effectiveness of the cryosupernatant fraction of plasma in the treatment of refractory thrombotic thrombocytopenic purpura. Am J Hematol 34 (1990) 169–174

Consensus Conference: Fresh frozen plasma – Indications and risks JAMA 253 (1985) 551–553

Counts RB, Haisch C, Simon TL, Maxwell NG, Heimbach DM, Carrico CJ: Hemostasis in massively transfused trauma patients. Ann Surg 190 (1979) 91–99

Crowley JP, Guadagnoli E, Pezullo J, Fuller J, Yankee R: Changes in hospital component therapy in response to reduced availability of whole blood. Transfusion 28 (1988) 4–7

Farrar RP, Hanto DW, Flye MW, Chaplin H: Blood component use in orthotopic liver transplantation. Transfusion 28 (1988) 474–478

Feinstein DI: Treatment of disseminated intravascular coagulation. Semin Thromb Hemost 14 (1989) 351–362

Francis RB: Acqired purpura fulminans. Semin Thromb Hemost 16 (1990) 310–325

Goodnough LT, Johnston MFM, Ramsey G, Sayers MH, Eisenstadt RS, Anderson KC, Rutman RC, Silberstein LE: Guidelines for transfusion support in patients undergoing artery bypass grafting: Ann thorac Surg 50 (1990) 675–683

Harke H und Rahman S: Massivtransfusionen. Mueller-Eckhardt (Ed.) Transfusionsmedizin. Springer-Verlag, Berlin, Heidelberg, New York, London, Paris, Tokyo 1988 S. 452–465

Hiller E und Heim M: Indikationen für die Therapie mit frischgefrorenem Plasma. Dtsch med Wschr 114 (1989) 1371–1374

Kitchens CS: Prolonged activated partial thromboplastin time of unknown etiology: A prospective study of 100 consecutive cases referred for consultation. Am J Hematol 27 (1988) 38–45

Korninger C: Erworbene plasmatische Gerinnungsstörungen. Mueller-Eckhardt (Ed.) Transfusionsmedizin. Springer-Verlag, Berlin, Heidelberg, New York, London, Paris, Tokyo 1988 S. 405–410

Lavee J, Martinowitz U, Mohr R, Goor DA; Golan M, Langsam J, Malik Z, Savion N: The effect of transfusion of fresh whole blood versus platelet concentrates after cardiac operations. J Thorac Cardiovasc Surg 97 (1989) 204–212

Lewis JH, Bontempo A, Cornell F, Kiss JE, Larson P, Ragni MV, Rice EO, Spero JA, Starzl TE: Blood use in liver transplantation. Transfusion 27 (1987) 222–225

Marlar RA, Neumann A: Neonatal purpura fulminans due to homozygous protein C or protein S deficiencies. Semin Thromb Hemost 16 (1990) 299–309

Martin JN, Blake PG, Lowry SL, Perry KG, Files JC, Morrison JC: Pregnancy complicated by preeclampsia-ecclampsia with the syndrome of hemolysis, elevated liver enzymes, and low platelet count: How rapid is postpartum recovery? Obstet Gynecol 76 (1990) 737–741

Martinowitz U, Goor DA, Ramot B, Mohr R: Is transfusion of fresh plasma after cardiac operations indicated? J Thorac Cardiovasc Surg 100 (1990) 92–98

McVay P, Toy PTCY: Lack of increased bleeding after liver biopsy in patients with mild hemostatic abnormalities. Am J Clin Pathol 94 (1990) 747–753

Moake JL, Rudy CK, Troll JH, Weinstein MJ, Collaninoo NM, Azocar J, Seder RH, Hong SL, Deykin D: Unusually large plasma factor multimers in chronic relapsing thrombotic thrombocytopenic purpura. N Engl J Med 307 (1982) 1432–1435

Mozes B, Epstein M, Ben-Bassat I, Modan B, Halkin H: Evaluation of the appropriateness of blood and blood product transfusion using present criteria. Transfusion 29 (1989) 473–476

Müller-Berghaus G: Physiologie der Blutgerinnung und Fibrinolyse. Mueller-Eckhardt (Ed.) Transfusionsmedizin. Springer-Verlag, Berlin, Heidelberg, New York, London, Paris, Tokyo 1988 S. 53–78

Oberman HA: The indications for transfusion of freshly drawn blood. JAMA 199 (1967) 129–133

Phillips LL: Transfusion support in acquired coagulation disorders. Clin Haemat 13 (1984) 137–150

Remuzzi G, Misiani R, Marchesi D, Livio M, Mecca G, De Gaetano G, Donati MB: Treatment of the hemolytic uremic syndrome with plasma. Clin Nephrol 12 (1979) 279–284

Sawyer PR and Harrison CR: Massive transfusion in adults: Diagnoses, Survival and blood bank support. Vox Sang 58 (1990) 199–203

Schmidt JL: Thrombotic thrombocytopenic purpura: Successful treatment unlocks etiologic secrets. Mayo Clin Proc 64 (1989) 956–961

Shanberge JN: Reduction of fresh-frozen plasma use through a daily survey and education program. Transfusion 27 (1987) 226–227

Snyder AJ, Gottschall JL, Menitove JE: Why is fresh-frozen plasma transfused? Transfusion 26 (1986) 107–112

Spannagl M, Hoffmann H, Siebeck M, Weipert J, Schwarz HP, Schramm W: A purified antithrombin III-heparin complex as a potent inhibitor of thrombin in porcine endotoxin shock. Thromb Res 61 (1991) 1–10

Volkin RL, Starz TW, Winkelstein A, Shadduck RK, Lewis JH, Hsiba U, Spero JA: Changes in coagulation factors, complement, immunoglobulins, and immune complex concentrations with plasma exchange. Transfusion 22 (1982) 54–58

Vukovich T, Auberger K, Weil J, Engelman H, Knöbl P, Hadorn HB: Replacement therapy for a homozygous protein C deficiency-state using a concentrate of human protein C and S. Br J Haematol 70 (1988) 435–440

Wasser MNJM, Houbiers JGA, D'Amaro J, Hermanns J, Huysmans HA, van Konijenburg GC, Brand A: The effect of fresh versus stored blood on post-operative bleeding after coronary bypass surgery: a prospective randomized study. Br J Haematol 72 (1989) 81–84

Wilson RF, Mammen E, Walt AJ: Eight years experience with massive blood transfusions. J Trauma 11 (1971) 275–285

Woodman RC, Harker LA: Bleeding complications associated with cardiopulmonary bypass. Blood 76 (1990) 1680–1697

Wüst T, Beeser H, Lang HR: Diagnostik und Therapie der Verbrauchskoagulopathie. Intensivmedizin 27 (1990) 177–182

Veränderungen des Transfusionsverhaltens in der Herzchirurgie: Einflußmöglichkeiten durch die Transfusionsmediziner unter besonderer Berücksichtigung des FFP-Verbrauchs

M. U. Heim, A. Markewitz, K. Alraun, C. Grübler, M. Böck, E. Kreuzer und W. Mempel

Die weltweit steigenden Verbrauchszahlen transfundierter Blutprodukte und das zunehmende Bewußtsein der damit verbundenen Risiken einer Infektionsübertragung waren 1984 der Anlaß für eine von den National Institutes of Health (NIH) einberufenen Consensus Konferenz über die Indikationen und Risiken bei der Gabe von frischgefrorenem Plasma (fresh frozen plasma, FFP) [3]. Dabei wurde festgestellt, daß die zunehmende Verwendung von FFP jeglicher wissenschaftlichen Grundlage entbehrt und nur wenige definierte Indikationen vorliegen. Zusätzlich wurde angeführt, daß es keine beweiskräftigen Untersuchungen gibt, die eine günstige Wirkung von FFP bei Massenblutungen belegen. Ebenso unbewiesen sei der klinische Eindruck, daß durch die prophylaktische Gabe von FFP bei Massivtransfusionen ohne Nachweis eines Gerinnungsdefekts die benötigte Transfusionsmenge eingespart werden könne.

Diese Aussagen führten in der Folge in zahlreichen Kliniken zu vielfältigen Bemühungen, die etablierte Transfusionspraxis zu verändern. Zunächst wurde mit Hilfe postoperativer Transfusionsprotokolle erarbeitet, in welchen Bereichen übliche, aber nicht gesicherte Indikationen für die Transfusion unterschiedlicher Blutprodukte bestehen [2, 8]. Diese Ergebnisse wurden dann im Rahmen von Transfusions-Kommissionen besprochen und in Fortbildungen bei den klinisch tätigen Ärzten vorgestellt [4]. Diese Programme konnten in einigen Bereichen den Blutverbrauch deutlich reduzieren [1, 9].

Im Herbst 1990 wurden im Rahmen einer Fortbildungsveranstaltung in der Herzchirurgischen Klinik gemeinsam mit den Transfusionsmedizinern die Risiken der Bluttransfusion (Infektionsübertragung und Immunisierung) aufgezeigt und die Möglichkeiten einer Einsparung von Blutprodukten diskutiert.

Folgende Maßnahmen wurden im Konsens festgelegt:

1. Reduzierung der maximal bereitzustellenden Erythrozytenkonserven („gekreuzt") auf 4 Erythrozytenkonzentrate (vorher: Bereitstellung von 3 Vollblutkonserven und 3 Erythrozytenkonzentraten im Op)
2. FFP's werden nur nach Beurteilung des individuellen klinischen Verlaufs intra- oder postoperativ nachgefordert (vorher: Bereitstellung von 3 FFP im OP)

P. Hellstern, C. Maurer (Hrsg.)
Neue Entwicklungen
in der Transfusionsmedizin

3. Gesonderter Vermerk auf dem Op-Bericht für die Intensivstation, z.B.: *„Patient hat intraoperativ bisher kein Fremdblut erhalten"*

In einer retrospektiven Analyse der Transfusionsprotokolle und der klinischen Laborparameter wird gezeigt, wie sich der Blutkomponentenverbrauch nach Festlegung der oben erwähnten Maßnahmen verändert hat und welche klinischen Auswirkungen dabei nachweisbar waren.

Patientenkollektiv

In die Studie wurden insgesamt 143 Patienten eingeschlossen, die innerhalb eines Zeitraumes von 16 Wochen am Herz operiert worden waren. Dabei wurden vier Gruppen gebildet. Die erste Gruppe (n=42) bestand aus den Patienten, die innerhalb der zurückliegenden 4 Wochen vor der transfusionsmedizinischen Fortbildung operiert worden waren (Gruppe: Gv). Weitere 3 Gruppen wurden gebildet, die jeweils innerhalb von 3 nachfolgenden 4-Wochenabschnitten zur Operation gekommen waren (G1-3). Das Alter lag im Mittel in allen 4 Gruppen bei 59 Jahren. Die anteilsmäßige Verteilung der Frauen sowie die der Op-Arten sind in Tabelle 1 zusammengestellt. Die präoperativen Mittelwerte der Laborparameter (Hb, Quick und PTT) lagen in allen Gruppen im Normbereich und zeigten keine statistischen Unterschiede. Wesentliche Veränderungen bei der operativen Technik oder anderer Therapiemaßnahmen ergaben sich während der Studie nicht: Die koronaren Bypass-Operationen wurden über die gesamte Zeit mit der Vena saphena magna wie auch mit der Arteria mammaria als Bypassmaterial durchgeführt, und die hämostaseologische Medikation beinhaltete neben der Heparinisie-

Tabelle 1. Vergleichbarkeit der 4 Patienten-Kollektive bei herzchirurgischen Eingriffen

Op-Gruppen	GV	G1	G2	G3
n	42	34	34	33
Anteil w (%)	36	29	32	45
Anteil Op-Art:				
Koronarbypass (%)	59	53	68	55
Herzklappenersatz (%)	17	15	23	36
Kombinationseingriff (%)	12	17	–	–
Sonstige (%)	12	15	9	9

Gv = innerhalb von 4 Wochen vor der transfusionsmedizin. Fortbildung/Besprechung
G1 = innerhalb der ersten 4 Wochen nach der transfusionsmedizin. Fortbildung/Besprechung
G2 = innerhalb der zweiten 4 Wochen nach der transfusionsmedizin. Fortbildung/Besprechung
G3 = innerhalb der dritten 4 Wochen nach der transfusionsmedizin. Fortbildung/Besprechung

rung vor und der Antagonisierung mit Protaminsulfat nach Abschluß der extrakorporalen Zirkulation die Gabe von Aprotinin (Trasylol[R]): je 2 Mio. E praeoperativ sowie in der Herz-Lungen-Maschine.

Ergebnisse

Ohne zunächst nach Op-Arten zu unterscheiden, ließ sich feststellen, daß nach dem Besprechungstermin nicht nur die Anforderungen für Blutkonserven von 8,1 auf 5,4 Einheiten kontinuierlich abnahmen (dabei völliger Verzicht auf Vollblut [VB]), sondern auch die Zahl der transfundierten Konserven (jeweils die Hälfte der angeforderten Menge – Tabelle 2). Die direkt postoperativ und 24 Std. später kontrollierten Hb-Werte blieben dabei in allen Gruppen unverändert.

Tabelle 2. Blutverbrauch und postoperative Hb-Werte bei den 4 Patienten-Kollektiven mit herzchirurgischen Eingriffen

Op-Gruppen	Gv	G1	G2	G3
Angeford. Blut pro Pat. (VB + EK)	8,1+/–2,8	6,9+/–4,4	6,2+/–5,7	5,4+/–2,8
Transf. Blut pro Pat. (VB + EK)	4,1+/–3,5	3,7+/–3,8	3,0+/–2,2 (4,0+/–4,9)*	2,6+/–2,6
Hb-Wert (mg/dl) postoperativ (dir.)	10,4+/–1,4	10,5+/–1,4	10,8+/–1,4	10,7+/–1,4
postop. (24 h)	11,2+/–1,3	10,9+/–1,4	11,0+/–1,2	11,0+/-1,3

*incl. 2 Pat. mit extremen Blutverlusten (bis 24 Kons.)

Die Anforderungen für FFP gingen ebenfalls drastisch zurück, wie auch die Zahl der pro Patient gegebenen FFP (Tabelle 3). Gleichzeitig stieg die Dosis der transfundierten FFP-Einheiten (E) pro substituiertem Patient von 3 auf 4 E, und der Anteil der Patienten ohne FFP-Gaben erhöhte sich von 50 auf 88 % (Tabelle 3). Die direkt postoperativen Gerinnungswerte lagen in allen Fällen außerhalb der Norm (Quick: 44 ± 12 %; PTT: 69 ± 22 sec.) und näherten sich innerhalb von 24 Stunden dem Normbereich (Quick: 73 ± 22 %; PTT: 44 ± 9 sec.). Signifikante Unterschiede ließen sich zwischen den Gruppen nicht nachweisen.

Unterteilt man die Gruppen nach den Patienten mit einer Bypass- oder Herzklappen-Operation, so zeigt sich in beiden Gruppen ein deutlicher Rückgang der transfundierten Blutkomponenten sowie ein erheblich zunehmender Anteil der Patienten ohne FFP-Substitution (Tabelle 4). Die Drainagen-Blutverluste über 24 Stunden blieben dabei unbeeinflußt.

Tabelle 3. FFP-Verbrauch bei den 4 Patienten-Kollektiven mit herzchirurgischen Eingriffen

Op-Gruppen	Gv	G1	G2	G3
Angeford. FFP pro Pat. (ges.)	3,6+/–2,0	1,8+/–2,8	1,4+/–3,6	0,8+/–2,0
Transf. FFP pro Pat. (ges.)	1,5+/–2,0	1,1+/–2,0	0,8+/–2,4	0,5+/–1,6
Verhältnis angef./transf.	2,4	1,6	1,9	1,6
Transf. FFP pro subst. Pat.	3,0+/–1,8	3,2+/–2,1	5,2+/–4,2	4,0+/–2,9
Anteil der Pat. *ohne* FFP (%)	50	65	85	88

Tabelle 4. Blutverbrauch und postoperative Drainageverluste bei den 4 Patienten-Kollektiven mit Bypass-resp. Herzklappen-Operationen

Koronarbypass (n=84) Op-Gruppen	(25) Gv	(18) G1	(23) G2	(18) G3
Transf. Blut pro Pat. (VB + EK)	3,1+/–2,0	3,7+/–3,7	2,8+/–1,8	2,1+/–2,4
Transf. FFP pro Pat. (ges.)	0,9+/–1,2	1,5+/–2,4	0,3+/–0,9	0,2+/–0,9
Anteil der Pat. *ohne* FFP (%)	60	72	91	94
Drain.-Verlust über 24 h (ml)	587+/–357	629+/–670	603+/–353	567+/–250
Herzklappenersatz (n=32) Op-Gruppen	(7) GV	(5) G1	(8) G2	(12) G3
Transf. Blut pro Pat. (VB + EK)	6,4+/–4,5	3,8+/–6,3	3,8+/–2,9	3,3+/–3,1
Transf. FFP pro Pat. (ges.)	2,9+/–3,2	1,2+/–2,7	0,3+/–0,8	0,8+/–2,3
Anteil der Pat. *ohne* FFP (%)	43	80	87	83
Drain.-Verlust über 24 h (ml)	611+/–235	453+/–71	533+/–284	616+/–316

Tabelle 5. Op-Arten, Blutverbrauch und postoperative Drainageverluste im Vergleich bei den Patienten mit und ohne FFP-Substitution (aus den Gruppen Gv und G1)

Herzoperationen	mit FFP (n=33) (3,1+/–1,9 E.)	ohne FFP (n=34)
Anteil Op-Arten (%)		
Koronarbypass	49	62
Herzklappenersatz	15	12
Kombinationseingriff	24	7
HLM-Zeit (min.)	96+/–33	72+/–22
Transf. Blut pro Pat. (VB + EK)	6,1+/–4,0	2,2+/–2,0
Drain.-Verlust (24 h)	721+/–538	424+/–225

Ein Vergleich der klinischen Daten der Patienten mit oder ohne FFP-Substitution aus den Gruppen Gv und G1 ergibt deutliche Unterschiede, die den FFP-Bedarf erklärlich machen (Tabelle 5). Der Anteil der Patienten mit einem Kombinationseingriff (Koronarbypass plus Herzklappenersatz) ist in der FFP-Substitutionsgruppe deutlich höher, ebenso die Dauer der extrakorporalen Zirkulation, der postoperative Blutverlust über die Drainagen und die Anzahl der transfundierten Erythrozyten-Konserven.

Diskussion

Die hier gezeigten Daten belegen die Möglichkeit, das Transfusionsverhalten durch Bewußtmachen der Transfusionsrisiken und Besprechung von Transfusionsindikationen positiv zu beeinflussen. Insbesondere kann man anhand der Daten, die aus jeweils 4-Wochen-Zeiträumen zusammengefaßt wurden, erkennen, daß nicht die im Konsens gefaßten Beschlüsse allein, sondern auch die klinische Erfahrung der transfundierenden Ärzte im weiteren Verlauf zu zusätzlichen Einsparungen an Blutprodukten führten. Hervorzuheben ist die Verbesserung bei der Dosierung der FFP's von 3 auf 4 E. pro substituiertem Patienten, da beim Vorliegen einer Indikation für das FFP dieses in ausreichender Menge zugeführt werden sollte [7].

Trotz aller Bemühungen, die Fremdblutkomponenten für den Patienten sicherer zu machen (z.B. durch Virusinaktivierung), bleibt das Faktum bestehen, daß die sicherste Transfusion die nicht durchgeführte Transfusion ist. Mit der Fremdblutgabe sind Risiken verbunden, die in ihrer Bedeutung teilweise noch nicht abzuschätzen sind, wie z.B. die Immunsuppression [5, 6].

Daher sollte es für jeden an der Transfusion beteiligten Arzt selbstverständlich sein, daß – wie bei allen anderen Medikamenten auch – eine strenge Indikation für die Gabe aller Blutkomponenten gestellt werden muß.

Literatur

1. Barnette RE, Fish DJ, Eisenstaedt RS (1990) Modification of fresh-frozen plasma transfusion practices through educational intervention. Transfusion 30: 253–257
2. Coffin C, Matz K, Rich E (1989) Algorithms for evaluating the appropriatness of blood transfusion. Transfusion 29: 298–303
3. Consensus Conference: (1985) Fresh-frozen plasma. Indications and risks. JAMA 253: 551–553
4. Giovanetti AM, Paravicini A, Baroni L, Riccardi D, Pizzi MN, Almini D, Sirchia G (1988) Quality assessment of transfusion practice in elective surgery. Transfusion 28, 166–169
5. Heiss MM, Pachmann U, Mayer G, Gapka Ch, Denecke H, Mempel M, Mempel W (1991) Auswirkungen der Eigenbluttransfusion auf die postoperative Komplikationsrate des kolorektalen Karzinoms – Eine prospektive randomisierte Studie. In: Mempel W, Heim MU (Hrsg.) Methoden der perioperativen Eigenbluttransfusion. Demeter, München S 18–25
6. Hermanek jun. P, Guggenmoos-Holzmann I, Schricker KTH, Resch Th, Freudenberg K, Neidhardt P, Gall FP (1989) Der Einfluß der Transfusion von Blut und Hämoderivaten auf die Prognose des colorektalen Carcinoms. Langenbecks Arch Chir 374: 118–124
7. Hiller E, Heim M (1989) Indikationen für die Therapie mit frischgefrorenem Plasma. Dtsch med Wschr 114: 1371–1374
8. Hume HA, Ali AM, Decary F, Blajchman MA (1991) Evaluation of pediatric transfusion practice using criteria maps. Transfusion 31: 52–58
9. Simpson MB (1987) Prospective-concurrent audits and medical consultation for platelet transfusions. Transfusion 27: 192–195

Verfahren zur Inaktivierung von Viren in Plasma und Plasmaderivaten – gegenwärtiger Kenntnisstand und künftige Entwicklungen

U. T. Seyfert, W. Hauck, M. Köhler und E. Wenzel

Zusammenfassung

Die meisten durch Bluttransfusionen oder nach Gabe von Plasmaprodukten verursachten Todesfälle sind auch heute noch auf die Übertragung infektiöser Agentien zurückzuführen.

Ein Maßnahmenkatalog zur Verbesserung der „Virussicherheit" von Plasma und Plasmaprodukten wird vorgestellt:

Neben einer adäquaten Indikationsstellung sind sorgfältige Spenderauswahl und eine suffiziente Labordiagnostik erforderlich. Effiziente Verfahren zur Viruselimination und Virusinaktivierung müssen weiter verbessert werden. Eine Produktbeobachtungspflicht („postmarketing surveillance") auch nach klinischem Einsatz eines Blutproduktes ist erforderlich, um rechtzeitig negative Auswirkungen auf die Reinheit, Wirksamkeit, Unbedenklichkeit und Verträglichkeit zu erkennen.

Einleitung

Die meisten durch Bluttransfusionen oder durch Gabe von Plasmaprodukten verursachten Todesfälle sind auch heute noch auf die Übertragung infektiöser Agentien zurückzuführen (Mollison 1987, Goldman 1991, Wagner 1991). Infektiöse Komplikationen nach Gabe von Blutprodukten stellen somit ein größeres Transfusionsrisiko dar, als alle anderen Transfusionsrisiken zusammengenommen, Blutgruppenverwechslungen und antikörperbedingte Transfusionszwischenfälle eingeschlossen.

Das Risiko einer HIV-1-Übertragung durch Gabe von Blutprodukten wird nach offiziellen Angaben in der BRD zwischen 1:300 000 bis 1:3 000 000 (USA: 1:150 000) eingestuft und ist damit gering (Wagner 1991).

Gegenwärtig jedenfalls ist das Risiko einer Hepatitisübertragung, insbesondere Hepatitis-C-Infektion (1:200, Wagner 1991 – Keine HCV-Testung) durch Blut und Blutpodukte immer noch ganz erheblich höher als das der HIV-Übertragung.

Dies darf freilich zu keiner Bagatellisierung des HIV-Risikos führen. Maßnahmen zur Reduzierung des Risikos infektiöser Komplikationen nach Gabe von Blut und Plasmaprodukten müssen deshalb wirksam, unbedenklich und permanent (Konstanz) auch Hepatitis C-Infektionen und andere Infektionen verhindern können.

Die strenge Assoziation einer posttransfusionellen Hepatitis C-Infektion mit der Entwicklung einer chronischen Hepatitis, einer Leberzirrhose und eines hepatozellulären Karzinoms haben Alter und Kiyosawa (1990) in ihrer retrospektiven epidemiologischen Studie (n=231 Patienten, Beobachtungszeitraum 1958–1989) zeigen können.

Das zweifellos größte Risiko der Hepatitis B-, C-Übertragung trotz verbesserter laboranalytischer Nachweisverfahren bergen fraktionierte Plasmaprodukte, insbesondere labile Proteine wie Gerinnungsfaktorenkonzentrate, weil sie aus großen Plasmapools hergestellt werden (Braunstein 1984, Mollison 1987, Mannucci 1990, Wagner 1991).

Allgemeine Charakteristik potentiell durch Blutprodukte übertragbarer Viren

Prinzipiell kann jede Virusinfektion, die zu einer Virämie führt, in Abhängigkeit vom Auftreten dieser Virämie, sei es in der Inkubationszeit, sei es bei inapparentem klinischen Verlauf, sei es infolge Virämie bei latent im Organismus verbliebenen Erregern durch Blut und Blutprodukte übertragen werden (Eckstein 1988).

Relevante Einflußgrößen auf das Übertragungsrisiko bekannter Viren durch Blut und Blutprodukte sind in Tabelle 1 dargestellt. Daneben gibt es eine Vielzahl verschiedener Viren mit kaum bekanntem, im Einzelfall aber möglicherweise bedeutsamem Übertragungsrisiko.

„Virussicherheit“ von Blut, Plasma und Plasmaderivaten – Strategisches Konzept

Entscheidende Einflußgröße auf das Risiko infektiöser Komplikationen beim Einsatz von Blut und Blutprodukten ist die adäquate Indikationsstellung, d.h. es muß jeweils eine medizinische Nutzen–Risiko-Abwägung erfolgen. Wichtige Parameter für den therapeutischen Wert dieser Arzneimittel sind deshalb ihr bestimmungsgemäßer Gebrauch, die Heilungschancen des Patienten sowie die Priorität von Behandlungsalternativen mit geringerer Gefährlichkeit. In diesem Kontext muß dann auch die Schwere und die Häufigkeit unerwünschter Wirkungen gesehen werden (Tabelle 2).

Maßnahmen im Rahmen der Spenderauswahl und Details zur Labordiagnostik werden an anderer Stelle dieses Berichtsbandes (s. insbesondere R. Eckstein und M. Becker) dargestellt.

Die 4. Stufe ist aus technischen Gründen noch nicht bei allen Blutprodukten, wohl aber bei Plasmaderivaten, bisher routinemäßig anwendbar.

Tabelle 1. Übertragung von Viren durch Blut- und Plasmaprodukte

Virus	Hülle	Vorkommen		Labor-screen.	Labor Spezial	Infektiös.	
		Plasma	Zell.			Vollbl.	Pl. Pr.
HBV	Lip.	+	–	+	Schimp. PCR	+	+
HDV	Prot.	+	–	+*	Schimp. PCR	+	+
HCV	Lip. + Prot.	+	–	+	Schimp. PCR	+	+
HEV	Lip.	+	–	(+)?	Schimp.	+	+
HAV (selten)	LIP.	+	–	(+)?	Schimp. PCR	+	–
CMV	prot.	+	+	+	Zell-Kult. PCR**	+	–/?
EBV	Prot.	+	+	?	Zell-Kult. PCR**	+	–
HIV	Lip.	+	+	+	Zell-Kult. PCR, W. Blot	+	+
Par-vov.	Prot.	+	+	–	Zell-Kult.	+	+/?
Virio-nen	–	+	+	–	Spez.	+	+

* HB_s Ag positiv
** + EARLY ANTIGEN

Tabelle 2. Stufenregime „Virussicherheit“

I	Indikation
II	Spenderauswahl
III	Labordiagnostik
IV	Inaktivierungsverfahren
V	Postmarketing Surveillance

Verfahren zur Viruselimination und Virusinaktivierung sollen dargestellt und hinsichtlich ihrer Einflußgrößen bewertet werden.

Qualität, Wirksamkeit und Unbedenklichkeit von Blutprodukten machen aber eine Produktbeobachtungspflicht (postmarketing surveillance) auch nach ihrem klinischen Einsatz erforderlich. Nur so können auch seltene unerwünschte Wirkungen erkannt und verhindert werden.

Es bestehen keine Anhaltspunkte für die Vermutung, daß die besondere Berücksichtigung einer dieser 5 Stufen andere entbehrlich machen könnte.

Viruselimination und Virusinaktivierung

Verfahren zur Viruselimination können in Fraktionierungstechniken (z.B. Verfahren nach COHN-ONKLEY, (Affinitäts-) chromatographische Trenntechniken und in Filtrationsverfahren sowie (Immun-) Neutralisierungsverfahren eingeteilt werden. Häufig werden diese Verfahren zusammen mit thermischen Inaktivierungsverfahren (z.B. bei der Produktion von Gerinnungsinhibitoren und Medikamenten zur Lysetherapie) effizient (Gregersen 1989) angewandt, so daß infektiöse Komplikationen nicht beobachtet wurden (Einarrson 1989, Fratantoni 1990).

Die alleinige Anwendung von Verfahren zur Viruselimination kann Non-A, Non-B Hepatitiden generell nicht verhindern, so daß z.B. manche Immunglobulinpräparationen (Uemura 1989) als nicht „virussicher“ eingestuft werden müssen (Tabelle 3).

Der Einfluß des Spenderscreenings auf Anti-HCV blieb bei diesen Studien noch unberücksichtigt.

Tabelle 3. Hepatitissicherheit von Immunglobulinpräparationen (modif. nach Williams 1989)

Autor	Pat.	Inkubationsz.	Verfahren	Chargen
Lane 1983	12/12	?	Gelfitr.	?
Lever 1984	12/12	>4 Wochen	Gelfiltr.	?
Ochs 1985	7/16	1–12 Wochen	Chromat.	?
Weiland 1986	4/?	?	Chromat.	?
Björkander 1988	16/77	?	Deae-Sepha.	>1
Williams 1989	4/34	4–19 Wochen	pH 4/Pepsin	1
Roussbell 1991	5?/41	20–31 Wochen	pH 4.25	6

Virusinaktivierungsverfahren-Überblick

(Übersicht: Zuck 1987, Prince 1987, Stephan 1988, Prodouz 1988, Review VOX SANG 1988, Wagner 1991)

Virusinaktivierungsverfahren von Plasmaprodukten können in verschiedene Gruppen (s. Tabelle 4) eingeteilt werden. Neben den differenten thermischen und Solvent/Detergent-Verfahren (S/D) finden kombinierte Verfahren zunehmendes Interesse. Die Möglichkeit einer gentechnologischen Herstellung von Plasmaprodukten kann momentan noch nicht abschließend bewertet werden (Aronson 1990).

Tabelle 4a. Virusinaktivierungsverfahren von Plasmaprodukten-Überblick

1. Thermische Inaktivierung
   - Trockenerhitzung
   - Pasteurisierung*
   - Dampfbehandlung
   - Erhitzung in Lösemitteln
2. Kombiniert chem./physik. inakt.
   - Kaltsteril. β-PL/UV
   - Experiment. Stadium
3. S/D = Organ.Lös.M./Deterg.**
4. Kombiniert Immunadsorption + Chem./Thermische Inaktivierung
5. Gentechnologie

* Stabil.: Caprylate, Glycin/Sucrose
** Tri-n-butylphosphat / 1 % Tween 80

Virusinaktivierungsverfahren von zellulären Blutkomponenten sowie von Frischplasma befinden sich überwiegend noch in einem experimentellen Stadium oder einer Evaluierungsphase.

Probleme der Mutagenität und Kanzerogenität von photosensiblen Agentien sind bekannt (Oshiro 1978, Farber 1983, Emmons 1988, Lytle 1989, O'Brien 1989). Die Möglichkeiten einer effizienten Virusinaktivierung (Prince 1987, Neyndorff 1990) über mindestens 6 $\log_{10}$-Stufen wird kontrovers beurteilt. Ebenso führen adäquate viruzide Dosen von Gamma-Strahlen zu beträchtlichen Aktivitätsverlusten insbesondere labiler Proteine und provozieren möglicherweise die Entstehung von Neoantigenen. Der Stellenwert einer Ozon-Behandlung zur Virusinaktivierung muß momentan eher als spekulativ eingestuft werden (Tabelle 4b).

Tabelle 4b. Virusinaktivierung von zellulären Blutkomponenten

UV	Prodouz 1988, Moroff 1989, Snyder 1989 ?, Andreu 1990?
UV + Photosensible Agentien	Clifton 1931, Perdrau 1933
Merocyanin	Siber 1987, Prodouz 1989 (Abstr.) Cole 1989 (Abstr.), o'Brien 1989 (Abstr.)
Hematoporphyrin	Mathews 1988, Lytle 1989
Methoxypsoralene	Johnson 1977, Hudson 1988, Alter 1988, Williams 1988 (Abstr.), Lin 1989
Benzoporphyrin	Neyndorf 1990
Methylenblau	Schmitt 1990
Aluminiumphatlocayanin	Singer 1988 (Abstr.), Horowitz 1990
Radiatio	Kitchen 1989, Hiemstra 1990
Fettsäuren, Alkohol	Snipes 1977, Horowitz 1988
Ozon*	Katzenelson 1974, Van der Zee 1987, Vaughin 1987, Wagner 1989

* fragwürdig

Angriffspunkte der Virusinaktivierungsverfahren

Viren bestehen bekanntlich aus einer Protein- bzw. Lipoproteinhülle (Envelope) und einem Kern, der das genetische Material (DNA, RNA) enthält. Zellrezeptoren zur Identifikation einer Zielzelle befinden sich an der Außenhülle. Zellrezeptoren besitzen deshalb große Bedeutung für die Infektiosität eines Virus. Außerdem trägt die äußere Hülle antigene Erkennungsmerkmale des Virus (Abb. 1).

Angriffspunkte häufig angewandter Virusinaktivierungsverfahren sind in Tabelle 5 zusammengefaßt. S/D-Verfahren (Piet 1990, Piszkiewicz 1990, Morey 1991) zeigen lediglich bei Vorliegen einer Lipropteinhülle eine effiziente Virusinaktivierung. Rubinstein 1990, Horowitz 1985, 1988 und Bradley 1983 haben aber auf die mögliche Existenz von non-A, non-B Hepatitis Viren mit einer Proteinhülle hingewiesen. Parvoviren können ebenfalls durch S/D Verfahren nicht suffizient inaktiviert werden. Relativ spezifisch erscheint der Angriffspunkt von photosensiblen Agentien und der Immunadsorption (Piszkiewicz 1989) zu sein, wobei aber der Angriffspunkt per se noch keine Rückschlüsse auf die Effizienz zuläßt.

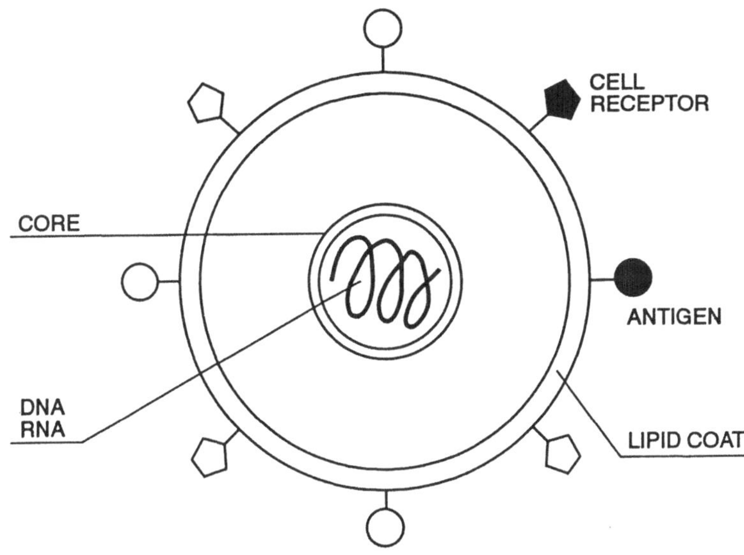

Abb. 1. Strukturelemente von Viren (nach Stephan 1988)

Tabelle 5. Virusinaktivierungsverfahren und Angriffsort

Virus-struktur	β-PL/UV	Photo.Ag. + UV	Hitze Dampf.	S/D	Immun-Ads.
DNA, RNA	+	+	+	–	–
Lipoprot. env.	±	–	+	+	–
Envelope	±	–	+	–	–
Zellrezeptoren	±	–	+	+	–
Antigene	±	–	+	+	+

Mechanismen und Probleme bei Verfahren zur Viruselimination und Virusinaktivierung

Virusinaktivierungsverfahren (Tabelle 6) mit trockener Hitze müssen als ineffektiv eingestuft werden. Sie sind mit einem hohen Risiko einer HIV- und Hepatitis-Infektion behaftet, da sie virale infektiöse Agentien nicht mit Sicherheit inaktivieren können. Weiterhin muß insbesondere bei der Pasteurisierung, der Solvent/Detergent-, der β-Propiolacton-Behandlung der proteinstabilisierende Effekt und die Toxizität (Stephan 1988, Lane 1991) von Stabilisatoren (Glycin, Triton etc.) Berücksichtigung finden. Grenzdosen sind abhängig von der jeweiligen Nachweismethode und nach Konsensusbil-

Tabelle 6. Mechanismen und Probleme bei Viruselimination/-inaktivierung

Methode	Mechanismus	Problem	Vorteile
Hitze-Trocken	schmelzen von Virusstrukturen	Ineffektiv nanbh inf. Denaturier.	einfaches Handling
Pasteu.	schmelzen von Virusstrukt.	Stabilisat.	Effiz.
Dampf.	schmelzen von Virusstrukt.	Biphas. Syst.	Effiz.
S/D	Auflös. der Lipidhülle	Freie nucl. Säure Proteinhüll. Eliminat. S/D aktivit. verl.	geringe Denat.
β-PL/UV	Alkylierung Guanin, mod. pyri.	β-PL cancer. Denat.	Perspekt.
Immunads.	Virusneutralis.	Maus-IgG inhibit. keine Denat. Neoantigen	Reinheit
Vakzinat.	Immunmodulat.	keine breite perspekt. Anwendung	
Radiatio	Nucleinsäure	Neoantigen inkompl. eff.	
Chromat./zentr./ filt.		inkompl. eff. proz. Valid.	Teil Frakt. proz.
Äthanol (25%, −5°C	denat. Hülle	Temperatur inkomp. eff.	Teil frakt. Prozess
UV + Photo. AG.	Nucleinsäure	Inkompl. eff. toxiz.	perspekt.?
Gentechnol.	Rekomb.	sequenza. ökonomie Kontrolle	sicher?! Perspekt.?

dung festgelegt worden. Erfahrungen über Langzeitwirkungen und Nebenwirkungen sind häufig noch unvollständig.

In diesem Zusammenhang muß auch das Risiko der Neoantigenentwicklung bei Immunadsorptionsverfahren und während einer Radiatio erwähnt werden.

Geringe Abweichungen im Herstellungsprozeß – insbesondere bei Verfahren zur Viruselimination sowie bei UV-Verfahren und Verfahren mit photosensiblen Agentien sowie differenzierten thermischen Verfahren – können zu Produkten unterschiedlicher Wirksamkeit, Reinheit, Virussicherheit und Verträglichkeit führen. Die Chargenkonstanz (Kleim 1990) bei Versuchsserien im Laboratorium kann nicht ohne weiteres auf industrielle Größenordnungen übertragen werden (tailing Effekte, „Nischenbildungen“

durch Klappen oder inhomogene physikochemische Bedingungen im Rahmen einer Fraktionierung und/oder Inaktivierung.

Statistische Überlegungen zur Effizienz von Virusinaktivierungsverfahren

Die Bestimmung einer ex vivo Wirksamkeit verschiedener Sterilisationsverfahren gemessen in $\log_{10}$-Stufen (Prince 1987) unterstreicht die Notwendigkeit einer effizienten Virusinaktivierung. Obwohl diese Verfahren die Toxizität im Tierexperiment und in der Gewebekultur als Zielgröße berücksichtigen, ergeben sich doch daraus praktische Konsequenzen für die Langzeitbehandlung von Patienten z.B. mit Gerinnungsstörungen. Mindestens 10^6 infektiöse Einheiten müssen inaktiviert werden. Wendet man ein Sterilisierungsverfahren an, das mehr als 10^6 infektiöse Einheiten von Hepatitis C-Viren abtötet, bedeutet dies, daß man z.B. einem Hämophilie A-Patienten mehr als 10000 Jahre oder 1000 Hämophilie Patienten mehr als 10 Jahre ohne Hepatitis C-Infektion behandeln kann. Bei Gabe eines Faktorenkonzentrates, das mit einer Effektivität von 10^3 $\log_{10}$ Viren sterilisiert wurde, wird ein Patient bereits innerhalb eines Jahres mit einem hohen Infektionsrisiko belastet (Stephan 1988).

Natürlich beinhalten diese in Gewebekulturen oder im Rahmen von Tierexperimenten unter Vorschaltung von Prämissen erhaltenen Daten per se nicht unerhebliche Probleme und Unsicherheiten und sind deshalb ohne gewisse Einschränkung nicht auf eine klinische Anwendung am Menschen übertragbar.

ICTH Kriterien und Klinische Studien

Es wurden deshalb Kriterien für klinische Studien (Mannucci 1984, 1989) erarbeitet, um die Effizienz von Virusinaktivierungsverfahren bei Patienten beurteilen zu können (Tabelle 7).

Lediglich virginelle Patienten sollen in ein Studienprotokoll einbezogen werden. Die Zahl der Patienten sollte mindestens $n \geqslant 20$ betragen. Bei einem Konfidenzintervall von 95 % ($p<0.05$) findet sich bei einer Studiengruppe von nur 10 Patienten eine Irrtumswahrscheinlichkeit von 30 %, d.h. daß auch bei fehlenden Hinweisen auf eine Virusinfektion ein Präparat nicht als „virussicher“ eingestuft werden darf, sondern vielmehr von einem Restrisiko zwischen 0–30 % ausgegangen werden muß. Bei $n = 20$ Patienten beträgt dieses Restrisiko 0–15 % (Dupont 1990).

Berücksichtigt man diese ICTH-Kriterien, finden sich in der Literatur lediglich 4 verwertbare Studien, die eine Aussage über die Virussicherheit (Brettler 1989) von Faktorenkonzentraten bei Hämophilie erlauben (Tabelle 8). Verfahren der Trockenerhitzung von Faktorenkonzentraten müssen als

Tabelle 7. ICTH-Kriterien

Infektionssicherheitsstudien	
Patientenauswahl:	HB-Marker, Anti-HIV neg. GPT n, „Virgins“
Verlauf:	GPT alle 14d/4 Monate, dann alle 4 Wochen/2 Monate HB-Marker Monate 4 und 6 Anti-HIV Monate 4, 6, 12
Patientenzahl:	Mindestens 20 (0–15 % Rest-Risiko)
Konzentrate:	n/2 Chargen (n = Anzal Pat.)
Studienstop:	2 Hepatitisfälle/20 Pat.
Ethik:	Keine Kontrolle mit nicht virusinaktivierten Konzentraten

Tabelle 8. Therapie mit Faktorenkonzentraten bei Hämophilie-Studien nach ICTH-Kriterien

Colombo 1985	n=18	11/13 HNANB	Trockenerhitzung, 60 °C, 72 h
Schimpf 1987*	n=26	0/26 HNANB	Past., 60 °C, 10 h
Mannucci 1988	n=28	1/24 HNANB 4/14 HB**	Einst. Dampf. 10 h, 60 °C, 1200 mb
Lusher 1990	n=19	0/19 HNANB	Adsorption an monoclonals + Hitze

* Mannucci PM 1990 Annals of Internal Medicine n=29 Pat.
** Epidemiologische Besonderheiten beachten

obsolet (HIV- und Hepatitisinfektion) angesehen werden. Obwohl in der Studiengruppe von Schimpf 1987 mit einem pasteurisierten Präparat keine HCV-Infektionen auftraten, existieren dafür gut dokumentierte konträre kasuistische Mitteilungen der Bonner Arbeitsgruppe Schneeweis/Brackmann (1988). Ebenso beobachtete Nilsson (1990) im Gegensatz zu Lusher (1990) HCV-Infektionen bei einem kombinierten (Immunadsorption/Hitze) Inaktivierungsverfahren.

Zusammenfassend hat Mannucci 1990 die Effizienz von Virusinaktivierungsverfahren dargestellt (Abb. 2). Die statistischen Unterschiede (Fallzahl) zwischen Gruppe I (Pasteurisierung) und Gruppe II (Dampfbehandlung) überzeugen nicht, insbesondere auch deshalb, weil epidemiologische Besonderheiten eines Hepatitis-Risikos Berücksichtigung finden müssen. Ebenso effizient kann sicherlich die Immunadsorption/Hitzebehandlung eingestuft werden.Weitere Studien sind aber erforderlich zum Ausschluß eines gesteigerten Risikos einer Inhibitorenentwicklung (6/19 Patienten, Lusher 1990) bei diesem Verfahren.

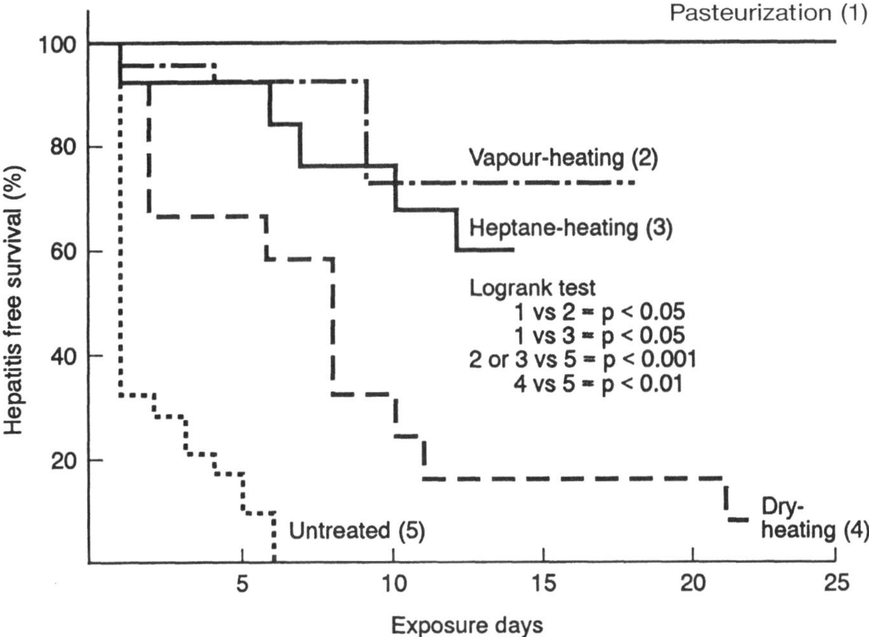

Abb. 2. Virussicherheit von Faktorenkonzentraten bei Hämophilie-Vergleich verschiedener Inaktivierungsverfahren (nach Mannucci 1990)

Bei diesen Therapiestudien mit Gerinnungskonzentraten sind Kontrollgruppen, die nicht virusinaktivierte Präparationen oder trocken erhitzte Präparate (Colombo 1985, Dietrich 1990) erhalten, ethisch (HIV und Hepatitisrisiko) nicht mehr vertretbar und damit obsolet (Abb. 2).

Publizierte Studien (keine Abstracts) nach den oben beschriebenen ICTH-Kriterien mit S/D inaktivierten Präparationen stehen zum Zeitpunkt der Manuskriptabfassung noch aus.

Schlußfolgerungen und Perspektiven

Die Therapiesicherheit einer transfusionsmedizinischen Therapie mit Plasma und Plasmaprodukten macht deshalb die konsequente Anwendung der vorgestellten „5 Punkte Strategie" erforderlich. Adäquate Indikationstellungen implizieren nachvollziehbare Nutzen-Risiko-Abwägungen. Bestehende Therapiekonzepte können im Rahmen von Konsensuskomissionen novelliert werden.

Der Stellenwert neuer Entwicklungen (Chernoff 1989) in der Labordiagnostik (polymerase chain reaction, Antikörper von Regulatorgenen) muß weiter analysiert und bestimmt werden.

Tabelle 9. Perspektiven

1.,	Indikationsstellung – transfusionsmed. Kommission
2.,	Labor: PCR, AK von Regulator-AG
3.,	Entwicklung präklinischer Testsysteme
4.,	„Artificial blood"
5.,	Autologe Transfusion
6.,	Gentechnologie, F V-, F XI-Konzentrate statt GFP
7.,	„Blockierende Peptide" - antiidiotypische Antikörper
8.,	Virusinaktivierung von GFP und korpuskul. Bestandteilen – experiment. + klin. Studien
9.,	Weitere Prozeßvaldidierung von Eliminations-, und Virusinaktivierungsverfahren
10.,	Immunmodulation und Toxizität durch „Weichmacher und Stabilisatoren"
11.,	Produktbeobachtungspflicht „Postmarketing Surveillance"

ebenso sollte adäquate präklinische Testsysteme weiter entwickelt werden.

Die Intensivierung einer autologen Transfusionstherapie muß ebenfalls in diesem Konzept Berücksichtigung finden.

Die Herstellung von F V- und F XI-Konzentraten würde eine mit besonderen infektiösen Risiken behaftete Frischplasmasubstitutionstherapie überflüssig machen. Die Entwicklung von Faktorenkonzentraten auf gentechnologischer Basis (Aronson 1990) könnte eine interessante Perspektive für die Behandlung von Patienten mit Faktorendefizienzen eröffnen.

Möglicherweise können einige Indikationen für Immunglobuline durch die Entwicklung spezifischer antiidiotypischer Antikörper ersetzt werden.

Die Prozeßvalidierung und Chargenkonstanz von Verfahren zur Viruselimination und Virusinaktivierung sollte weiter verbessert werden.

In diesem Kontext ist eine Produktbeobachtungspflicht auch nach klinischem Einsatz von Plasma und Plasmaprodukten vordringlich, um rechtzeitig unerwünschte Wirkungen (Immunmodulation, Mutagenität, Kanzerogenität, Toxizität etc.) erfassen zu können (Tabelle 9).

Literatur

Alter HJ, Creagan RP, Morel PA (1988) Photochemical decontamination of blood components containing hepatitis B and non-A, non-B virus. Lancet 2: 1446–1450.

Andreu G, Boccaccio C, Lecrubier C (1990) UV irradiation of platelet concentrates: feasibility in transfusion practice. Transfusion 30: 401–406.

Aronson DL (1990) The development of the technology and capacity for the production of factor VIII for the treatment of hemophilia. Transfusion 30: 748–758.

Björkander J, Cunningham-Rundles C, Lundin P (1988). IV Immunglobulin prophylaxis causing liver damage in 16 of 77 patients with hypogammaglobulinemia. Am J Med 84: 107–111.

Brackmann HH, Egli H (1988) Acute hepatitis B infection after treatment with heat inactivated factor VIII concentrate. Lancet ii: 967.

Bradley D, Maynard J, Popper H (1983) Post Transfusion non-A, non-B hepatitis. J Infect Dis 148: 254–265.

Brand A, van Rood JJ, Claas FHJ (1989) UV-irradiated platelets: ready to use? Transfusion 29: 377–378.

Braunstein AH, Obermann HA (1984) Transfusion of plasma components. Transfusion 24: 281–286.

Brettler DB, Levine PH (1989) Factor concentrates for treatment of hemophilia: which one to choose? Blood 73: 2067–2073.

o'Brien JM, Sieber F (1989) Mutagenicity of merocyanine 540 – mediated photosensitization. Exp. Hematol 17: 166–170.

Chernoff AI, Klein HG, Sherman LA (1989) Research opportunities in transfusion medicine. Transfusion 29: 711–742.

Clifton CE (1931) Photodynamic action of certain dyes on the inactivation of staphylococcus bacteriophage. Proc Soc Exp Biol Med 28: 745–46.

Cole M, Stromberg R, Friedman L (1989) Photochemical inactivation of virus in red cells. Transfusion 29: 145 – abstr.

Colombo M, Carnelli V, Gazengel C (1985). Transmission of Non-A Non-B hepatitis by heat treated factor VIII concentrate. Lancet ii: 1–4.

Colombo M, Morfini M, Mannucci PM (1990) Virus inactivation in clotting factor concentrates. Transf Sci 11: 43–49. REVIEW

Deeg HJ (1989) Transfusions with a tan. Transfusion 29: 450–454.

Dietrich SL, Mosley JW, Lusher JM (1990) Transmission of HIV-1 by dry heated clotting factor concentrates. Vox Sang 59: 129–135.

Dupont WD (1990) Power and sample size calculations. Controlled Clinical Trials 11: 116–129.

Eckstein R (1988) Bluttransfusion und Infektionskrankheiten. In: Fortbildungsprogramm Serologie/Immunologie 1988, Biotest, Berlin 5.5.1988, S. 1–47.

Einarsson M, Perenius L, Cort S (1989) Heat inactivation of human immunodeficiency virus in solutions of antithrombin III. Transfusion 29: 148–152.

Emmons RW (1988) Ecology of Colorado tick fever. Ann Rev Microbiol 42: 49–64.

Farber EM, Abel EA, Cox AJ (1983) Long term risks of psoralen and UV therapy for psoriasis. Arch Dermatol 119: 426–431.

Fratantoni JC, Prodouz KN, Horowitz MS (1990) Viral inactivation of blood products. Transfusion 30: 480–481.

Goldmann M (1991) Blood product associated bacterial sepsis. Transf Med Rev 5: 73–83.

Gregersen JP, Hilfenhaus J, Lemp JF (1989) Heat inactivation of HIV-2. J Biol Standard 17: 377–379.

Hiemstra H, Tersmette M, Vos AHV (1991) Inactivation of HIV by gamma radiation and its effect on plasma and coagulation factors. Transfusion 31: 32–39.

Horowitz B, Wiebe M, Lippin A (1985) Inactivation of viruses in labile blood derivatives. Transfusion 25: 516–527.

Horowitz B, Piet MPJ, Prionce AM (1988) Inactivation pf lipid enveloped viruses in labile blood derivatives by unsatturated fatty acids. Vox Sang 54: 14–20.

Horowitz MS, Horowitz B, Hilgartner MW (1988) Virus safety of S/D treated antihemophilic factor concentrate. Lancet ii: 186–188.

Horowitz B (1989) Investigations into the application of Tri(n-butyl)phosphate/detergent mixtures to blood derivatives. In: Morgenthaler JJ (ed.) Virus inactivation in plasma products. Curr Stud Hematol Blood Transf 56: 83–96.

Horowitz B, Williams B, Rywkin S (1991) Inactivation of viruses in blood with aluminium phthalocyanine derivatives. Transfusion 31: 102–108.

Hudson JB, Towers GN (1988) Antiviral properties of photosensitizers. Photochem Photobiol 48: 289–296.

Johnson BH, Johnson MA, Moore MA (1977). Psoralen – DNA photoreaction. Science 197: 906–908.

Katzenelson E, Kletter B, Shuval HI (1974) Inactivation kinetics of viruses and bacteria in water by use of ozone. J Am Water Works Ass 66: 725–729.

Kitchen AD, Mann CF, Harrison JF (1989) Effect of gamma irradiation on the human immundeficiency virus and human coagulation proteins. Vox Sang 56: 233–229.

Kiyosawa K, Sodeyama T, Alter HJ (1990) Interrelationship of blood transfusion, non-A, non-B hepatitis and hepatocellular carcinoma. Hepatology 12: 671–675.

Kleim JP, Bailly E, Schneeweis KE, Brackmann HH (1990) Acute HIV-1 infection in patients with hemophilia B treated with β-propiolactone-UV-inactivated clotting factor. Thromb Hemostas 64: 336–337.

Lane RJM, Dick JPR, Belleroche J (1991) Glycone and neurodegenerative disease. Lancet 337: 732–733.

Lane RS (1983) Non-A, Non-B hepatitis from iv immunoglobulins. Lancet ii: 974–975.

Lever AML, Webszter ADB, Brown D (1984) Non-A Non-B hepatitis occuring in agammaglobulinemic patients after iv immunoglobulin. Lancet ii: 1062–1064.

Lin L, Wiesehahn GP, Morel PA (1989) Use of 8-methoxypsoralen and long wavelength uv radiation for decontamination of platelet concentrates. Blood 74: 517–529.

Lusher JM, Salzman PM (1990) Viral safety and inhibitor development associated with factor VIIIC ultra-purified from plasma in hemophiliacs previously unexposed to factor VIII C Concentrates. Sem Hematol 27: 1–7.

Lytle CD, Carney PG, Felten RP (1989) Inactivation and mutagenesis of herpes virus by photodynamic treatment with therapeutic dyes. Photochem Pathobiol 50: 367–371.

Mannucci PM, Colombo M (1988) Virucidal treatment of clotting factor concentrates. Lancet i: 782–785 (1988).

Mannucci PM, Zanetti AR, Colombo M (1988) Prospective study of hepatitis after factor VIII concentrate exposed to hot vapour. Brit J Haematol 68: 427–430.

Mannucci PM, Colombo M (1989) Revision of the protocol recommended for studies of safety from hepatitis of clotting factor concentrates. Thromb Haemostas 61: 532–534.

Mannucci PM, Zanetti AR, Colombo M (1990) Antibody to hepatitis C virus after a vapour heated factor VIII concentrate. Thromb Haemostas 64: 232–234.

Matthews JL, Newman JT, Songandares-Bernal F (1988) Photodynamic therapy of viral contaminants with potential for blood banking applications. Transfusion 28: 81–83.

Mollison PL, Engelfriet CP, Conreras M (1987) Blood transfusion in clinical Medicine. Blackwell Scientific Publications, Oxford.

Morey AL, Nicolini U, Welch CR (1991) Parvovirus B19 infection and transient fetal hydrops. Lancet 337: 496.

Moroff G, Benade LE, Dabey M (1989) Use of photochemical procedures to inactivate viruses in platelet suspensions. Transfusion 29: 15 abst.

Neyndorff HC, Bartel DL, Tufaro F (1990) Development of a model to demonstrate photosensitizer mediated viral inactivation in blood. Transfusion 30: 485–490.

Nilsson IM, Berntrorp E, Ljung R (1990) Hepatitis C virus transmission by monoclonal antibody purified factor VIII concentrate. Lancet 335: 1531–1532.

Ochs HD, Fischer SH, Virant FS (1985) Non-A, Non-B hepatitis and iv immunoglobulin. Lancet i: 404–405.

Oshiro LS, Dondero DV, Emmons RW (1978). The development of Colorado tick fever virus within cells of the hematopoetic system. J Gen Virol 39: 73–79.

Perdrau JR, Todd C (1933) The photodynamic action of methylene blue on certain viruses. Proc Roy Soc B 112: 288–298.

Piet MPJ, Chin S, Prince AM (1990) The use of TNBP detergent mixtures to inactivate hepatitis viruses and HIV in plasma. Transfusion 30: 591–598.

Piszkiewicz D, Sun CS, Tondreau SC (1989) Inactivation and removal of human immundeficiency virus in monoclonal purified antihemophilic factor. Thromb Res. 55: 627–634.

Piszkiewicz D. Tondreau SC (1990) Inactivation of HIV-2 by solvent/detergent treatment. Transfusion 30: 192.

Preiksaitis JK (1991) Indications for the use of cytomegalovirus-seronegative blood products. Transf Med Rev 5: 1–17.

Prince AM, Horowitz B, Horowitz MS (1987) The development of virus free labile blood derivatives. Eur J Epidemiol 3: 103–118 REVIEW.

Prodouz KN, Fratantoni JC, Boone EJ (1987) Use of laser-uv inactivation of virus in blood products. Blood 70: 589–592.

Prodouz KN, Fratantoni JC (1988) Inactivation of virus in blood products. Transfusion 28: 2–3.

Roussel RH, Budinger MD, Pirofsky B (1991) Prospective study on the hepatitis safety of iv Immunoglobulin, pH 4.25. Vox Sang 60: 65–68.

REVIEW (1988) Ways to reduce the risk of transmission of viral infections by plasma and plasma products. Vox Sang 54: 228–245

Rubinstein AI, Rubinstein DB (1989) Thermal inactivation by sequential dry-heat treatments at sterilizing temperatures of factor VIII and factor IX concentrates to produce sterile concentrates. Vox Sang 57: 272.

Schimpf K, Mannucci PM, Kreutz W (1987) Absence of hepatitis after treatment with a pasteurized factor VIII concentrate in patients with hemophilia and no previous transfusions. NEJM 316: 918–922.

Schmitt (1990) Personal communication.

Sieber F, Spivak JL, Sutcliffe AM (1984) Selective killing of leukemic cells by merocyanine 540 mediated photosensitization. Proc Natl Acad Sci 81: 7584–7587.

Sieber F (1987) Yearly review: merocyanine 540. Photochem Photobiol 46: 1035–1042.

Sieber F, Krueger GJ, o'Brien JM (1989) Inactivation of Friend erythroleukemia virus and Friend virus-transformed cells by merocyanine 540 mediated photosensitization. Blood 73: 345–350.

Singer CRJ, Azim T, Sattentau Q (1988) Preliminary evaluation of phthalocyanine photosensitization for inactivation of viral pathogens in blood products. Br J Hematol 69: 111 abstr.

Snipes W, Person S, Keller G (1977) Inactivation of lipid containing viruses by long chain alcohols. Antimicrob Agents chemoth 11: 98–104.

Snyder E, Beardsley D, Smith B (1989) Storage of platelet concentrates after UV irradiation. Blood 74: 179 abstr.

Stephan W (1988) Virusinaktivierung von Blutprodukten. In: G. Maass (ed) Virussicherheit von Blut, Plasma und Plasmaprodukten. Springer-Verlag S. 53–61.

Thoma KB, Mcgrath KM, Taylor M (1988) Effect of virucidal heat treatment on proteins in human factor VIII concentrates. Transfusion 28: 8–13.

Uemara Y, Yikoyama K, Nishida M, Suyama T (1989) Immunoglobulin preparations: safe from virus transmission? Vox Sang 57: 1–3.

Van der Zee J, Tijssen CK, Dubbelman TMAR (1987) The influence of ozone on human red blood cells. Biochem Biophys acta 924: 111–118.

Vaughn JM, Chen YS, Lindburg K (1987) Inactivation of human and simian rotaviruses by ozone. Appl Environ Microbiol 53: 2218–2221.

Wagner KF, Mayers DL, Linette GP (1989) Effect of ozone of HIV in experimentally infected blood. CDC Aids weekly Jan 30: 17.

Wagner SJ, Friedman LI, Dodd RY (1991) Approaches to the reduction of viral infectivity in cellular blood components and single donor plasma. Transfusion Medicine Reviews 5: 18–32. REVIEW

Weiland O, Mattson L, Glaumann H (1986) Non-A, Non-B hepatitis after iv gammaglobulin. Lancet i: 975–977.

Williams B, Horowitz B, Geacintov N (1988) Inactivation of viruses in cellular blood products. Blood 72: 287 abst.

Williams PE, Yap PL, Gillon J (1989) Transmission of Non-A, Non-B Hepatitis by pH 4 treated iv Immunoglobulin. Vox Sang 57: 15–18.

Winkelman L, Owen NE, Evans DR (1989) Severely heated therapeutic factor VIII concentrate of high specific activity. Vox Sang 57: 97–103.
Zuck TF (1987) Greetings – a final look back with comments about a policy of a zero-risk blood supply. Transfusion 27: 447–448.

Herstellung und Charakterisierung eines solvent/detergent (S/D)-behandelten, gerinnungsaktiven Plasmas

H. Schwinn

Die Behandlung von Plasmaderivaten mit Tributylphosphat (TNBP) und Detergentien zum Zwecke der Virusinaktivierung hat sich in den 6 Jahren seit ihrer Einführung bewährt und findet zunehmend breitere Anwendung.

Die Methode wurde am New York Blood Center von der Gruppe um B. Horowitz entwickelt[1] und ist in der Fachpresse unter dem Schlagwort „Solvent-Detergent-Methode (kurz: S/D-Methode)“ bekannt geworden.

Die S/D-Methode besticht durch ihre generelle Toleranz gegenüber der Protein-Tertiärstruktur und ihrer offenbar universellen Einsetzbarkeit, unabhängig von Art und Zusammensetzung der zu behandelnden Proteinlösungen.[2]

Im Vergleich zum Lo-Grippo-Verfahren und der Pasteurisierung, Methoden, die nicht mit allen Proteinen verträglich sind bzw. spezifische Stabilisatoren benötigen, schien die S/D-Methode der aussichtsreichste Kandidat zu sein für die Virusinaktivierung von nicht fraktioniertem Plasma.

Das entsprechende Verfahren wurde im Auftrage von OCTAPHARMA von NYBC entwickelt, ebenfalls von der Gruppe um B. Horowitz.[3]

Die ersten Ergebnisse zum Scaling up dieses Verfahrens in der Produktionsanlage von OCTAPHARMA möchte ich Ihnen hier vorstellen.

Das virusinaktivierte Plasma hat mittlerweile den Handelsnamen OCTAPLAS^{R} erhalten und ist für die klinische Prüfung vorgesehen.

Verfahren zur Herstellung von OCTAPLAS

Das Fließschema des Herstellprozesses für ca. 60 Liter Octaplas ist in Tabelle 1 skizziert.

Hinsichtlich Reproduzierbarkeit und Validierbarkeit des Verfahrens erwiesen sich die Produktionsschritte 4, 5 und 7 als die Schritte mit Schlüsselfunktion mit einer besonderen Herausforderung an die Technik:

- die Stabilisierung der Gerinnungsfaktoren und des pH-Wertes während der 30 °C Behandlung.
- die Entfernung der viruziden Agentien mit Hilfe einer „reversed phase“-Adsorption an Stearyl-beschichtetem Silicagel.
- die Erstellung eines adäquaten schonenden Gefriertrockenprogrammes unter Anwendung von Spin-freezen und eines speziellen Verfahrens zur pH-Stabilisierung.

P. Hellstern, C. Maurer (Hrsg.)
Neue Entwicklungen
in der Transfusionsmedizin

Tabelle 1. Process/Flowchart

1. Selection of the plasma units according to
   - Blood grouping
   - Hemolytic and lipemic units by visual inspection
2. Thawing and pooling of 250 plasma units (achieving a final volume of about 60 liters)
3. Filtration using a 1 μm-filter
4. *Virus inactivation:*
   - addition of 1% w/v TNBP and Triton X-100
   - 4 hrs at 30 °C
5. Removal of the virucidal agents by "reversed phase" chromatography
6. Adjustment of the protein concentration to achieve 50 ± 5 mg/ml
7. Steril filtration and freeze-drying

Analysenergebnisse

Die Ergebnisse zu Gerinnungsaktivitäten und einigen weiteren Proteinen der ersten drei konsekutiv hergestellten OCTAPLAS-Chargen sind in Tabelle 2 zusammengestellt. Die Zahlen unter „Pool" beziehen sich auf

Tabelle 2. Analytical values of three batches, consecutively manufactured

1. Clotting factors % of normal value*)	Batch I		Batch II		Batch III	
	Pool	Final Product	Pool	Final Product	Pool	Final Product
II	95	87	96	101	95	98
V	63	58	114	104	75	67
VII	84	69	89	81	90	84
VIII	97	78	110	108	100	92
IX	106	112	120	115	95	91
X	104	87	94	104	108	105
XI	69	51	73	68	85	79
XII	n.d.	88	n.d.	78	n.d.	78
2. *Proteins mg/ml*						
Total protein content	n.d.	46	n.d.	50	n.d.	48
Fibrinogen	2,0	1,8	2,5	2,3	2,1	2,0
IgA	n.d.	1,9	n.d.	1,3	n.d.	1,5
IgG	n.d.	7,3	n.d.	7,2	n.d.	8,1
IgM	n.d.	1,1	n.d.	1,1	n.d.	1,0
3. *Virucidical Agents μg/ml*						
Tributylphosphat	–	≤0,5	–	≤0,5	–	≤0,5
Triton X-100	–	≤3	–	≤3	–	≤3

*) rel. to a commercially available plasma standard
n.d. = not determined

Analysen unmittelbar vor Aufarbeitung, die Werte unter „Final Product" beziehen sich auf das lyophilisierte Endprodukt. Der Vergleich beider Spalten zeigt, daß Gerinnungsaktivitäten und Fibrinogenwert sich um maximal 15 % unterscheiden. Eine Ausnahme bilden die Faktoren VII, X und XI in Charge I, die teilweise einen Abfall um über 20 % zeigen. Dieser Befund erklärt sich durch eine für diese Charge noch unzureichende pH-Kontrolle während der Aufarbeitung.

TNBP und Triton X-100 können durch Adsortion am stearylbeladenen Kieselgel sehr effizient entfernt werden, eine wesentliche Vorbedingung für die praxisgerechte Durchführbarkeit des OCTAPHARMA-Verfahrens. Die verbleibenden Konzentrationen liegen mit ≤0,5 μg/ml bzw. ≤3 μg/ml unter der analytischen Nachweisgrenze.

Toxikologische Studien

Um auszuschließen, daß die vorgenannten möglichen Restkonzentrationen an TNBP und Triton X-100 pharmakologisch bedenklich sind, wurde eine umfangreiche toxikologische Studie durchgeführt.

Die untersuchten Parameter sind in Tabelle 3 zusammengestellt.

Tabelle 3. Toxicological studies on TNBP and Triton X-100

- Acute Toxicity
  - ■ ratio 1 + 5, i.v., rat + mouse
- Subchronic Toxicity, 13 weeks
  - ■ ratio 1 + 5, i.v., dog + rat
- Teratology
  - ■ ratio 1 + 5, i.v., rabit + rat
- Mutagenicity
  - ■ ratio 1 + 5, in vitro + in vivo
- Haemolytic Properties
  - ■ ratio 1 + 5, in vitro
- Pharmacokinetic
  - ■ ratio 1 + 5, i.v., rat

Tabelle 4 zeigt die Daten zur akuten und subchronischen Toxizität an 3 verschiedenen Tierspezies, die für eine mögliche Langzeittherapie mit OCTAPLAS von besonderer Bedeutung sind.

Die Ergebnisse der subchronischen Toxizität (Ratte) zeigen eine Anwendungsbreite von mindestens 100. Das bedeutet auf die Anwendung im Patienten übertragen, daß eine OCTAPLAS-Dosis von 570 ml/kg KG und Tag noch zulässig ist.

Tabelle 4. Acute and Subchronical Toxicity *of TNBP and Triton-X100*

Residual amounts in S/D-treated plasma:	≤0,5 μg/ml TNBP and ≤3 μg/ml Triton
Average administration per day assuming a plasma dose of 5,7 ml/kg b.w.: (about 400 ml per patient)	≤3 μg TNBP/kg b.w. ≤18 μg Triton/kg b.w.
Range of Tolerability:	lowest dose found to be toxic in *animals (μg/kg bw)* Average administration dose in patient (μg/kg b.w.)

Acute Toxicity, i.v.

Animal species	Lowest toxic dose	Range of Tolerability
– Mouse	10 mg/kg	> 450
	TNBP +	
– Rat	Triton: 10 mg/kg	> 450
	Calculated LD_{50}	Range of Tolerability
– Mouse	30,6 mg/kg	>1450
	TNBP +	
– Rat	Triton: 30,6 mg/kg	>1450

Subchronical Toxicity (13 weeks), i.v.

Animal species	Lowest toxic dose	Range of Tolerability
– Rat	300 μg TNBP + 1500 μg Triton/kg	≥100
– Dog	500 μg/TNBP + 2500 μg Triton/kg	≥160

Mit anderen Worten:

Einem 70 kg schweren Patienten können pro Tag 40 Liter OCTAPLAS infundiert werden, ohne daß der befürchten muß, Nebenwirkungen zu erleiden, die durch die Restkonzentration von TNBP und Triton X-100 verursacht sein könnten.

Die Toxikologische Studie wurde in Zusammenarbeit mit dem Labor für Pharmakologie und Toxikologie (Prof. Leuschner) in Hamburg durchgeführt.

Virusinaktivierung

Die Effizienz des Produktionsschrittes zur Virusinaktivierung (1 % TNBP, 1 % Triton X-100 – Einwirkdauer 4 Std. bei 30 °C) wurde an 5 verschiedenen Virusarten untersucht:

Human Immunodeficiency Virus 1	(HIV-1)
Hepatitis B Virus	(HBV)
Hepatitis C Virus	(HCV)
Sindbis Virus und	
Vesicular Stomatitis Virus	(VSV)

Dazu wurden je 2 Liter Humanplasma mit der in Tabelle 5 angegebenen Viruskonzentration versetzt, der o.g. Inaktivierungsschritt durchgeführt, die viruziden Agentien dem Produktionsverfahren entsprechend wieder entfernt und die verbleibende Virusaktivität in Zellkulturen bzw. im Schimpansen (HBC und HCV) überprüft.

Die Ergebnisse (Tabelle 5) zeigen die folgenden Inaktivierungsraten:

HBV	$\geq 10^6$	Sindbis	$\geq 10^{6.9}$
HCV	$\geq 10^5$	VSV	$\geq 10^{7.5}$
HIV-1	$\geq 10^{6.2}$		

Diese Studie wurde in Zusammenarbeit mit dem NYBC (Dr. A. Prince) durchgeführt.

Tabelle 5. Virusinactivation Rates

I. in tissue cultures (10 log)

	HIV	Sindbis	VSV
Before treatment	6,2	6,4	7,0
Sample after 1/2 hr	–	≤–0,5	≤–0,5
Sample after 4 hrs	≤0	≤–0,5	≤–0,5
Control sample after 4 hrs	6,2	6,6	7,2
Inactivation rate of a 4 hrs treatment	≥6,2	≥6,9	≥7,5

II. in chimpanzees

Animals were inoculated with HBV-resp. HCV-spiked plasma samples and followed up for a 6 months period.

Infectious doses in plasma: HBV 10^6
HCV 10^5

	HBV	HCV
Plasma samples (S/D-treated for 4 hrs	2/2 animals remained healthy	2/2
Plasma samples non-treated	1 and 1 animal died	2/2 animals fell ill
Inactivation rate of 4 hrs treatment	$\geq 10^6$	$\geq 10^5$

Schlußbemerkung

Die S/D-Methode scheint sich zur praxisgerechten Behandlung von Plasmapools aus mehreren hundert Einzelspenden zu eignen.

Die gerinnungsrelevanten Parameter bleiben in tolerablen Grenzen unverändert. Die in vitro und im Schimpansen ermittelten Inaktivierungsraten gegenüber HIV, HBV und HCV lassen erwarten, daß sich ein derart behandelter Plasmapool aus vorgescreenten Spenden ohne Infektionsrisiko in Patienten anwenden läßt.

Die S/D-Methode hat sich bei der Virusinaktivierung von Plasmaderivaten (insbesonders Faktor VIII-Konzentraten) in tausenfacher Anwendung bisher bewährt. Ihre Übertragbarkeit auf *nicht*-fraktioniertes Plasma schließt eine technische Lücke, die bisher von anderen Inaktivierungsmethoden (Pasteurisierung, Lo-Grippo-Verfahren) nicht ausgefüllt werden konnte.

Literatur

1. Horowitz, B., Wiebe, M., Lippin, A. et al. "Inactivation of viruses in labile blood derivatives" Transfusion *25*, 516 (1985)
2. Edwards, C.A., Oiet, M.P.I., Chin, S. et al. "Tributyl phosphate/Detergent Treatment of Liceused Therapeutic and Experimental Blood Derivatives" Vox Sang, *52*, 53 (1987)
3. Piet, M.P.I., Chin, S., Prince, A.M. et al. "The use of tributylphosphate detergent mixtures to inactivate hepatitis viruses and human immunodeficiency virus in plasma and plasma's subsequent fractionation" Transfusion *30*, 591 (1990)

Qualitätsmerkmale gerinnungsaktiver Plasmaderivate und rationeller klinischer Einsatz von Prothrombinkomplexkonzentraten (PPSB)

M. Köhler

Einleitung

Zur Substitution von Hämostasedefekten stehen auf der einen Seite Plasma, das alle Hämostasefaktoren in physiologischer Konzentration enthält, und auf der anderen Seite höchst reine, konzentrierte Präparationen eines Hämostasefaktors zur Verfügung. PPSB-Konzentrat nimmt eine Mittelstellung ein, da es einerseits hochkonzentriert ist, ca. 25-fach im Vergleich zu Plasma, andererseits im Unterschied zu den anderen Faktoren-Konzentraten zahlreiche Hämostasefaktoren enthält, nämlich die Faktoren IX, VII, X und II. Neben Antithrombin III-Konzentrat sind Prothrombinkomplex-Präparate die häufigsten im stationären Bereich verabreichten Präparate.

Die Virusinaktivierungsmethoden, die bei jedem Konzentrat aus vielen 1000 Einzelspenden durchgeführt werden müssen, haben die Gefahr infektiöser Komplikationen erheblich reduziert, jedoch auch die Befürchtung wachsen lassen, daß die wirksamen Bestandteile, die Hämostasefaktoren, denaturiert werden könnten. In der Folge soll am Beispiel des PPSB versucht werden, ein Konzept zur rationellen Substitionstherapie und Probleme der Qualitätskontrolle und ihre klinische Relevanz aufzuzeigen. Die Ausführungen beziehen sich primär auf PPSB, können aber mit geringen Einschränkungen und Modifikationen auf die anderen Faktoren-Konzentrate übertragen werden.

Der Prothrombinkomplex

Zum Prothrombinkomplex gehören die Hämostasefaktoren II (*P*rothrombin), VII (*P*roconvertin), X (*S*tuart-Prower-Faktor) und IX (Hämophilie *B*-Faktor) sowie die Inhibitoren der Blutgerinnung Protein C und S. Die Faktoren II, VII, IX, und X sind essentielle Faktoren der Blutgerinnung, ihr Fehlen als Folge einer angeborenen Erkrankung ruft eine Blutungsneigung (hämorrhagische Diathese) hervor. Protein C und S sind essentielle Inhibitoren der Blutgerinnung, in dem (unter Mitwirkung von Protein S) aktiviertes Protein C die Faktoren V und VIII degradiert. Protein C- oder Protein S-Mangel führen beim Patienten zu einer Thromboseneigung (thrombophile Diathese). Mit Ausnahme von Protein S sind alle Faktoren des Prothrombin-

P. Hellstern, C. Maurer (Hrsg.)
Neue Entwicklungen
in der Transfusionsmedizin

Tabelle 1. Faktoren und Inhibitoren des Prothrombinkomplex, die für die Hämostase essentiell sind

	Faktor				Protein	
	II	VII	IX	X	C	S
Molekulargewicht (kd)	72	50	57	52	62	69
Kohlenhydratgehalt (%)	8	13	17	15	8	
Glutaminsäure pro Molekül	10	10	12	11	9	11
Konzentration im Plasma (ug/ml)	200	2	4	7	5	12
Halbwertszeit (h)	48	5	20	32	5	18

komplex Proenzyme mit einem Molekulargewicht zwischen 50.000 und 72.000 D, die Vitamin-K abhängig in der Leber synthetisiert werden (siehe Tabelle 1). Unter Mitwirkung von Vitamin-K wird Glutaminsäure zu gamma-Karboxy-Glutaminsäure carboxyliert (die Calcium binden kann), fehlt Vitamin K, können von der Leber nur Des-Karboxy-Formen der Faktoren des Prothrombinkomplex gebildet werden, die entweder afunktionell sind bzw. die Gerinnung hemmen (sog. PIVKA's, d.h. *p*roteins *i*nduced by *V*itamin-*K* *a*bsence).

Prothrombinkomplexpräparate

Aufgrund ihrer ähnlichen chemischen Eigenschaften bilden, je nach Fraktionierungsverfahren, die Faktoren des Prothrombin-Komplex eine Fraktion, mit jedoch unterschiedlicher Anreicherung einzelner Bestandteile (Übersicht bei 8, 19). In Deutschland werden daher die Prothrombinkomplex-Präparate in PPSB, PPK (partieller Prothrombin-Komplex) und Faktor IX-Konzentrate (bzw. weitere) unterschieden, während in USA Faktor IX- und Prothrombinkomplex-Konzentrate oft synonym gebraucht werden. Zukünftig wird aber auch in den USA zwischen „coagulation factor IX" und „coagulation factor complex" unterschieden werden.

In der Monografie werden als wirksame Bestandteile des PPSB Faktor II, VII, IX, X (fakultativ Protein C, Antithrombin III and Heparin) genannt [3]. Heparin und Antithrombin III werden den Präparaten zugesetzt, um die Thrombogenität (Auslösung oder Verstärkung einer Thrombose bzw. einer disseminierten intravasalen Gerinnung) zu vermindern [7, 12, 13]. Die genaue Ursache der Thrombogenität von PPSB ist noch ungeklärt, wahrscheinlich spielen mehrere Ursachen eine Rolle, u.a.: zu hoher Gehalt einzelner Faktoren des Prothrombinkomplex (Faktor X), Kontamination mit aktivierten Hämostasefaktoren (besonders Faktor VIIa), Phospholipide von Thrombozyten.

Erkrankungen mit Verminderungen des Prothombinkomplex

Die Hämophilie B gehört zu den häufigeren angeborenen hämorrhagischen Diathesen (Inzidenz ca. 2/100.000), während schwere Formen angeborener Faktor VII-, Faktor X- oder Faktor II-Mängel sehr selten sind. Angeborene Protein C und S-Mängel werden zu den häufigsten Ursachen einer angeborenen Thromboseneigung gerechnet (Inzidenz ca. 10/100.000).

In der täglichen Praxis überwiegen allerdings die erworbenen Mangelzustände. Pathophysiologisch müssen Verdünnungskoagulopathien, Synthesestörungen (mit oder ohne Vitamin K-Mangel) und Umsatzstörungen (verkürzte Halbwertszeit bei disseminierter intravasaler Gerinnung) unterschieden werden. Verminderungen des Prothrombinkomplex durch Störung der Vitamin-K-Wirkung, aufgrund oraler Antikoagulantien (Cumarine), Antibiotika und Lebererkrankungen sind dabei wohl am häufigsten.

Indikationen, Nebenwirkungen und Gegenanzeigen für PPSB-Präparate

„Prothrombinkomplex kann bei allen Blutungen eingesetzt werden, die durch einen angeborenen oder erworbenen Mangel an Gerinnungsfaktor II, VII, IX und/oder X bedingt sind." [3]. Ausdrücklich werden in der Monografie weiterhin Leberfunktionsstörungen und die disseminierte intravasale Gerinnung erwähnt, wobei darauf hingewiesen wird, daß die Umsatzstörung bei diesen Erkrankungen vorher zu behandeln ist (Heparin, Antithrombin III, etc.). Ebenfalls sind Mängel an Protein C mit PPSB behandelt worden [1, 9, 25].

Als Gegenanzeigen werden akuter Myokardinfarkt, Thrombosegefahr und Angina pectoris genannt, hier ebenfalls mit der Ausnahme der Antikoagulantienblutung und vor fibrinolytischer Therapie.

Es ist daher überraschend, daß in der Monografie unter den Nebenwirkungen die Thrombose bzw. disseminierte intravasale Gerinnung nicht erwähnt wird. Dagegen werden die wohl eher selteneren Fälle der Induktion von Hemmkörpern gegen Gerinnungsfaktoren, allergische Reaktionen, und die Möglichkeit der Übertragung von Infektionskrankheiten, trotz Virusinaktivierung, genannt. Gerade aber die Thrombogenität der PPSB-Präparate steht im Mittelpunkt der Forschung über diese Präparate; wenngleich auch die Thrombosen nach PPSB und Faktor IX-Konzentraten eher seltener geworden sind (vgl. [18]), werden sie dennoch von einem Subkommitee des International Committee on Thrombosis and Haemostasis (ICTH) registriert. Zwischen 1987 und 1989 wurden in den USA 43 Fälle gemeldet [10].

Qualitätsbegriff und Qualitätskontrolle

Klinisch läßt sich die Qualität eines Arzneimittels als Verhältnis der erwünschten zu den unerwünschten Wirkungen bzw. Nebenwirkungen definieren. Die erwünschte Wirkung stellt das Sistieren oder die Vermeidung einer Blutung dar. Zu den unerwünschten, typischen Nebenwirkungen der Therapie mit gerinnungsaktiven Blutderivaten gehören Infektion, Immunisierung, Immunsuppression, Hämolyse, Blutung, Thrombose oder Disseminierte Intravasale Gerinnung, allergische bis anaphylaktische Reaktion, toxische Reaktionen auf Hilfsstoffe. Bei den Nebenwirkungen ist nicht nur die absolute Häufigkeit von Bedeutung, sondern geht auch eine subjektive Bewertung von Patient und Arzt ein, die oft in keinem Verhältnis zur Häufigkeit steht, wie z.B. die Infektionsgefährdung.

Pharmazeutisch oder biochemisch gesehen wäre ein ideales Produkt dasjenige, welches nur die wirksamen Bestandteile, ohne Hilfsstoffe oder Verunreinigungen, mit konstantem Gehalt enthält. Besonders PPSB ist aufgrund seiner zahlreichen Wirkstoffe, und als biologisches Arzneimittel, bei der Herstellung schwer standardisierbar. Zudem wählen die Herstellungsbetriebe unterschiedliche Fraktionierungs- und Virusinaktivierungs-Verfahren, so daß es sinnvoll ist, bei unterschiedlichen Herstellungsverfahren auch von unterschiedlichen Präparaten mit einem unterschiedlichen Nebenwirkungsspektrum auszugehen.

Bei der Herstellung jeder Charge führt der Hersteller eine umfangreiche Qualitätskontrolle durch. Dazu gehören Prüfung auf Wirksamkeit, Proteingehalt, Antithrombin III, Heparin etc., Prüfung und aktivierte Hämostasefaktoren, besonders VIIa, Sterilität, HBs-Antigen, Pyrogene, Toxizität und weitere Untersuchungen. Der Hersteller hat dabei primär Forderungen des BGA zu erfüllen und beschränkt sich in der Regel auf ein allgemein akzeptiertes Minimalprogramm.

Führt der Anwender bzw. Verbraucher eine 2. Qualitätsbeurteilung durch, kann er Fragen nach der Relevanz der vorgeschriebenen Testsysteme aufwerfen und diese durch neuere Methoden ergänzen. Klassische Untersuchungsmethoden, die zur Beurteilung der Qualität vom Anwender eines PPSB-Präparates herangezogen werden, sind:

1. in vitro Analysen, z.B. Gehaltsbestimmungen
2. Tierexperimentelle Untersuchungen, z.B. zur Thrombogenität
3. klinische Wirksamkeit beim Patienten, d.h. Fähigkeit zur Blutstillung
4. in vivo recovery und Halbwertszeit-Messung beim nicht-blutenden Patienten
5. prospektive Patientenüberwachung zur Ermittlung von Nebenwirkungen (Infektion, Entstehung von Hemmkörpern, etc.)
6. retrospektive Analyse von Nebenwirkungsmeldungen

Ergebnisse und eigene Erfahrungen mit der Qualitätskontrolle von PPSB

In vitro Untersuchungen

Gehalt

In einer prospektiven Studie wurde die Zusammensetzung von 7 PPSB-Präparaten verschiedener Hersteller (je 2 Chargen) untersucht [14]. Dabei zeigte sich, daß neben großen Unterschieden im Gehalt der wirksamen Bestandteile (FII, FVII, FIX, FX), zwei Präparate kein Protein S bzw. Protein C aufwiesen (Abb. 1). Bei Einführung des 2. internationalen Standards zeigten sich allerdings große Unterschiede in den Ergebnissen verschiedener Labors, so daß diese Ergebnisse nicht als absolute Gehaltsbestimmungen angesehen werden sollten, sondern Unterschiede der Präparate zeigen [1]. Vergleichbare Befunde fanden sich auch bei der Untersuchung von *Yoshioka et al., 1987,* an Präparaten, die in Japan angeboten werden.

Weiterhin war der Heparingehalt in den Präparaten unterschiedlich, einige Präparate wiesen kein funktionstüchtiges Antithrombin III mehr auf. In diesen fanden sich auch Spuren aktivierter Hämostasefaktoren, besonders Thrombin, wie durch Inhibierungsversuche mit Antithrombin III und Hirudin gezeigt werden konnte.

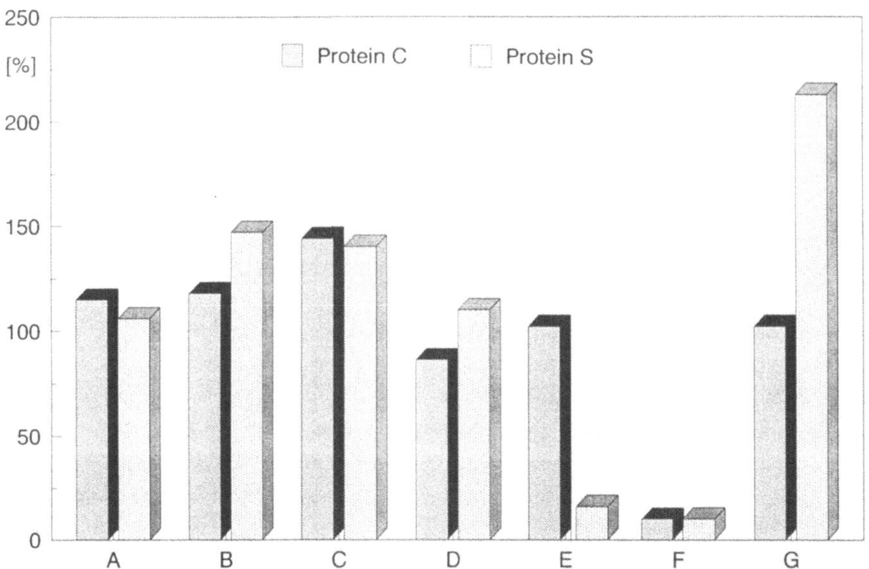

Abb. 1. Protein C- und Protein S-Gehalt von 7 verschiedenen Prothrombin-Komplex-Konzentraten. Der Gehalt bezieht sich prozentual auf die Menge deklarierten Faktor IX [14]

In vitro Untersuchungen zur Thrombogenität, wie TGT_{50} und NAPTT, haben nur begrenzte Aussagekraft, da Heparin in den Präparaten diese Testsysteme stört [4, 24, 26].

Pejaudier und Mitarbeiter (1987) wiesen Verunreinigungen von PPSB mit Faktoren des Komplementsystems und der Kontaktphase des Gerinnungssystems nach, die möglicherweise zu Herz-Kreislauf-Reaktionen führen können.

Virusinaktivierung

Eine Übersicht über die gängigen Virusinaktivierungsverfahren findet sich bei *Eibl et al. (1988)* und *Mannucci und Colombo (1988)*.

Um erhöhte Infektionsrisiken auszuschließen, werden in den Präparaten (und z.T. in den Einzelspenden, aus denen die Präparate hergestellt werden), Antikörper oder Virusantigene (HIV, Hepatitis B) gemessen. Aufgrund der geringen Empfindlichkeit (die schon bei Einzelspenden zu wenig sensitiv sein können) der bislang verfügbaren Methoden ist ein negativer Ausfall dieser Teste jedoch nicht beweisend auf Infektionssicherheit. Die in letzter Zeit bei Konzentraten angewandte „polymerase chain reaction“ (PCR) vermag zwar die Empfindlichkeit zu steigern [6, 27], und zumindest beweisen, daß Viren im Ausgangsmaterial waren, inwieweit (auch aufgrund der Methodenunsicherheit) ein positiver Ausfall der PCR auch Infektiosität des Endproduktes, welches ja virusinaktiviert wurde, bedeutet, ist derzeit noch unklar. Ähnliches gilt für Inaktivierungsversuche mit Modellviren. Diese sind zwar hilfreich zur Optimierung und zum Vergleich von Virusinaktivierungsverfahren, können aber nicht beweisen, daß alle relevanten Viren in dem Präparat inaktiviert wurden.

Tierexperimentelle Untersuchungen

Besonders bei PPSB wird häufig die „Thrombogenität“ in Tiermodellen untersucht. Es wird mit verschiedenen Methoden untersucht, inwieweit PPSB das Thrombosewachstum oder die Entstehung einer disseminierten intravasalen Gerinnung auslöst oder fördert, sei es direkt durch Messung der Größe des Thrombus, oder indirekt durch Meßparameter, die eine disseminierte intravasale Gerinnung im tierischen Organismus anzeigen können (klinisch und laboranalytisch). Diese Untersuchungen sind derzeit noch unverzichtbar, da nicht alle thrombosefördernden Prinzipien und ihr Zusammenwirken in PPSB-Präparaten identifiziert wurden. In der eigenen Untersuchung wiesen 3 der 7 Präparate eine schlechtere Verträglichkeit in Kaninchen auf [14].

Klinische Wirksamkeit

Bei der klinischen Wirksamkeit wird geprüft, ob das betreffende Präparat blutstillend bei Patienten wirksam ist, die ein entsprechendes Defizit an Gerinnungsfaktoren aufweisen. Es handelt sich also um ein grobes, wenn auch wichtiges Maß zur Beurteilung der wirksamen Bestandteile. Besonders wichtig ist dieser Parameter für aktivierte Prothrombinkomplexpräparate bzw. FEIBA bei Hemmkörperhämophilien.

In vivo recovery und Halbwertszeitbestimmungen

Bei beiden Methoden wird der Aktivitätsverlauf von Hämostasefaktoren nach Gabe eines Faktoren-Konzentrats im Blut bestimmt. Unter in vivo recovery versteht man den Prozentsatz des transfundierten Hämostasefaktors, den man im Plasma wiederfindet. Gerinnungsfaktoren werden meist biphasisch eliminiert, mit einer raschen, initialen Verteilung und einer langsameren Elimination (Abb. 2). Niedrige Werte von in vivo recovery und Halbwertszeit deuten auf Denaturierung oder Aktivierung der Hämostasefaktoren hin.

Die in vivo recovery ist also ein grobes Maß für das initiale Verteilungsvolumen, sie weist große Variationen hinsichtlich Hämostasefaktor, Methodik, Patienten und Präparaten auf. In einer eigenen Untersuchung [16], in der 2 unterschiedliche Tests zur Bestimmung des Faktor IX angewandt wurden, schwankte die in vivo recovery von 30.1 bis 52.6 bzw. 49.9 bis 100 % bei 6 verschiedenen Patienten mit Hämophilie B (Abb. 3).

Zur Bestimmung der in vivo recovery und Halbwertszeit eignen sich nur Patienten, die nur in sehr geringem Umfang diesen Hämostasefaktor bilden, d.h. Patienten mit einer angeborenen hämorrhagischen Diathese (z.B. Hämophilien). Darüberhinaus müssen sich die Patienten im sog. „steady state“ befinden, d.h. keine Umsatzstörung der Hämostasefaktoren wie bei Blutung, Fieber, disseminierter intravasaler Gerinnung, etc. aufweisen, die zu einer verkürzten Halbwertszeit führen. Halbwertszeitbestimmungen sind aufwendig und schwierig, erfordern häufige, standardisierte Blutentnahmen über einen längeren Zeitraum und eine aufwendige mathematische Auswertung (vgl. auch 20).

Prospektive Überwachungsstudien

Prospektive Beobachtung von Patienten, die Hämostasefaktoren erhalten, hinsichtlich des Auftretens von Infektionen und Inhibitoren gegen Hämostasefaktoren, sind das wichtigste Kriterium zur Beurteilung der Arzneimittelsicherheit. Zur strengen Durchführung werden Patienten benötigt, die noch nie Blutderivate erhielten (sog. virgins) und nur mit einem Präparat behandelt werden [22]. Daher sind auch hier besonders Hämophilie A

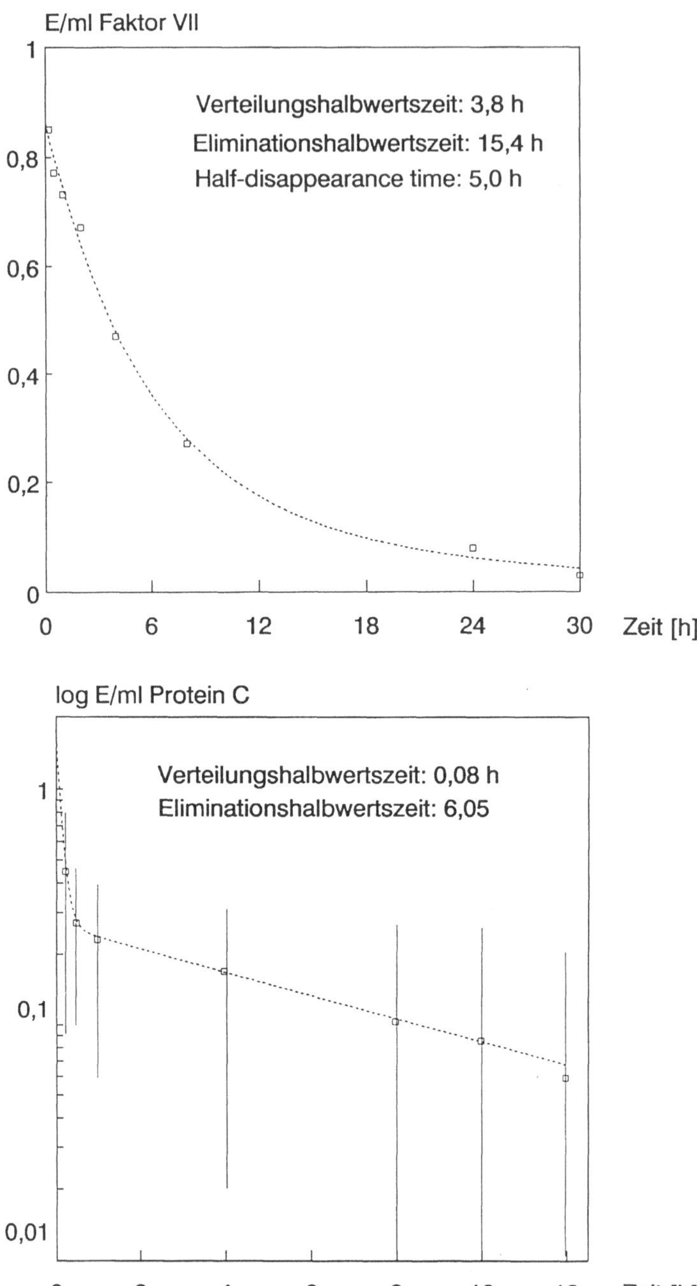

Abb. 2. Oben: Faktor VII-Verlauf in einem Patienten mit schwerem Faktor VII-Mangel nach Infusion von 2000 Einheiten PPSB (28,6 E/kg Körpergewicht). In vivo recovery 133%. Lineare Darstellung. [15]. Unten: Protein C-Verlauf bei 5 Patienten mit Haemophilie B (Mittelwerte und Standardabweichung) nach Infusion von Faktor IX-Konzentrat. Semilogarithmische Darstellung [17]

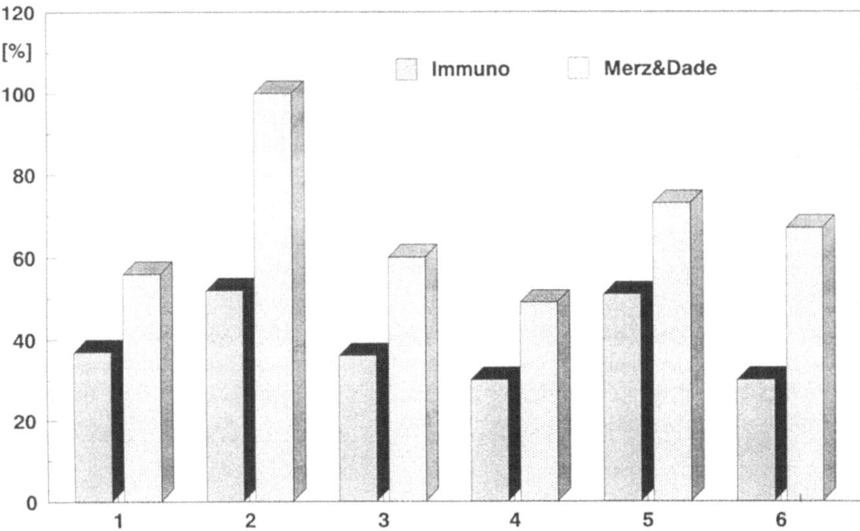

Abb. 3. In vivo recovery in Prozent bei 6 Patienten mit Hämophilie B nach Infusion von Faktor IX-Konzentrat. Die Faktor IX-Bestimmungen wurden mit zwei verschiedenen Reagentien gemessen [16]

Patienten geeignet. Da man davon ausgeht, daß es sich bei einem nichtvirusinaktivierten Faktor VIII-Konzentrat um ein besonders infektiöses Arzneimittel handelt und die Infektiosität der anderen Fraktionen niedriger liegt, werden die Ergebnisse von Studien mit Faktor VIII-Konzentraten oft auf die anderen Fraktionen übertragen.

Meldung und retrospektive Auswertung von Nebenwirkungen

Da bei der Herstellung der biologischen Arzneimittel Herstellungsbedingungen oder Ausgangsmaterial weniger konstant sind als bei anderen Arzneimitteln, muß versucht werden, die Qualität des Arzneimmittel weiter, nachdem prospektive Studien bereits beendet sind, zu überwachen. Hier stehen nicht nur die großen Hämophiliezentren in der Verantwortung, die aufgrund der statistischen Wahrscheinlichkeit solche Nebenwirkungen als erste erkennen, sondern alle Anwender von Plasmafraktionen. Bestes Beispiel dafür ist die kürzliche Identifizierung mindestens einer infektiösen Charge eines bis dahin für absolut sicher gehaltenen Präparates [11].

Rationelle Substitutionstherapie

Um eine effektive Substitutionstherapie zu ermöglichen, sind zahlreiche Gesichtspunkte zu beachten:

Indikationsstellung

Aufgrund der klinischen Situation (z.B. Art des operativen Eingriffs, weitere Störungen der Hämostase, Antikoagulation, etc.) und der Laborergebnisse (Istwert der Hämostasefaktoren oder Thromboplastinzeit) ist zunächst der Zielwert (Thromboplastinzeit) festzulegen. Das Ausmaß der erforderlichen Substitutionsmenge wird berechnet, wobei oft vereinfachte Formeln, die sich auf das Körpergewicht beziehen, angewandt werden. Danach kann das Vorgehen festgelegt werden. Der häufigste Fehler besteht darin, daß versucht wird, eine unumgängliche Substitution mit PPSB zu vermeiden. So wird z.B. versucht, mit Frischplasma eine schwere Hämostasestörung auszugleichen, obwohl dies aus Volumengründen nicht möglich ist. Oder, trotz akuter Blutung nur Vitamin K injiziert, obwohl dies erst mit 6–12 stündlicher Verzögerung wirkt.

Wahl des Präparates

Jede Substitutionstherapie beinhaltet unvermeidbare Risiken. Die tatsächlich Nebenwirkungsrate läßt sich nur über die Qualität der Präparate beeinflussen, es sollte daher das beste verfügbare Präparat benutzt werden. So ist z.B. ein Präparat, welches kein Protein C und S enthält, nicht bei den häufigen Mangelzuständen von Protein C und S geeignet. Besonders bei Patienten mit Hirnblutungen sollten keine Präparate mit hohem Heparingehalt verabreicht werden.

Reihenfolge der Substitutionstherapie

Vor Gabe von PPSB sollte eine kontrollierte, niedrig-dosierte Heparintherapie eingeleitet werden, deren Dosierung sich auch an der Blutungsgefährdung des Patienten orientieren muß. Besteht ein Antithrombin III-Mangel, ist dieser ebenfalls vorher auszugleichen. Dann erst kann die Gabe von PPSB erfolgen. Bei Vitamin K-Mangel ist eine entsprechende Behandlung durchzuführen. Dies muß rasch und in ausreichender Dosierung erfolgen, damit man z.B. bei einer Markumarblutung eventuell nur einmalig PPSB verabreichen muß.

Technische Durchführung

Das lyophilisierte PPSB muß schonend und langsam, möglichst bei 37 °C aufgelöst werden. Es wird langsam und vollständig injiziert, ein Nachspülen mit isotonischer Kochsalzlösung sollte erfolgen, um Phlebitiden zu vermeiden. Mangelhafte Technik ist häufig Ursache einer verminderten in vivo recovery.

Kontrolle der Substitionstherapie

Da beim Kranken zahlreiche Faktoren die Wiederfinderate beeinflussen, muß der Substitutionserfolg laboranalytisch überprüft werden. Damit kann eine Untersubstitution vermieden werden. Um auch Übersubstitutionen zu vermeiden, sollten bei starren Dosierungsschemata (z.B. 3 mal 500 E/Tag) häufig Laborkontrollen durchgeführt werden und die Dosierung entsprechend angepaßt werden. Dies trägt auch zur Kostensenkung bei. Zur Laborkontrolle eignen sich bei Störungen im exogenen System nur solche Thromboplastin- bzw. Prothrombinzeiten, die unempfindlich auf Heparin und Fibrinpolymerisations-Störungen sind.

Weitere Maßnahmen

Eine entsprechende Aufklärung, wie bei allen Transfusionen, hat vor Gabe des Präparates zu erfolgen. Hersteller und Chargennummer müssen im Krankenblatt dokumentiert werden, um eine Rückverfolgung zu ermöglichen. Erhält der Patient mehrere PPSB-Injektionen, sollte versucht werden, möglichst nur eine Charge eines Präparates zu geben, um Nebenwirkungen zu vermeiden und besser zu kontrollieren.

Literatur

1. Barrowcliffe TW (1988) Standardization of factors II, VII, IX and X in plasma and concentrates. Report of the ICTH subcommittee on factors VIII and IX, Brussels, July 1987. Thrombosis and Haemostasis, 59, 334–334.
2. Bertina RM & Broekmans AW (1982) Protein C concentrates for therapeutic use (letter). Lancet, 2, 1348–1348.
3. Bundesgesundheitsamt (1989) Bekanntmachung über die Zulassung und Registrierung von Arzneimitteln (Aufbereitungsmonographien für den humanmedizinischen Bereich). Vom 2. August 1989. Bundesanzeiger, 182, 4567–4575.
4. Cash JD, Owens R, Dalton R, Dalton RG & Prescott RJ (1978) Thrombogenicity of factor IX concentraces: In vitro and in vivo studies. Vox Sang., 35, 105–110.
5. Eibl J, Heimburger N, Karges HE, Horowitz B, Lundblad JL, Mozen MM, Mannucci PM, Morfini M, Morgenthaler JJ, Psziewicz D & Stephan W (1988) Ways to reduce the risk of transmission of viral infections by plasma and plasma products. A comparison of methods, their advantages and disadvantages. Vox Sang., 54, 228–245.
6. Garson JA, Tuke PW, Makis M, Briggs M, Machin SJ, Preston FE & Tedder, RS (1990) Demonstration of viraemia patterns in haemophiliacs treated with hepatitis-C-virus contaminated factor VIII concentrates. Lancet, 2, 1022–1025.
7. Hedner U, Nilsson IM & Bergentz SE (1979) Studies on the thrombogenic activities in two prothrombin complex concentrates. Thrombosis and Haemostasis, 42, 1022–1032.
8. Heimburger IN & Haupt H (1988) Plasmafraktionierung. Transfusionsmedizin (ed. by C. Mueller-Eckhardt), p.245. Springer-Verlag, Berlin, Heidelberg, New York.
9. Hintz G, Weil J, Buchmann S, Azzam A, Auberger K & Beck C (1987) Homozygoter Säugling in einer Sippe mit erheblichem Protein C-Mangel. Klinische Wochenschrift, 65, 576–580.

10. Kasper CK The Hemophilia Bulletin, October 1989, 1.
11. Kleim JP, Bailly E, Schneweis KE, Brackmann HH, Hammerstein U, Hanfland P, van Loo B & Oldenburg J (1990) Acute HIV-1 infection in patients with hemophilia B treated with β-propiolacton-UV-inactivated clotting factor. Thrombosis and Haemostasis, 64, 336–337.
12. Klöcking HP, Schulze-Riewald H & Markwardt F (1988) Inhibitory effect of hirudin on thrombosis induced by prothrombin complex concentrates. Folia Haematol. (Leipz.), 115, 106–109.
13. Klöcking HP, Dornheim G & Schulze-Riewald H (1987) Influence of inhibitors on the thrombogenicity and toxicity of prothrombin complex concentrates. Arch. Toxicol [Suppl], 11, 313–315.
14. Köhler M, Heiden M, Harbauer G, Miyashita C, Mörsdorf S, Braun B, Ernert P, Wenzel E, Rose S & Pindur G (1990) Comparison of different prothrombin complex concentrates – In vivo and in vitro studies. Thromb. Res, 60, 63–70.
15. Köhler M, Hellstern P, Pindur G, Wenzel E & Blohn GV (1989) Factor VII half-life after transfusion of a steam-treated prothrombin complex concentrate in a patient with homozygous factor VII deficiency (letter). Vox Sang., 56, 200–201.
16. Köhler M, Seifried E, Hellstern P, Pindur G, Miyashita C, Mörsdorf S, Fasco F & Wenzel E (1988) In vivo recovery and half-life of a steam-treated factor IX concentrate in haemophilia B patients. Blut, 57, 341–345.
17. Köhler M, Seifried E Unveröffentlichte Ergebnisse.
18. Lechler E (1982) Prothrombinkomplexkonzentrate (Faktor II-VII-IX-X-Komplex). Eigenschaften und klinische Anwendung. Haemostaseologie, 3, 116–127.
19. Lechner K (1985) Hämophilie. Handbuch der inneren Medizin. Bd. II/9 Blutgerinnung und hämorrhaghische Diathesen II: Angeborene und erworbene Koagulopathien (ed. by D.L. Heene), p. 13. Springer-Verlag, Berlin, Heidelberg, New York.
20. Longo G, Cinotti S, Filimberti E, Giustarini G, Messori A, Morfini M & Ferrini PR (1987) Single-dose pharmacokinetics of factor IX evaluated by model-independent methods. Eur. J. Haematol., 39, 426–433.
21. Mannucci PM & Colombo M (1988) Virucidal treatment of clotting factor concentrates. Lancet, 2, 782–785.
22. Mannucci PM & Colombo M (1989) Revision of the protocol recommended for studies of safety from hepatitis of clotting factor concentrates. Thromb. Haemost., 61, 532–534.
23. Pejaudier L, Kichenin-Martin V, Boffa MC & Steinbuch M (1987) Appraisal of the protein composition of prothrombin complex concentrates of different origin. Vox Sang., 52, 1–9.
24. Prowse CV, Chirnside A & Elton RA (1979) In vitro thrombogenicity tests of factor IX concentrates. I.A survey of available assays. Thrombosis and Haemostasis, 42, 1355–1367.
25. Riess H, Binsack T & Hiller E (1985) Protein C antigen in prothrombin complex concentrates: Content, recovery and half-life. Blut, 50, 303–306.
26. Sas G, Owens RE, Smith JK, Middleton S & Cash JD (1975) In vitro spontaneous thrombin generation in human factor-IX concentrates. Br. H. Haematol., 31, 25–35.
27. Simmonds P, Zhang LQ, Watson HG, Rebus S, Ferguson ED, Balfe P, Leadbetter GH, Yap PL, Peutherer JF & Ludlam CA (1991) Hepatitis C quantification and sequencing in blood products, haemophiliacs, and drug users. Lancet, 2, 1469–1472.
28. Yoshioka A, Nakagawa O, Uehara Y, Sakai T, Sugimoto M, Takamiya O, Tanaka I & Fukui H (1987) In vitro characterization of various heat-treated prothrombin complex concentrates (PCC). Thromb. Res., 47, 449–458.

Indikationen zur Substitution von Antithrombin III

E. Seifried

Zusammenfassung

Gesicherte Indikationen zur Antithrombin III-Substitution mit einem Antithrombin III-Konzentrat sind Zustände akuter thromboembolischer Komplikationen, Schwangerschaft und Geburt, kleine und große operative Eingriffe, Traumata und Zeiten einer Marcumar-Pause bei Patienten mit einem angeborenen Antithrombin III-Mangel. Bei Patienten mit Thrombosen oder Embolien, bei denen aufgrund eines Antithrombin III-Verbrauches eine Verlängerung der Thrombinzeit oder der partiellen Thromboplastinzeit mit Heparin auch in gesteigerter Dosierung nicht erreicht werden kann, muß zur Erlangung eines therapeutischen Antikoagulantieneffektes Antithrombin III substituiert werden. Ist bei Patienten mit einer disseminierten intravasalen Gerinnung die Substitution mit einem Prothrombinkomplex-Präparat notwendig, muß zuvor zur Erhaltung des hämostatischen Gleichgewichts AT III in äquivalenter Dosierung substituiert werden, um eine iatrogen induzierte Hyperkoagulabilität zu vermeiden. Bei chronischen Lebererkrankungen bewegt sich das Hämostase- und Inhibitorpotential auf einem erniedrigten Niveau und bedarf daher in der Regel keiner Substitutionstherapie. Muß bei diesen Patienten ein invasiver Eingriff vorgenommen werden, ist auch hier eine äquivalente Substitution von prokoagulatorischen und inhibitorischen Gerinnungsfaktoren erforderlich. Insbesondere beim Leberausfallskoma gilt das Prinzip, daß Gerinnungsfaktoren nur bei gleichzeitiger Gabe eines Antithrombin III-Konzentrats verabreicht werden dürfen. Bei einem Teil der Patienten mit nephrotischem Syndrom kommt es zu einem Antithrombin III-Mangel. Ist dieser mit thromboembolischen Komplikationen vergesellschaftet, muß eine Substitution durchgeführt werden. Patienten unter Asparaginase-Therapie und Thrombosen müssen über die Phase der Hypantithrombinämie adäquat ausgeglichen werden.

Grundlagen

Beim gesunden Menschen fließt das Blut in einem geschlossenen Röhrensystem, dem Gefäßsystem, ohne daß es zum Blutaustritt oder zum Sistieren des Blutstromes kommt. Der kontinuierliche Blutfluß wird durch ein komplexes

P. Hellstern, C. Maurer (Hrsg.)
Neue Entwicklungen
in der Transfusionsmedizin

Zusammenwirken zwischen Gefäßwand, zellulären Elementen, insbesondere den Thrombozyten und plasmatischen Gerinnungsfaktoren gewährleistet. Auch beim gesunden Menschen finden ständig Gerinnungsvorgänge statt. Fibrinbildung und Fibrinolyse stehen in einem hämostatischen Gleichgewicht. Verlagert sich dieses Gleichgewicht in die eine Richtung, entsteht eine Thromboseneigung oder eine thrombophile Diathese, verlagert es sich in die andere Richtung, entsteht eine Blutungsneigung oder hämorrhagische Diathese.

Hauptziel der Blutgerinnung ist die Blutstillung. Bei der Verletzung einer Gefäßwand kommt es zur Freisetzung von thromboplastischem Material und zur Freilegung von Kollagen, was die Adhäsion und Aggregation von Thrombozyten induziert. Durch Aktivierung der Thrombozyten und Sekretion von Inhaltstoffen wird lokal die plasmatische Gerinnung aktiviert, was die Fibrinbildung induziert. Die Fibrinschicht auf dem Plättchenthrombus führt dann zur Blutstillung. Eine generalisierte systemische Gerinnungsaktivierung wird durch mehrere Regulationsmechanismen verhindert:

1. Lokal aktivierte und nicht für den örtlichen Blutstillungsvorgang verbrauchte Gerinnungsfaktoren werden im Blutstrom verdünnt.
2. Inhibitoren mit aktivierten Gerinnungsfaktoren bilden Komplexe. Diese Komplexe sind gerinnungsphysiologisch inaktiv und werden durch das retikuloendotheliale System abgebaut.
3. Die physiologische Fibrinolyse führt zur Gerinnselauflösung und limitiert Gerinnungsvorgänge.

Der Hauptinhibitor des Gerinnungssystems ist das Antithrombin III, welches neben anderen aktivierten Gerinnungsfaktoren vor allem Thrombin und Faktor Xa hemmt. Die physiologischerweise langsame Komplexbildung aus Thrombin und Antithrombin III wird durch die Zugabe von Heparin katalysiert. Dies ist die Grundlage der in der Klinik angewandten Heparin-Prophylaxe und vor allem der Heparin-Therapie thromboembolischer Komplikationen. Hieraus ergibt sich zwangsläufig der Stellenwert von Antithrombin III als zentraler Inhibitor der Gerinnungskaskade. Ein Mangel dieses Inhibitors führt zu einem Übergewicht des prokoagulatorischen Gerinnungspotentials. Dies ist die Grundlage einer Substitutionstherapie mit Antithrombin III.

Antithrombin III

Antithrombin III ist ein Glycoprotein mit einem Molekulargewicht von 65.000 Dalton. Es wird in der Leber synthetisiert, liegt im Plasma in einer Konzentration von 14–20 mg/dl vor. Charakteristisch ist, daß die Konzentration äquimolar zur Gesamtmenge prokoagulatorisch wirksamer Gerinnungsproteine ist. Unter physiologischen Bedingungen beträgt seine Halbwertszeit ca. 2.8 Tage, unter Heparin-Behandlung bzw. unter pathologischen Bedingungen kann sie wesentlich kürzer sein. Es sind zahlreiche Ursachen

Tabelle 1. Ursachen eines Antithrombin III-Mangels

1. Synthesestörung:	angeboren/hereditär erworben: Lebererkrankung
2. Umsatzsteigerung:	disseminierte intravasale Gerinnung thromboembolische Komplikationen Hämofiltration Hämodialyse operative Eingriffe langdauernde Heparin-Behandlung

eines Antithrombin III-Mangels beschrieben, die sich auf angeborene oder erworbene Defekte erstrecken (Tabelle 1). Unter den angeborenen Mängeln lassen sich wiederum verschiedene Subtypen unterscheiden.

Angeborener Antithrombin III-Mangel

Selten liegt einer thrombophilen Diathese ein angeborener bzw. hereditärer Antithrombin III-Mangel zugrunde (Tabelle 1). Hierzu seien zwei Kasuistiken angeführt. Eine zum Zeitpunkt der Erkrankung 21jährige Patientin wurde aus voller Gesundheit wegen akuter Atembeschwerden in unsere Klinik eingewiesen. Ursache war eine massive Lungenarterienembolie auf der Basis einer 3-Etagen-Thrombose der rechten unteren Extremität. Die Heparinisierung der Patientin gestaltete sich zunächst schwierig, was durch eine verminderte Aktivität von AT III erklärbar wurde. Innerhalb kurzer Zeit nach Aufnahme entwickelte sich ein linksseitiger apoplektischer Insult (Abb. 1) mit rechtsseitiger Hemiparese und motorischer Aphasie. Die

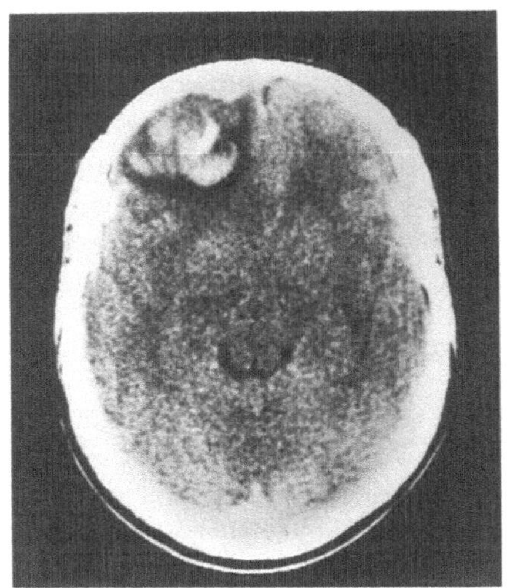

Abb. 1. Computertomographie des Schädels einer 21jährigen Patientin mit hereditärem Antithrombin III-Mangel nach Eintritt des apoplektischen Insultes

Patientin überlebte die akute Erkrankung unter Substitution mit einem Antithrombin III-Konzentrat ohne weitere thromboembolische Ereignisse. Allerdings blieb ein erheblicher Restdefekt zurück. Die weitere Diagnostik ergab die Diagnose eines hereditären Antithrombin III-Mangels Typ I mit einer Manifestation bei zahlreichen Familienmitgliedern.

Besonders gefürchtet sind operative Eingriffe, Schwangerschaften und Geburten bei Patientinnen mit kongenitalem Antithrombin III-Mangel. Eine diesbezügliche Kasuistik sei hier angeführt. Eine zum Zeitpunkt der Untersuchung 25jährige Patientin hatte eine unauffällige Vorgeschichte mit Tonsillektomie und Appendektomie ohne Komplikationen. Nach einem Bagatelltrauma erlitt die Patientin eine Schwellung des linken Beines und kurz darauf eine akute Atemnot mit Herzrasen, Druckgefühl und Schockzustand. Die Pulmonalis-Angiografie ergab einen kompletten Verschluß der Arteria pulmonalis rechts und einen inkompletten Verschluß links bei phlebografisch gesicherter tiefer Beinvenenthrombose links. Mit Hilfe der Herz-Lungen-Maschine konnte eine Embolektomie durchgeführt werden. Nach Anlage eines Cava-Clips nach Adams De Weese, Heparin-Therapie und anschließender oraler Antikoagulation wurde die Patientin in gutem klinischen Zustand entlassen. Nach längerer Zeit stellte sie sich in unserer Gerinnungsambulanz wegen einer fortgeschrittenen Schwangerschaft mit der Frage des weiteren Procedere vor. Da eine Interruptio für die Patientin selbst nicht in Frage kam, wurde eine Substitutionstherapie mit einem Antithrombin III-Konzentrat durchgeführt, wobei ein Spiegel ≥70 % angestrebt wurde. Zusätzlich wurden täglich 2 × 5000 I.E. Heparin appliziert. Peripartal wurde der AT III-Spiegel auf ≥90 % angehoben und 3 × 5000 I.E. Heparin sc/Tag appliziert. Die Geburt wurde mit Oxytocin eingeleitet. Es kam zu einer Forceps-Entbindung vom Beckenkamm aus erster vorderer Hinterhauptslage nach dextromediolateraler Episiotomie in PDA, die einen gesunden Sohn von 56 cm und 3970 g erbrachte. Die Patientin selbst wurde überlappend mit Antithrombin III-Konzentrat, Heparin und anschließender oraler Antikoagulation therapiert und bei bestem Wohlbefinden entlassen. Das Kind hatte im Nabelschnurblut eine Aktivität von 56 % bei einer Antigen-Konzentration von 62 % und wies nach einem Jahr eine Aktivität von 120 % bei antigener Konzentration von 97 % auf. Die Familiendiagnostik, die teilweise bei Herrn Professor Brüster in Düsseldorf durchgeführt wurde, ergab die Diagnose eines familiären Antithrombin III-Mangel-Zustandes Typ I (Tabelle 2, Abb. 2).

Erworbener Antithrombin III-Mangel

Wesentlich häufiger als angeborene sind erworbene Antithrombin III-Mangel-Zustände. So entwickelt ein erheblicher Teil von Patienten mit **nephrotischem Syndrom** einen Antithrombin III-Mangel. Nur wenige dieser Patienten entwickeln klinisch relevante thromboembolische Komplikationen. Ein 58jähriger Patient mit unauffälliger Vorgeschichte kam zur akuten

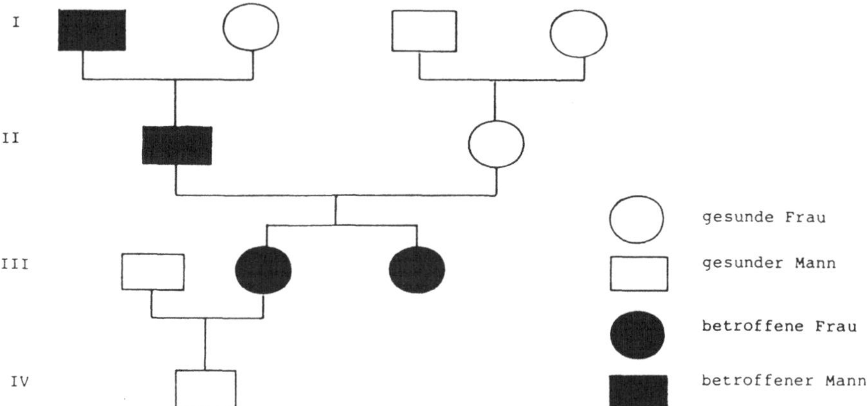

I Großeltern, II Eltern, III Patientin, Ehemann und Schwester
IV Sohn

Abb. 2. Stammbaum einer Familie mit hereditärem AT III-Mangel

Tabelle 2. Kasuistik: Schwangerschaft und Geburt bei kongenitalem Antithrombin III-Mangel

Familienuntersuchung:					
	Pat.	Schwester	Vater	Mutter	Normbefund
Thromboembolische Ereignisse	2	3	2	–	–
Antithrombin III					
– biologisch IU/l	5,4	7,0	6,0	13,1	11,1
– Immunologisch mg/dl	19	17	19	43	20–40
2-dimensionale Elektrophorese	ohne Nachweis eines fehlgebildeten AT III-Moleküls				

Kein Nachweis pathologischer Befunde bei den übrigen Untersuchungen der Gerinnungsfaktoren, -inhibitoren und Thrombozytenfunktionen

stationären Aufnahme wegen schlagartig aufgetretener stechender Wadenschmerzen bei embolischem Verschluß der A. poplitea rechts (Abb. 3). Nach dreimaligem Re-Verschluß wurde der hämostaseologische Konsiliarius hinzugezogen. Es ergab sich die Diagnose eines erworbenen Antithrombin III-Mangels mit einer Restaktivität von 25 % bei einer Minimal Change Glomerulonephritis. Unter Dauer-Substitution mit einem Antithrombin III-Konzentrat konnte die zwischenzeitlich notwendig gewordene Amputation der rechten Extremität durch Exartikulation im Kniegelenk vorgenom-

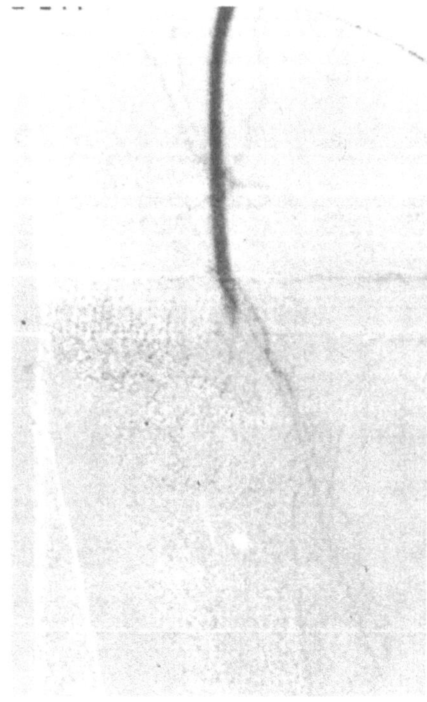

Abb. 3. Rezidivierende thromboembolische Verschlüsse der A. poplitea rechts eines Patienten mit erworbenem AT III-Mangel bei nephrotischem Syndrom

men werden, ohne daß eine weitere thromboembolische Komplikation eintrat. Die Behandlung mit Steroiden führte zu einer langsamen Verminderung der täglichen Eiweißausscheidung von bis zu 25 g täglich bei gleichzeitigem Anstieg der Restaktivität von AT III bis zur Normalisierung; unter oraler Antikoagulation wurde der Patient anschließend entlassen.

Ein weiteres Krankheitsbild, das zu einem erworbenen Antithrombin III-Mangel führt, ist die **disseminierte intravasale Gerinnung**. Eine intravaskuläre Aktivierung der Gerinnungskaskade führt zur Bildung von löslichem Fibrin, das bis zu einer bestimmten Quantität durch das retikuloendotheliale System gecleart oder bei Überschreiten der Kapazität vorwiegend in der Strombahn der Mikrozirkulation deponiert wird. Findet keine reaktive Fibrinolyse statt oder wird diese gehemmt, entsteht eine thrombophile Diathese mit der Folge einer Organischämie. Die in der Regel gleichzeitig mit der Gerinnungsaktivierung einsetzende reaktive Aktivierung des Fibrinolysesystems führt zu einer hämorrhagischen Diathese. Das typische Krankheitsbild der disseminierten intravasalen Gerinnung ist damit charakterisiert durch das Nebeneinander von thrombophiler und hämorrhagischer Diathese. Klinisch manifestiert sich dieses durch das gleichzeitige Auftreten von Blutungen und thromboembolischen Komplikationen.

Die Therapie der disseminierten intravasalen Gerinnung hat nicht den Anspruch, eine kausale Behandlung zu sein; sie hat zum Ziel, die Gerin-

Tabelle 3. Therapie der disseminierten intravasalen Gerinnung

1. Therapie der Grundkrankheit
2. Beseitigung der Hyperkoagulabilität
3. Unterbrechung der Umsatzsteigerung
4. Verhinderung der Mikrothrombosierung
5. Beseitigung der Mikrothromben?

nungssituation solange stabil zu halten bzw. zu kompensieren, bis die Therapie der Grundkrankheit greift (Tabelle 3). Die spezifische Behandlung der DIC besteht darin, die Hyperkoagulabilität zu beseitigen, die Umsatzsteigerung zu unterbrechen und die fortgesetzte Mikrothrombosierung in der Strombahn der Mikrozirkulation zu verhindern. Ideal wäre es, bereits vorliegende Mikrothromben zu beseitigen. Die Therapie folgt entsprechend der klinischen Phase und den Laborparametern einem Stufenplan:

Im Stadium der Hyperkoagulabilität wird mit Heparin behandelt, im nächsten Stadium wird zusätzlich zu Heparin eine Substitution des Inhibitors Antithrombin III vorgenommen. Dies wird in unserem Klinikum unter Verwendung von frisch gefrorenem Plasma praktiziert. Im subakuten Stadium müssen prokoagulatorische Gerinnungsfaktoren und Inhibitoren ersetzt werden; hierfür eignet sich die Applikation von Frischplasma. Zusätzlich ist, vor allem aus Volumengründen, häufig die Gabe eines Antithrombin III-Konzentrates erforderlich. Im akuten Stadium mit Blutungen und Organausfällen muß zunächst die Blutung gestillt werden. Hierfür eignet sich grundsätzlich frisch gefrorenes Plasma. Zusätzlich kann ein Prothrombin-Komplex-Präparat erforderlich sein. Dieses soll nicht appliziert werden, ohne daß zuvor die Antithrombin III-Aktivität durch entsprechende gezielte Substitutionsbehandlung auf hochnormale Werte angehoben worden ist. Die Gabe von Fibrinogen und von Thrombozyten-Konzentraten ist mit großer Zurückhaltung zu betrachten, da die Verbrauchsreaktion hierdurch zusätzlich gesteigert werden kann; sie bleibt lebensbedrohlichen Zuständen vorbehalten (Tabelle 4).

Tabelle 4. Stufenplan der Therapie der disseminierten intravasalen Gerinnung

Stadium	I Hyperkoagulabilität	II kompensiert	III subakut	IV akut
Heparin	+	+	(+)?	–
Frischplasma		+	+	+
AT III			(+)	+
PPSB				+
Fibrinogen				(+)
Plasminogen				?
rt-PA				?

Ein Beispiel für eine disseminierte intravasale Gerinnung mit überwiegender sekundärer Hyperfibrinolyse sei mit folgendem Patienten angeführt. Er wurde wegen ausgeprägter hämorrhagischer Diathese zugewiesen. Nachdem im peripheren Blutbild Vorstufen der Erythropoese bei gleichzeitig starker Veränderung der Globalteste der plasmatischen Gerinnung im Sinne einer disseminierten intravasalen Gerinnung gesehen wurden, wurde eine Knochenmarkspunktion durchgeführt. In der Aspirationszytologie fanden sich fast ausschließlich Zellen eines malignen Tumors. Die Gesamtkonstellation der Blutungsneigung bei disseminierter intravasaler Gerinnung mit starker Hyperfibrinolyse, stark metastasierendem Tumor und höherem Lebensalter beim Mann führte sehr schnell zur Diagnose eines metastasierenden Prostata-Carcinoms. Die Behandlung mit Frischplasma, Antithrombin III-Konzentrat und PPSB führte zu keiner ausreichenden Blutstillung. Wegen sehr hoher Fibrinspaltpodukte, erniedrigtem Plasminogen und erniedrigtem Alpha 2-Antiplasmin und vital bedrohlicher Blutungen, insbesondere aus dem Intestinalbereich, wurde eine antifibrinolytische Therapie mit Aprotinin und ε-Aminocapronsäure durchgeführt. Der Patient verstarb schlußendlich an den Folgen der gastrointestinalen Blutungen und an schweren in der Obduktion nachgewiesenen pulmonalen Tumorembolien. Das Ergebnis bestätigt die Erkenntnisse darüber, daß die Applikation von Antifibrinolytika bei Patienten mit einer disseminierten intravasalen Gerinnung von hohem Risiko ist und nur bei vital bedrohlicher Blutung eingesetzt werden darf. Im vorliegenden Fall hat sie die bereits zuvor befürchtete Komplikation einer Lungenembolie möglicherweise mitbeeinflußt, obwohl die Konsistenz der Embolien nicht thrombotisch, sondern tumorös war.

Die Ursachen von Blutungen bei **Lebererkrankungen** sind komplex. Neben einer verminderten Synthese von Gerinnungsfaktoren und einer verminderten Clearance aktivierter Gerinnungsfaktoren liegt häufig eine intravasal akzelerierte Gerinnung vor, die mit einer primären, seltener auch sekundären Hyperfibrinolyse vergesellschaftet ist. Zusätzlich zu häufig vorliegenden Thrombozytopenien wird unter anderem durch die hohe Konzentration von Fibrinogen- und Fibrinspaltprodukten ein Plättchenfunktionsdefekt induziert. In der Regel liegt ein komplexes Bild einer Kombination vorgenannter Störungen vor. Entsprechend muß die Therapie differenziert gestaltet werden. Im sogenannten „Steady state" auf erniedrigtem Level ohne klinische Blutung oder Thrombosen ist keine Behandlung erforderlich. Operative Eingriffe bedürfen einer entsprechenden hämostaseologischen Vorbehandlung, d.h. der Quick-Wert muß präoperativ angehoben werden. In der Regel kommen hierbei entweder Frischplasma oder Prothrombin-Komplex-Präparate zur Anwendung. Grundsätzlich muß Sorge dafür getragen werden, daß das Inhibitorpotential, speziell das Antithrombin III in äquimolarer Konzentration vor der Applikation eines PPSB-Präparates angehoben wird.

Dasselbe Prinzip gilt auch für den akuten Leberausfall; hier müssen neben prokoagulatorisch wirksamen Gerinnungsfaktoren auch die Inhibitoren ersetzt werden. In der Reihenfolge bedeutet dies in der klinischen Praxis in der Regel die primäre Transfusion eines frisch geforenen Plasma-Präparates, anschließend wird ein Antithrombin III-Konzentrat injiziert, bevor ein Prothrombin-Komplex-Präparat verabreicht werden kann.

Literatur

Müller-Berghaus G (1977) Pathophysiology of generalized intravascular coagulation. Semin Thromb Hemost 3: 209–246

Bick RL (1988) Disseminated intravascular coagulation and related syndromes: a clinical review. Semin Thromb Hemost 14: 299–338

Wüst Th, Beeser H, Lang HR (1990) Diagnostik und Therapie der Verbrauchskoagulopathie. Intensivmedizin und Notfallmedizin 27: 177–182

Seitz R, Wolf M, Egbring R, Havemann K (1989) The disturbance of hemostasis in septic shock: role of neutrophil elastase and thrombin, effects of antithrombin III and plasma substitution. Eur J Haematol 1989; 43: 22–28

Zur Frage der Antithrombin III-Substitution bei erworbenem Antithrombin III-Mangel

K. Th. Schricker, B. Neidhardt und E. Schricker

Antithrombin III ist eines der wichtigsten Regulatorproteine des Hämostasesystems [5, 9, 10, 11]. Es wird in der Leber gebildet und hat als Serinproteaseninhibitor eine Schlüsselstellung für die Aufrechterhaltung des Gleichgewichtes zwischen hämostasefördernden und hämostasehemmenden Einflüssen. Der physiologische Normalbereich der Inhibitoraktivität des Antithrombin III ist sehr eng bemessen. Er wird mit Ausnahme der ersten 6 Lebensmonate im Plasma zwischen 85 und 120 Prozent angegeben. Werte zwischen 70 und 85 Prozent gelten als Grauzone und eine AT III-Aktivität unter 70 Prozent wird bereits als thrombophiler Risikofaktor angesehen. Die relativ langsame Inhibitorwirkung des AT III wird durch Heparin beschleunigt; umgekehrt ist der antikoagulatorische Effekt von Heparin an das Vorhandensein von AT III geknüpft und die Heparinwirkung bei AT III-Mangel herabgesetzt.

Ein AT III-Mangel kann hereditär weißer Schimmel sein oder als erworbene Hämostasestörung durch eine Vielzahl verschiedener Einflüsse auftreten, z.B. als AT III-Bildungsstörung bei Lebererkrankungen oder als erworbener Mangel durch erhöhten AT III-Verlust oder -Umsatz [1, 2, 4, 6, 7, 8]. Unter den genannten Aspekten wird heute der Bestimmung der Antithrombin III-Aktivität in der klinischen Routine ein hoher Stellenwert eingeräumt und die AT III-Bestimmung immer häufiger durchgeführt. Die Folge ist: Wir werden immer öfter mit erniedrigten AT III-Werten bei Patienten konfrontiert, die weder anamnestisch noch aktuell eine Thrombose oder thromboembolische Komplikationen erlitten haben und diesbezüglich völlig asymptomatisch geblieben sind.

In einer derartigen Situation stellen sich für den Kliniker eine Menge offener Fragen:

Muß eine AT III-Substitution erfolgen?, wenn ja, ab welcher AT III-Restaktivität?

- Ist eine Normalisierung der AT III-Aktivität nötig oder reicht die Anhebung auf einen bestimmten subnormalen Wert aus?
- Wie lange muß die AT III-Substitution erfolgen?
- Genügt die übliche Thromboseprophylaxe mit low dose Heparin oder sollte die Heparindosis erhöht werden, da aus theoretischer Überlegung die Heparinwirkung bei AT III-Mangel vermindert ist?

- Ist es vertretbar, einen solchen Patienten aus medizinischer und auch aus formal juristischer Sicht mit seinem AT III-Mangel in einer potentiell thrombophilen Risikosituation zu belassen, obwohl die Möglichkeit besteht, durch Antithrombin III-Konzentrate den AT III-Mangel zu beheben?

Andererseits beinhaltet eine AT III-Substitution für den Empfänger ein nicht hundertprozentig auszuschließendes infektiöses Restrisiko, die Möglichkeit einer abnormen Immunreaktion und Immunmodulation und nicht zuletzt für den Krankenhausträger eine hohe finanzielle Belastung.

Krankengut

Auf Grund der genannten Überlegungen und da in der Literatur unter den Ursachen eines erworbenen AT III-Mangels auch große operative Eingriffe und metastasierende Malignome genannt werden [3, 9], untersuchten wir das Verhalten der AT III-Aktivität bei insgesamt 53 Patienten, bei denen zur operativen Entfernung von Lebermetastasen, meist hepatogene Metastasen eines kolorektalen Karzinoms, eine Leberresektion durchgeführt wurde. Alle diese Patienten erhielten eine peri- und postoperative Thromboseprophylaxe mit einem unfraktionierten Heparin in einer Dosierung von 2 bis 3 mal 5000 IE des Präparates Liquemin^{R} (Roche) subcutan verabreicht. Eine gezielte AT III-Substitution wurde in dieser Zeit nicht durchgeführt, lediglich einzelne Patienten erhielten intraoperativ und während der ersten postoperativen Tage sporadisch AT III in Form von Fresh Frozen Plasma.

Methodik

Die AT III-Aktivität wurde im Plasma der Patienten amidolytisch mit dem chromogenen Substrat Chromozym^{R}TH (Fa. Boehringer, Mannheim) durch Zweipunktmessungen bestimmt. Der Normalbereich der AT III-Aktivität wurden an gesunden Erwachsenen mit 21 ± 4 IU/ml ermittelt. Zusätzlich wurden mit den üblichen Routinelabormethoden die Thromboplastinzeit (Quick-Wert), die aktivierte partielle Thromboplastinzeit (aPTT), die Thrombinzeit, das thrombingerinnbare Fibrinogen und die Thrombozytenzahl bestimmt.

Ergebnisse

Die Mittelwerte der genannten Meßparameter sind jeweils auf den Zeitraum „präoperativer Ausgangswert, 1.–4., 5.–8. und 9.–20. postoperativer Tag" zusammengefaßt und in Tabelle 1 aufgeführt. Wie daraus zu ersehen ist, lag präoperativ die AT III-Aktivität im Mittel im Normbereich, während der

Tabelle 1. Antithrombin III-Aktivität (Mittel-, Median-, Maximum- und Minimumwert) vor und nach Leberresektion

AT III IU/ml	Präoperativ	Postoperativ		
		Tag 1.–4.	Tag 5.–8.	Tag 9.–20.
Mittelwert	21	11	13	16
Median	21	11	12	16
Maximum	27	19	23	25
Minimum	16	6	5	7

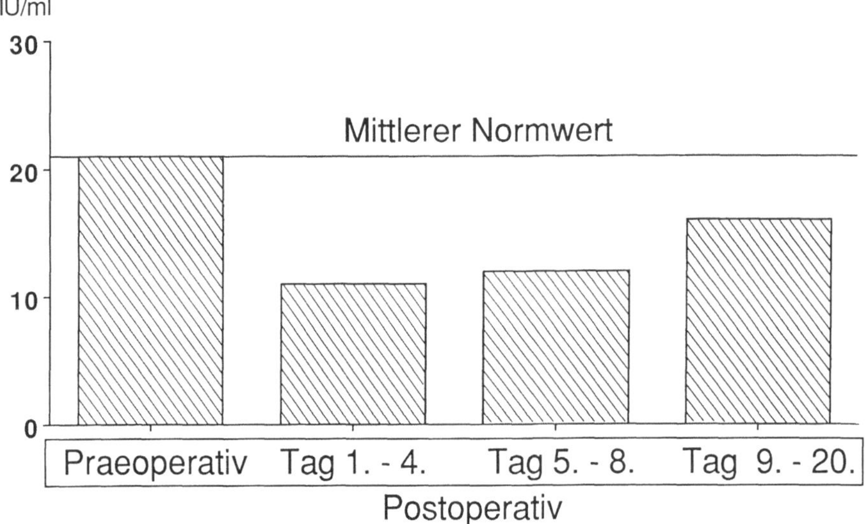

Abb. 1. Antithrombin III-Aktivität vor und nach Leberresektion

ersten 4 postoperativen Tage war ein Abfall auf etwa 50 Prozent der Norm im Mittel zu registrieren, danach ein spontaner Wiederanstieg der AT III-Aktivität auf subnormale Werte bis zur 3. postoperativen Woche. In Abb. 1 sind die AT III-Werte nochmals graphisch dargestellt. Beachtenswert ist (Tabelle 2), daß bei denjenigen Operierten, die außer einer oder mehreren Lebermetastasen noch ausreichend funktionstüchtiges Restlebergewebe hatten, und das war die überwiegende Mehrzahl der Patienten, die AT III-Aktivität der Hämostaseparameter war, der sich zuletzt normalisierte, während die übrigen Hämostaseparameter, insbesondere die Thromboplastinzeit, soweit sie überhaupt postoperativ auf einen pathologischen Wert absank, relativ früh wieder anstieg.

Tabelle 2. Hämostaseparameter vor und nach Leberresektion (Mittelwerte von 53 Patienten)

	Normbereich	Prä-operativ	Postoperativ		
			Tag 1.–4.	Tag 5.–8.	Tag 9.–20.
Antithrombin III-Aktivität	21 ± 4 IU/ml	21	11	13	16
Thromboplastinzeit (Quick-Wert)	>70 %	88	63	78	77
aPTT (aktivierte partielle Thromboplastinzeit)	28–40 Sekunden	33	35	32	32
Thrombinzeit	9 ± 0,5 Sekunden	9,5	9,8	10,1	10,2
Fibrinogen	170–410 mg/dl	339	352	433	436
Thrombozytenzahl	150–400 $\times 10^3$	283	196	248	265

Diskussion

Das daraus resultierende Mißverhältnis zwischen hämostasefördernden Gerinnungsfaktoren und dem Hämostaseinhibitor AT III zeigte keine klinischen Auswirkungen. Keiner der untersuchten Patienten entwickelte eine klinisch erkennbare Thrombose oder thromboembolische Komplikationen.

Einige wenige Patienten, bei denen auch in der dritten postoperativen Woche die AT III-Aktivität noch keine spontane Normalisierungstendenz erkennen ließ, müssen gesondert betrachtet werden. Es handelt sich um Kranke, die entweder bereits präoperativ einen Vorschaden des nicht tumorös veränderten Restlebergewebes hatten, wie z.B. chronische Hepatitis, zirrhotischer Umbau, oder bei denen der postoperative Verlust von Leberparenchym so hoch war, daß die metabolische Synthesekapazität der Leber nicht nur bezüglich der Hämostaseparameter, sondern insgesamt eingeschränkt war. In diesen Fällen bestand nicht nur ein isolierter erworbener AT III-Mangel, sondern synchron dazu auch ein zusätzliches Defizit an Hämostasefaktoren, sodaß auf niedrigem Niveau ein Gleichgewicht zwischen koagulatorischen Faktoren und Hämostase-Inhibitoren gewahrt blieb.

Zusammenfassung

Wir ziehen aus unseren Beobachtungen folgenden Schluß: Ein peri- und postoperativ gemessener erniedrigter Antithrombin III-Aktivitätswert ist für sich allein noch kein Grund für eine Antithrombin III-Substitution. Da die peri- und postoperative Zeit per se eine thrombophile Risikosituation darstellt, ist aber bei diesen Patienten eine sorgfältige Thromboembolieprophylaxe mit Heparin geboten. Das gilt, solange der intra- und postoperative Verlauf komplikationslos ist. Hier sollte nicht schematisch AT III appliziert werden, es wäre lediglich eine „Laborwert-Kosmetik".

Ganz anders zu beurteilen ist die klinische Situation bei Auftreten von Komplikation wie z.B. manifesten Thrombosen, Wundheilungsstörungen durch Infektionen, Pneumonie, Abszesse, Hinweise für Verbrauchskoagulopathie oder, wenn eine Thromboembolieprophylaxe mit low dose Heparin aus irgend einem Grunde nicht durchführbar ist oder abgebrochen werden muß, wie z.B. bei massiver Thrombozytopenie oder bei seltenen allergischen Nebenwirkungen. In diesen Situationen ist eine Antithrombin III-Substitution unter Bewertung des gesamten klinischen Bildes indiziert, dann aber in ausreichend hoher Dosierung mit einem Antithrombin III-Konzentrat bis zur Normalisierung der AT III-Aktivität.

Das Fazit ist: Nicht vielen Patienten verzettelt kleine Mengen von AT III zu geben, sondern den wenigen, die es benötigen, eine ausreichend hohe Dosis.

Literatur

1. Blaisdell FW (1990) Acquired and congenital clotting syndromes. World J. Surg. *14*, 664–669
2. Breddin HK, V Hach-Wunderle (1987) Gerinnungsphysiologische Untersuchungen bei der tiefen Venenthrombose. Internist *28*, 308–316
3. Harrison's principles of internal medicine (1991) 12th ed. p. 1510, McGraw-Hill
4. Marciniak E, CH Farley, Ph A de Simone (1974) Familial thrombosis due to antithrombin III deficiency. Blood *43*, 219–231
5. Marx R (1981) Antithrombin III: praktische Bedeutung und neues, therapeutisches Prinzip. Therapiewoche *31*, 4295–4307
6. Rosendaal FR, H Heijboer, E Briet, HR Büller, DPM Brandjes, K de Bruin, DW Hommes, Vendenbroucke JP (1991) Mortality in hereditary antithrombin-III deficiency – 1830 to 1989. Lancet *337*, 260–262
7. Scharrer I (1986) Untersuchungsprogramm bei Verdacht auf Thrombophilie. Die Ellipse Nr. 9, 93–98. Immuno AG, Wien 1986
8. Sørensen PJ, J Dyerberg, E Stoffersen, MK Jensen (1980) Familial functional antithrombin III deficiency. Scand. J. Haematol. *24*, 105–109
9. Tilsner V (1985) Antithrombin III – Bedeutung, Diagnostik, Therapie. Medwelt *36*, 534–540
10. Tollefsen DM (1990) Laboratory diagnosis of antithrombin and heparin cofactor II deficiency. Sem. Thrombos. Hemostas. *16*, 162–168
11. Vinazzer H (1985) Antithrombin III, Biochemie, Diagnostik, Therapie. Die Ellipse Nr. 3 und Nr. 4, Immuno AG, Wien 1985

Rationelle Therapie bei disseminierter intravasaler Koagulation (DIC)

S. Popov-Cenić, H.-J. Hertfelder und P. Hanfland

Im folgenden soll das Syndrom der DIC [1] erläutert und nachfolgend die Voraussetzungen für eine rationelle Therapie bei DIC [5] gerechtfertigt werden, wobei zunehmend die Bedeutung der dabei auftretenden Plasminämie [1, 4, 15, 24, 26] erkannt und berücksichtigt wird.

Die Plasminämie als Blutungsursache bei einer DIC habe ich bei traumatisch-hämorrhagischem Schock [13, 14, 15, 16, 19], bei Lebertransplantationen [17, 18] und schließlich bei cardiochirurgischen Eingriffen im Säuglings- und Kindesalter [20, 21, 34] sowie bei Erwachsenen beschrieben [22, 23].

Diese systematischen Untersuchungen des Gerinnungs- und Fibrinolysesystems bei verschiedenen Erkrankungen (Tabelle 1 und 2) führten zu der

Tabelle 1. Akute Form des DIC-Syndroms im Rahmen verschiedener Erkrankungen

1. Schock	septisch hämorrhagisch traumatisch cardiogen anaphylaktisch
2. chirurg. und gynäkol. OP	
3. Organ-Transplantation	
4. Herz-Lungen-Maschine	
5. Substitution von Plasmakonzentraten	
6. massive Transfusion/Austausch-Transf.	
7. Herzinfarkt	
8. Hepatitis	
9. Peritonitis	
10. Ileus	
11. Nierenversagen	
12. septischer Abort	
13. vorzeitige Plazentalösung	
14. Plazenta Praevia	
15. Eklampsie	
16. DIC im Säuglingsalter	

P. Hellstern, C. Maurer (Hrsg.)
Neue Entwicklungen
in der Transfusionsmedizin

Tabelle 2. Chronische Form des DIC-Syndroms im Rahmen verschiedener Erkrankungen

1. Leberzirrhose
2. Nephropathien
3. maligne Erkrankungen
4. Leukämie
5. Herzinsuffizienz + Leberstauung
6. Durchblutungsstörungen
7. Magen-Darm-Ulcera
8. hohes Alter

Erkenntnis, daß je nach der Änderung der Gerinnungs- und Fibrinolyseparameter vier Phasen einer DIC unterschieden werden können [14, 15] (Abb. 1 u. 2):

I. die Phase der Hyperkoagulabilität,
II. die Phase der DIC
III. die Phase der Plasminämie und
IV. die Phase der Verbrauchskoagulopathie, auch als thrombotisch-hämorrhagische Diathese bezeichnet (THD) [29].

Als großer Irrtum erwies sich mit der Zeit die Phase 4. Heute wissen wir, daß es einen Verbrauch im eigentlichen Sinne nicht gibt, sondern, daß vielmehr eine protrahierte Plasminämie vorliegt. Ich zitiere aus der Arbeit von Bick [1] „DIC and Related Syndromes: A Clinical Review" folgenden Absatz: „Das DIC-Syndrom wurde in der Literatur zwischen 1960–70 als ‚Verbrauchskoagulopathie" [8] bekannt. Diese Bezeichnung ist ungeeignet, da sie pathophysiologisch unzutreffend ist." Auch das „Defibrinations-Syndrom" ist nur eine Deskription, die der ursprünglichen Beschreibung nachfolgte. Es sagt ebenfalls kaum etwas über die Entstehung des DIC-Syndroms aus. Bei DIC wird nämlich sehr wenig verbraucht, vielmehr werden die Gerinnungs-Faktoren und Inhibitoren durch Plasmin biologisch inaktiviert („biodegraded"). Diese „Biodegradation" (Bick) [1] ist auf die proteolytische Wirkung des Plasmins zurückzuführen. Die Gerinnungsfaktoren V, VIII, IX und XI, wie auch die Inhibitoren Antithrombin III (AT III), Protein C und S (PC, PS) werden von Plasmin enzymatisch gespaltet [1]. Dadurch verlieren sie ihre biologische Funktion. Aus diesem Grund ist die Substitution von Gerinnungsfaktoren sowie Inhibitoren bei einer Plasminämie von sehr fraglichem Nutzen, da sie nur zu ihrer vermehrten Spaltung führt.

In Abb. 1 sind die Phasen der Hämostaseänderung bei einer DIC in Zusammenhang mit rheologischen Änderungen schematisch dargestellt,

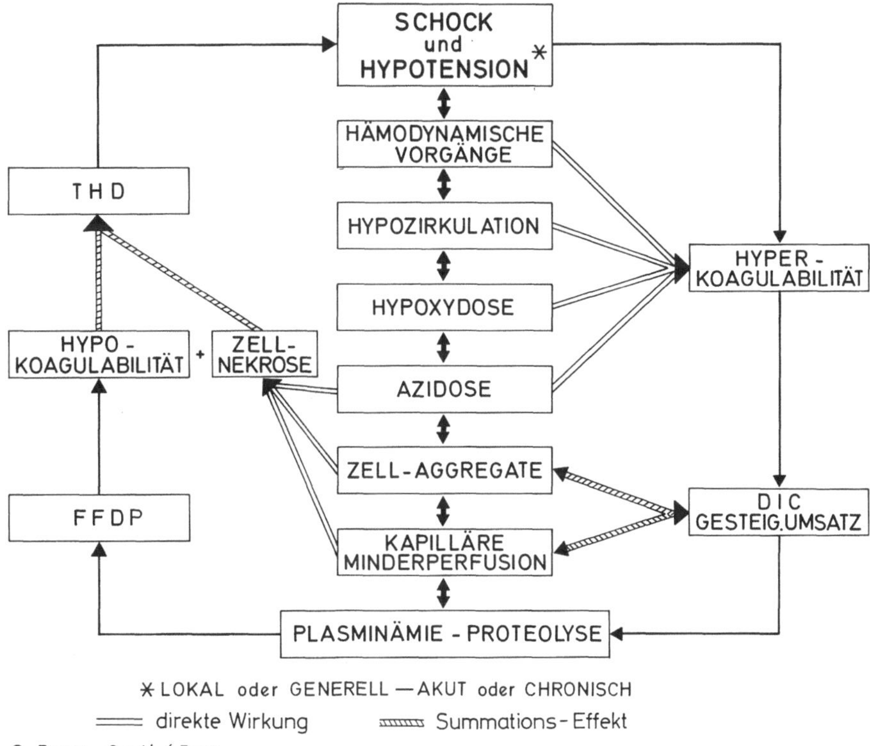

Abb. 1. Korrelation zwischen hämostaseologischen und rheologischen Änderungen bei DIC und die Ursache von THD [29]

während Abb. 2 die Entwicklung des Geschehens beim Schock veranschaulicht [13, 15].

Die Entstehung der DIC durch die Aktivierung der Gerinnungskaskade über FXII/XIIa (Intrinsic-) und über FVII/VIIa (Extrinsic-System) mit der Entstehung von Thrombin, den Fibrinopeptiden A und B (FPA, FPB), von Fibrin-Monomeren und deren Polymerisation zu Fibrin sind in den Vorträgen von Herrn Budde und Herrn Seifried schon sehr ausführlich beschrieben worden, so daß ich mich weiter auf die Aktivierung von Plasminogen zu Plasmin und die daraus entstehenden Folgen konzentrieren kann.

Primär wird über F XIIa nicht nur das Intrinsic-System, sondern auch das Kallikrein-Kinin-, das Komplement- und das Fibrinolyse-System aktiviert. Prekallikrein wird in Kallikrein umgewandelt, welches aus Hochmolekulargewichts-Kininogen (HMWK) vasoaktive Kinine freisetzt. Über die Aktivierung des Komplementsystems werden ebenfalls gefäßaktivierende Prozesse, Zell-Lyse und verschiedene Manifestationen der Plättchenaktivierungen induziert [27, 28, 30].

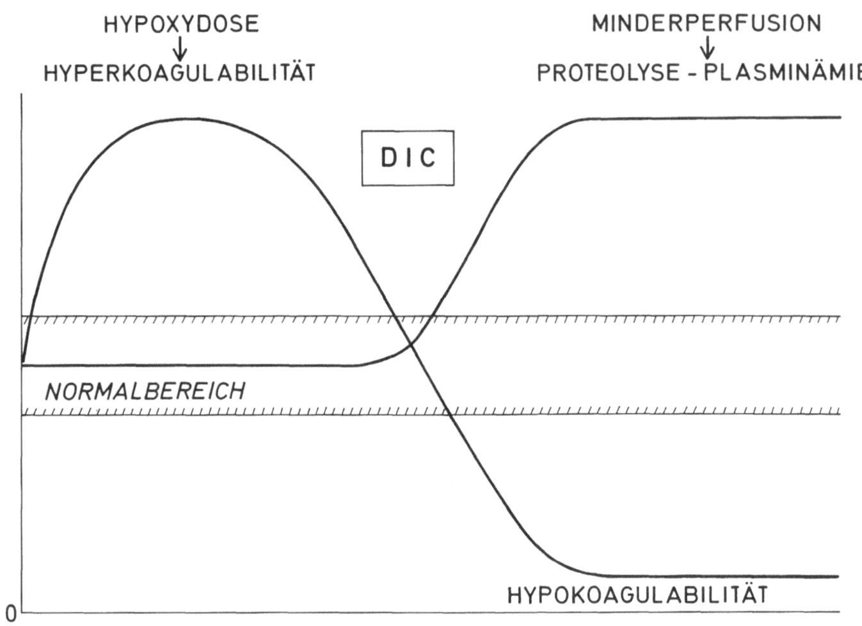

Abb. 2. Schematische Darstellung der DIC-Phase I-II-III

Über F XIIa wird Plasminogen direkt in Plasmin überführt. Kallikrein, das Prourokinase (Pro-uPA) in Urokinase (uPA) umwandelt, vermittelt hingegen eine indirekte Aktivierung. Diese Aktivierungen verlaufen fibrinunabhängig. Auf beiden Wegen entsteht frei zirkulierendes Plasmin im Plasma, das neben den genannten Faktoren und Inhibitoren vor allem Fibrinogen in Fibrinogen-Degradationsprodukte (FgDP) spaltet (Fibrinogenolyse). Freies Plasmin wird durch α_2-Antiplasmin inaktiviert [31] (Abb. 3). Dieser Inhibitor wird jedoch sehr schnell verbraucht, da seine Konzentration im Plasma (0.7–1,0 μM) niedriger als die Plasminogen-Konzentration (1,0–2,0 μM) [9] ist. Dieses Ungleichgewicht begünstigt eine unkontrollierte Plasminämie. Plasmin, das ähnlich wie Trypsin eine unspezifische Protease ist, kann spezifische und unspezifische Gerinnungs-, Komplement- und Fibrinolyse-Proteine sowie Oberflächenproteine auf Zellmembranen proteolysieren [2, 3, 12, 30].

Ferner wird an vernetztes und unvernetztes Fibrin gebundenes Plasminogen durch Gewebsplasminogenaktivator (tPA) in einer fibrinabhängigen Reaktion in Plasmin umgewandelt, so daß eine innere „Lyse“ von Fibrin entsteht. Diese innere Fibrinolyse ist nicht durch α_2-Antiplasmin hemmbar (Abb. 4). In der Folge werden Fibrin-Degradations-Produkte (FbDP, D-Dimere, DD) unterschiedlicher Größe freigesetzt. Der Nachweis von FbDP und/oder DD bietet wichtige Befunde bei DIC [1, 26]. Diese können als

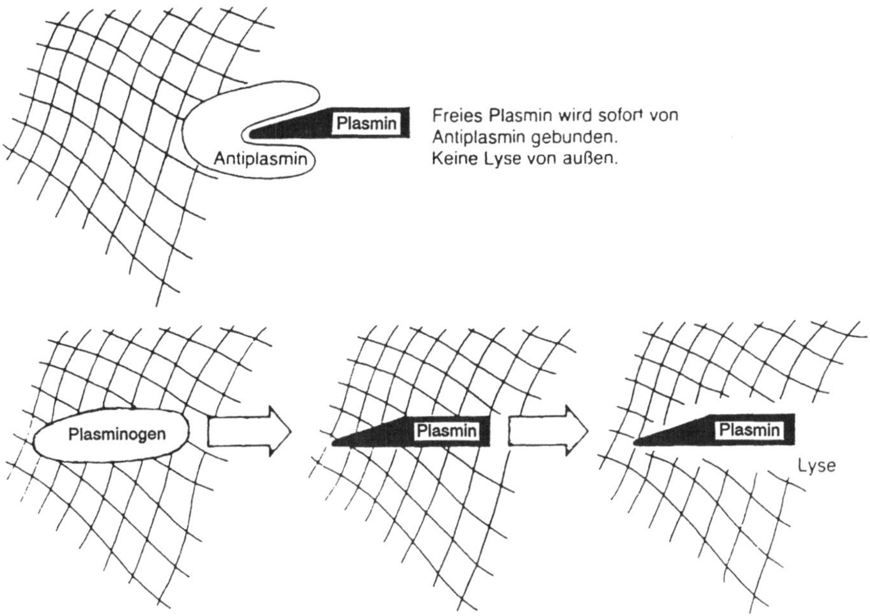

Abb. 3. Darstellung der α_2-Antiplasmin-Wirkung [31]

Marker für vernetztes Fibrin herangezogen werden. Durch Fibrinogeno- und Fibrinolyse entstandene FgDP und FbDP können sich an Fibrinmonomere binden und eine weitere Fibrinpolymerisation hemmen [14, 15, 20, 24]. Dies bewirkt letztlich eine Ungerinnbarkeit des Blutes bzw. eine Hämorrhagie im Rahmen einer THD [29]. Eine weitere biologische Aktivität entfalten Fb- und FgDP, hierbei besonders die „späten" Spaltprodukte, durch ihre hohe Affinität für die Thrombozytenmembran. Sie sind mit großer Wahrscheinlichkeit für die Blockade der Fibrin(ogen)-, Thrombin- und vWF Rezeptoren (GP IIb-IIIa) verantwortlich [2, 7, 11]. Das heißt: Eine Plasminämie kann über die Bildung von FDP zusätzlich auch eine Thrombopathie vom Thrombasthenietyp verursachen. Es ist deswegen nicht selten, daß diese Thrombopathie bei noch relativ „vernünftigen" Thrombozytenzahlen zur hämorrhagischen Diathese führt [25, 26].

Auch das Komplement-System wird durch systemisch zirkulierendes Plasmin über die Komponenten C1 und C3 aktiviert, welche über C8,9 eine Lyse von Zellen und Thrombozyten auslösen. Lysierte Thrombozyten, Erythrozyten und vor allem Leukozyten setzen prokoagulatorische Substanzen, Membranphospholipide, ADP und proteolytische Enzyme frei. Eine DIC wird dadurch erneut ebenso wie die Plasminämie verstärkt. Das aktivierte Komplement-System bewirkt letztlich eine erhöhte Gefäßpermeabilität, was wiederum zur Hypotension und Schock führt [28, 35]. Daß diese DIC-Prozesse zu Läsionen des Gefäßsystems und damit akut oder chronisch

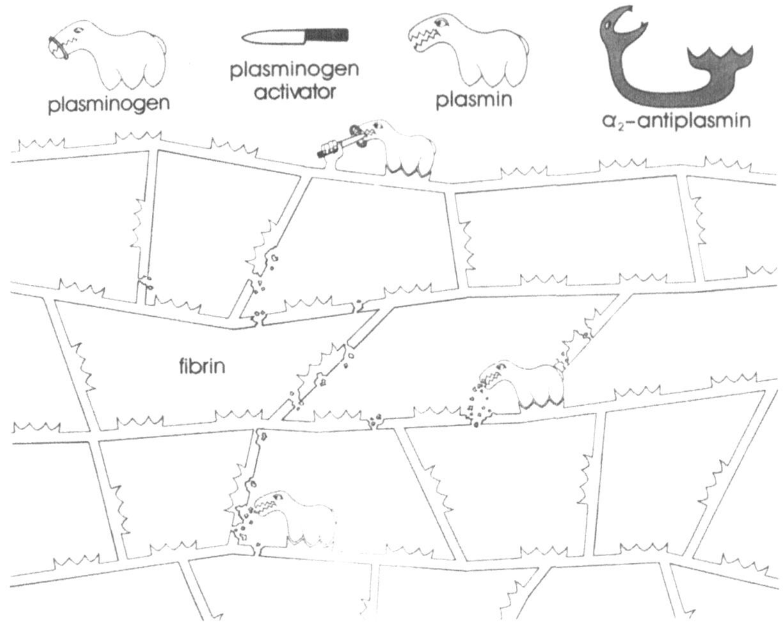

Tissue-type plasminogen activator binds to fibrin and activates fibrin bound plasminogen. The resulting plasmin remains bound to fibrin through its lysine binding sites and digests the deposited fibrin. Rapid inactivation of plasmin by α_2-antiplasmin requires binding of the enzyme to the inhibitor through its lysine binding sites: hence while bound to fibrin, plasmin is protected from fast inhibition by α_2-antiplasmin.

Desiré Collen and Kevin Mann

Abb. 4. Innere „Lysis" des Fibrins

auch zu Organstörungen bzw. deren Versagen führen, ist letzte Konsequenz [6].

Neben dem beschriebenen klassischen Aktivierungsweg über die Gefäßwand kann das Gerinnungs- bzw. Fibrinolyse-System ähnlich wie bei einem Endotoxin-Schock [10] auch über Membranen von Tumorzellen aktiviert werden. Ein aktiviertes Gerinnungssystem mit allen DIC-Merkmalen findet man bei ca. 80–90 % der Tumorpatienten [37]. In Abbildung 5 und 6 sind diese Aktivierungsprozesse schematisch dargestellt. Je nach Tumorzell-Typ steht die Aktivierung von Thrombin (kleinzelliges Bronchial-Carcinom) oder die Aktivierung von Plasminogen über Plasminogenaktivatoren vom uPA-Typ (Colon-Carcinom, akute Promyelozyten-Leukämie [APL], akute Monozyten-Leukämie [AML]) im Vordergrund [36].

Für die Diagnostik stehen heute hochsensitive Tests zur Verfügung, die vorwiegend auf Antigen-Antikörper-Reaktionen basieren. So entstehen bei

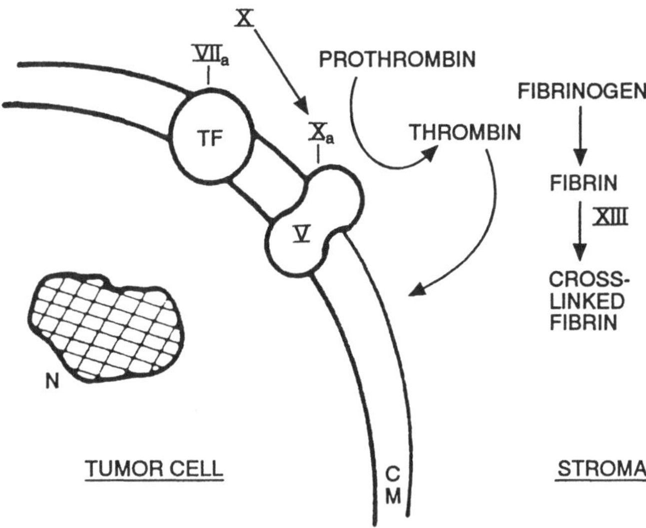

Abb. 5. Direkte Aktivierung des Prothrombins über die Tumorzellmembran [36]

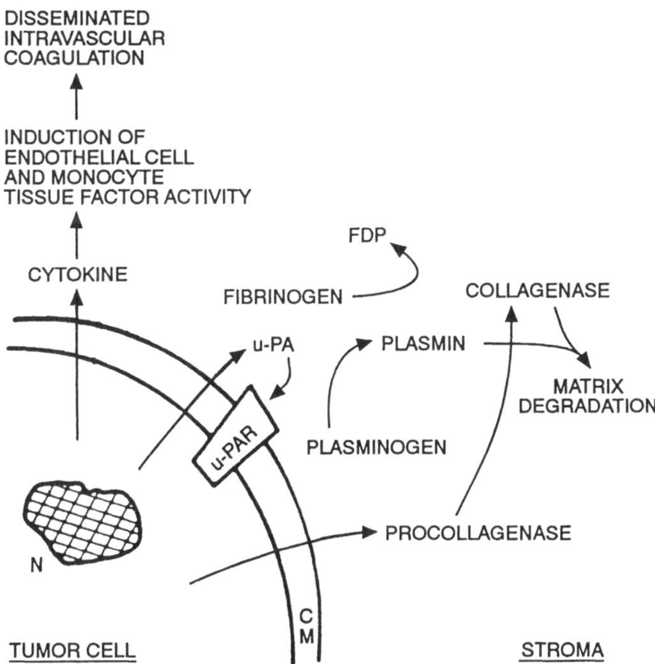

Abb. 6. Direkte Aktivierung des Plasminogens über Urokinase-Plasminogen-Aktivator (u-PA) (36)

der Aktivierung der Gerinnungskaskade Reaktionsprodukte, z.B. der Serinproteasen mit AT III, die als AT III-Neoantigene und Thrombin-Antithrombin-III-Komplex (TAT) ebenso wie das Prothrombin-Fragment 1+2 (F_{1+2}) und Fibrinopeptid A (FPA) immunologisch nachgewiesen werden können. ELISA-Verfahren ermöglichen, diese molekularen Aktivierungsindikatoren quantitativ zu bestimmen. Auch Fibrinolyse-Spaltprodukte wie Fb/FgDP und DD oder aber der Plasminogen-Antiplasmin-Komplex (PAP) [32], werden auf diese Weise nachgewiesen.

Wie bereits gesagt, entstehen im Laufe einer Gerinnungs-, Fibrinolyse- und Proteolyse-Aktivierung neue Komplexe zwischen aktivierten Enzymen (Gerinnungsfaktoren und Plasminogen) und deren Inhibitoren (AT III und α_2-AP), aber auch Aktivierungspeptide bei der Proenzym-Enzym- bzw. Fibrinogen-Fibrin-Umwandlung (F_{1+2}, FPA). Diese neuen Enzym-Inhibitor-Komplexe, z.B. die Serinprotease-(FXIa, IXa, VIIa, Xa, IIa)-AT III-Komplexe mit proteolytisch modifizierten AT III-Anteilen, stellen ebenso wie die genannten Aktivierungspeptide Neoantigene (z.B. AT III-Neoantigene) dar. Es ist gelungen, gegen diese Komplexe spezifische poly- oder monoklonale Antikörper zu erzeugen. Diese Antikörper werden zum Nachweis von gebildeten Komplexen eingesetzt (Abb. 7). Erhöhtes AT III-Neoantigen spricht für eine aktivierte Gerinnungskaskade (XIIa– IIa), F_{1+2} für die Prothrombin-Thrombinumwandlung, erhöhter TAT für Thrombinbildung mit nachfolgender Hemmung durch AT III und FPA für die Fibrinogen-Fibrin-Umwandlung durch Thrombinwirkung.

Diese Tests ermöglichen mit einer größeren Treffsicherheit, die drei Phasen des DIC-Syndroms zu diagnostizieren. Ich werde versuchen, dies im nächsten Absatz zu erläutern.

Erhöhte Fb-Derivate zeigen eine Spaltung von Fibrin an, erhöhte DD-Komplexe im speziellen eine Fibrinolyse von quervernetztem Fibrin, während erhöhte Fg-Derivate auf eine Fibrinogenolyse hinweisen. PAP, der Plasminogen-Antiplasmin-α_2-Komplex, ist bei jeder Aktivierung des Plasminogens, d.h. auch bei Plasminämie, erhöht.

Mit Hilfe dieser neuen Parameter möchte ich die DIC-Phasen hier neu darstellen:

Phase I: Hyperkoagulabilität
– erhöhte AT III-Neoantigene und/oder F_1+F_2

I	AT III - Neo Ag	-	TAT	II
	F_{1+2}	-	FPA	
III	DD	-	PAP	III
	FbDP	-	FgDP	

Abb. 7. Hämostaseologische Marker für DIC-Phase I-II-III

Phase II: DIC
- erhöhte AT III-Neoantigene, TAT und FPA

Phase III: Plasminämie
- erhöhte PAP, Fb/FgDP, DD.

Diese sehr vereinfachte Darstellung könnte unserer Meinung nach nützlich sein. Die Bildung einer TAT/PAP-Ratio [32], wie in Tabelle 3 gezeigt, läßt erkennen, daß verschiedene Krankheiten unterschiedliche DIC-Formen aufweisen. Ein chronisches DIC-Syndrom bei Lungen-Karzinomatose oder bei Gefäßerkrankungen ist durch die hyperkoagulabile Form der DIC (TAT/PAP >1) charakterisiert.

Tabelle 3. TAT/PAP-Verhältnis bei verschiedenen Erkrankungen (32)

TAT/PAP Ratio	
>1	Schock, Sepsis
>1	Gefäßerkrankungen Lungen-Ca
<1	akute chr. Hepatitis Leberzirrhose
<1	AML, APL Uterus-Adeno-Ca

Im Gegensatz dazu sind AML und APL, Leberinsuffizienz, wie auch Patienten nach Operationen mit Hilfe des cardiopulmonalen Bypass (CPB) durch starke Plasminämie und folglich durch eine niedrige TAT/PAP-Ratio (<1) gekennzeichnet. Die Ergebnisse von Zurborn [37] (Tabelle 4) zeigen, daß bei einem sehr hohen Prozentsatz verschiedener maligner Erkrankungen sowohl TAT als auch FPA erhöht sind. Zurborn wertet dies als Zeichen für den Nachweis einer chronischen DIC. Unsere eigenen Untersuchungen bei cardiochirurgischen Patienten (Abb. 8) ergaben eine deutliche Hyperkoagulabilität sowie eine DIC nach CPB und Antagonisierung von Heparin durch Protaminchlorid. Die schnelle Normalisierung im postoperativen Verlauf erklären wir durch sofortige postoperative Heparinisierung.

Tabelle 4. Erhöhte TAT und FPA-Spiegel bei malignen Erkrankungen (37)

Erhöht – FPA Erhöht – TAT	80 % 58 %	Adeno-Ca
Erhöht – FPA Erhöht – TAT	66 % 42 %	Non-Hodgkin Lymphom

Zurborn, K.H.; Oncology: 1990; 47 (5); 376–380

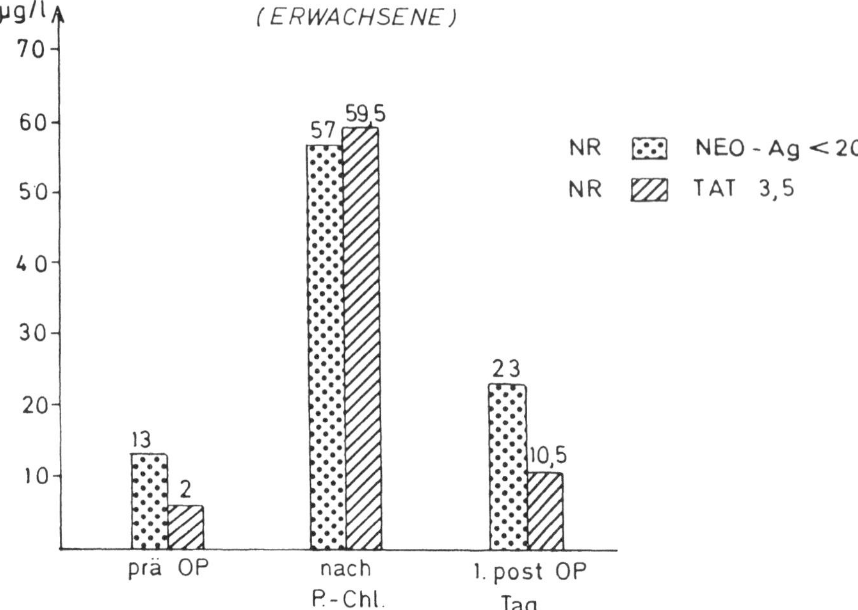

Abb. 8. Erhöhte Neo-Ag und TAT nach CPB und Heparinantagonisierung

Es ist klar, daß zur Diagnosestellung zuerst die üblichen Screeningtests (Tabelle 5) durchgeführt werden müssen. Pathologisch veränderte Werte sollten sehr sorgfältig beurteilt werden. Da alle Gruppentests nicht nur durch verminderte Faktoren, sondern auch durch verzögerte Fibrinogen-Fibrin-Umwandlung beeinflußt werden, ergeben sie sowohl in Gegenwart von Heparin als auch von FDP meistens verlängerte Gerinnungszeiten. Die Bestimmung der Reptilase-Zeit (RZ) kann hier hilfreich sein. Ist die RZ verlängert, heißt das, daß FDP (vor allem FgDP) erhöht sind, die zu

Tabelle 5. Screeningtests für Gerinnungsuntersuchungen

Thrombozytenzahl	(Countertechnik)
Thrombelastogramm	(TEG)
Resonanzthrombogramm	(RTG)
Thromboplastinzeit-Quick	(TPZ)
Partielle Thromboplastinzeit	(PTZ)
Thrombinzeit	(TZ)
Reptilasezeit	(RZ)
Fibrinogen	(FI)

Tabelle 6. Analyse isolierter Gerinnungs- und Fibrinolyseparameter

C1-Inhibitor	(C1-I)
Antithrombin III	(AT III)
Protein S	(PS)
Protein C	(PC)
Gerinnungsfaktoren II-VIII	(FII-VIII)
Plasminogen	(PG)
α_2-Antiplasmin	(α_2-AP)
α_1-Antitrypsin	(α_1-AT)
α_2-Makroglobulin	(α_2-MG)

verlängerten Zeiten in allen Globaltests führen. Die Bestimmung einzelner Gerinnungsfaktoren, von Plasminogen und den Gerinnungs- und Fibrinolyseinhibitoren, ist ratsam, aber gleichzeitig sehr aufwendig und dadurch nicht immer überall möglich (Tabelle 6).

Die Bestimmung der Thrombozytenzahl war und ist sehr wichtig, jedoch sollte die Beurteilung der Funktion mehr in den Vordergrund gestellt werden. Wie mit der Pathophysiologie der DIC erklärt, kann die Thrombozyten-Funktion bei Plasminämie durch Hemmung der Aggregation infolge Rezeptorblockade erheblich beeinträchtigt sein. Es resultiert eine Thrombopathie vom Thrombasthenie-Typ. Zur orientierenden Diagnostik hat sich diesbezüglich das Resonanzthrombogramm (RTG) im Vergleich zum Thrombelastogramm (TEG) als wertvoller erwiesen. In Abb. 9 ist die Änderung des RTG bei einer Plasminämie dargestellt. Verzögerte Fibrinogen-Fibrin-Polymerisation bei vorhandenem FDP führt im F-Schenkel zu einer starken Resonanzerhöhung. Der P-Schenkel, der die Thrombozytenfunktion repräsentiert, ist hier durch Thrombasthenie (Zahl 71.000) und Fibrinolyse stark ausgedehnt (verzögerte Resonanzdämpfung durch fehlende Retraktion). Ein Vergleich zwischen den pathologischen Änderungen im TEG und RTG bei gleichen Patienten (Abb. 10) zeigt im TEG nur eine leichte Verlängerung der k-Zeit und deutlich verminderte m_ε. Die Änderungen im RTG sind dagegen in dieser Situation aussagekräftiger.

Unser Therapiekonzept bei DIC (Abb. 11 u. 12) war und ist, die hyperkoagulabile Phase der DIC mit Heparin und die hypokoagulabile Phase der Plasminämie mit Aprotinin zu behandeln. Aprotinin hat hier, wie ich noch zeigen werde, den gleichen Effekt, wie schnell wirkendes α_2-Antiplasmin.

Der Applikationsmodus beider Wirkstoffe, d.h. ob zuerst Heparin, Aprotinin, oder beide parallel verabreicht werden, ist von der DIC-Phase abhängig. Die Höhe der Dosierung wird der klinischen Situation des Patienten und den Ergebnissen der Gerinnungsanalysen angepaßt. Das heißt, sind die Hyperkoagulabilität und die DIC (Phase I und II) im Vordergrund, sollte zuerst die Heparin-Therapie eingeleitet werden. Die

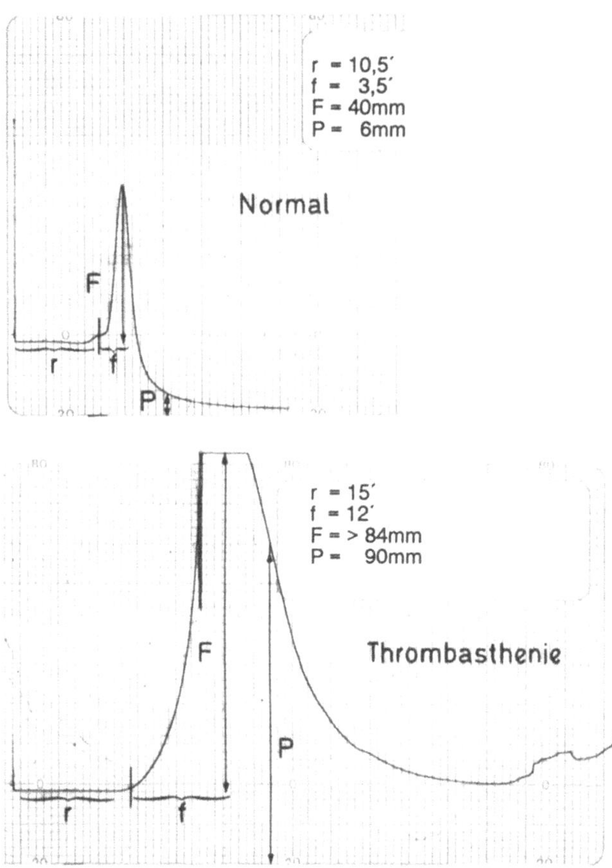

Abb. 9. RTG: normal und Thrombasthenie-Typ

Tagesdosis ist beim septischen Schock und nicht operierten Patienten relativ hoch (20–24.000 IE/die), bei operierten Patienten wegen der Blutungsgefahr ist sie niedriger (12–18.000 IE/die) (Tabelle 7). Bei einer Plasminämie (Phase III) erfolgt zuerst die Aprotinin-Therapie, und erst ein bis

Tabelle 7. Heparin-Dosierung im Rahmen einer Schock-Therapie

Antikoagulantien-Prophylaxe bei Patienten im Schock			
		Beginn:	sofort nach Ereignis
Applikation	↗ → ↘	Art:	Heparin initial i.v., später s.c.
		Dauer:	7–14 Tage nach Ereignis danach 2–4 Tage auslaufen lassen
Tagesdosis:		Heparin	12000 IE–24000 IE

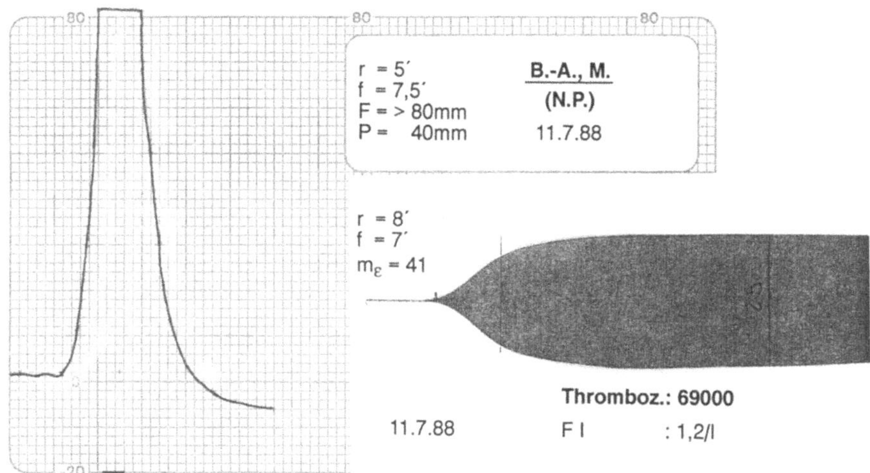

Abb. 10. Verzögerte Fibrinogen-Fibrin-Polymerisation und Thrombopathie im TEG und RTG

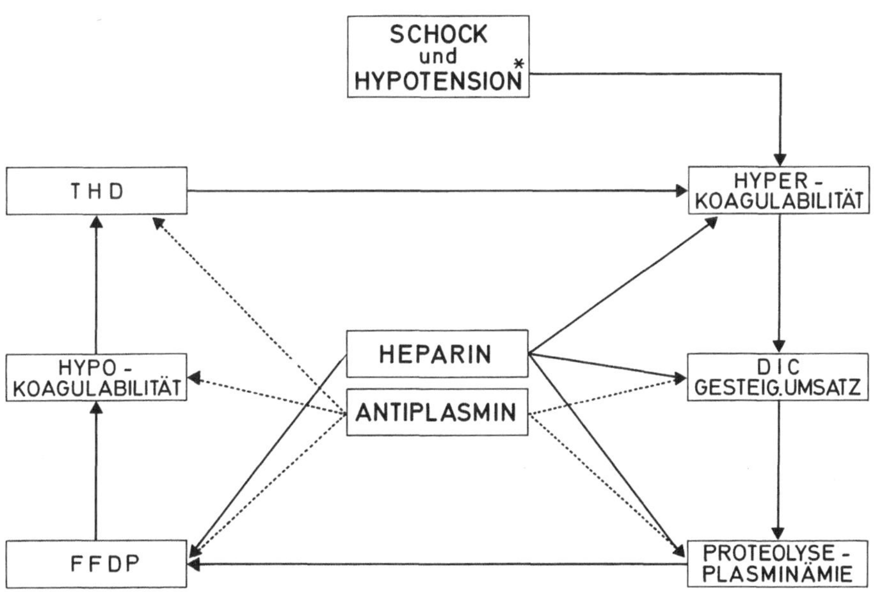

Abb. 11. Darstellung der Therapie in Abhängigkeit von DIC-Phase I-II-III

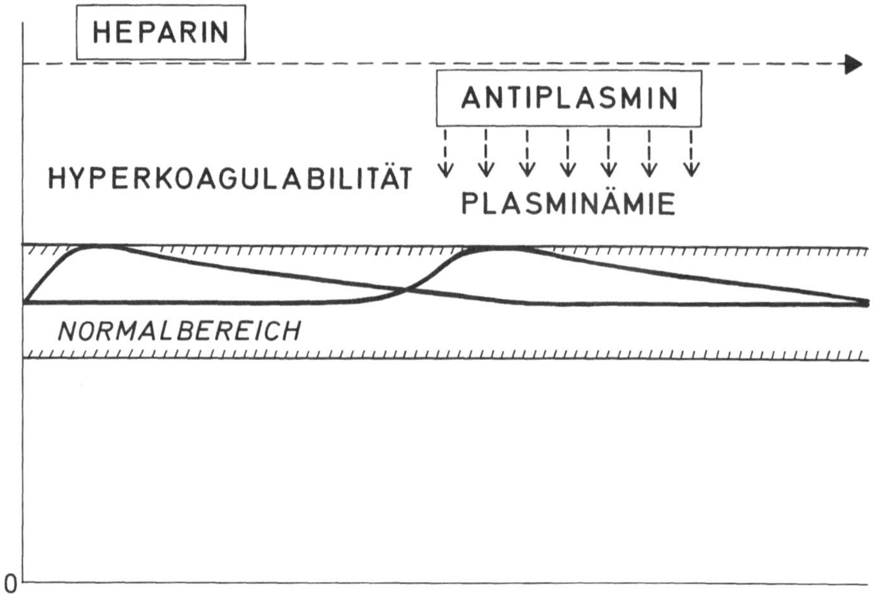

Abb. 12. Heparin-Aprotinin-Behandlungsschema

zwei Stunden später könnte eine Heparininfusion eingesetzt werden. Ein initialer Bolus zwischen 500.000 und 1.000.000 KIE bei Erwachsenen ist üblich. Die anschließend kontinuierlich verabreichte Dosis beträgt 250.000–500.000 KIE/Stunde. Bei Kindern/Säuglingen beträgt der Bolus 5000–20.000 KIE/kg, die Erhaltungsdosis 5000–10.000 KIE/kg/Stunde. In Abhängigkeit von der Thrombozytenzahl, -funktion sowie der Intensität der Plasminämie ist die Heparindosierung sehr variabel – meistens niedriger (10.000–15.000 IE/die).

Die in den Jahren 1982–85 [24, 25] und 1989–90 [4] durchgeführte prospektive Studie bei cardiochirurgischen Patienten mit CPB, wobei wir Aprotinin vor, während und nach der Operation appliziert haben, bestätigte unser Konzept. Danach stand nichts mehr im Weg, daß unser Behandlungsschema von anderen Gruppen übernommen und mehrere multizentrische Studien in England, USA, Kanada und sogar in der BRD durchgeführt wurden [38]. Dabei hat sich außer immer höheren Dosierungen des Aprotinins bis heute nichts geändert. Blutungskomplikationen sind beinahe beseitigt. Der Blutbedarf bei cardiochirurgischen Eingriffen wurde dadurch auf ein Minimum gesenkt.

Zum Schluß möchte ich noch zeigen, was dann zu tun ist, wenn im Rahmen eines DIC-Syndroms die Plasminämie ein solches Ausmaß erreicht, daß eine Substitution von Thrombozyten, Gerinnungsfaktoren und Inhibitoren unausweichlich ist. Diese Situation entsteht meistens bei traumatisch-hämorrhagischem Schock, vor allem, wenn innere Verletzungen sofort operativ versorgt werden müssen, oder wenn schockbedingt Organfunktionen versagen. Häufig tritt dies auch bei früh- und reif geborenen Säuglingen insbesondere mit septischen Krankheitsbildern auf. Allen Blutungen in diesem Zusammenhang sind die Thrombopenie/pathie, starke Verminderungen des Fibrinogens, der Gerinnungsfaktoren und Inhibitoren gemeinsam. TZ und APTT sind durch vorhandene FFDP stark verlängert, der Quickwert vermindert. RZ zeigt eine starke Verlängerung. Das RTG ist, wie oben beschrieben, hier sehr nützlich, um eine extreme Thrombopathie zu erkennen. Es ist daher nicht selten der Fall, daß eine alleinige Therapie mit Aprotinin und Heparin die hämorrhagische Diathese nicht ausreichend hemmt. Heparin kann in solchen Fällen eine Blutung sogar fördern.

Unser Konzept, in solchen Fällen aus frisch entnommenem Blut leukozytenfrei präpariertes Thrombozyten-reiches Plasma (PRP) zu verwenden, wurde in Erwägung gezogen. Hierzu wurde zunächst die PRP-Herstellung standardisiert, mit nachfolgender hämostaseologischer Qualitätskontrolle. Eine Aktivierung von Gerinnungsfaktoren, Fibrinolyse-System und ein Verbrauch von Inhibitoren im Präparat fand über einen Beobachtungszeitraum von 5 Tagen nicht statt. Nur bei Plättchenfaktor (PF4) und β-Thromboglobulin (βTG) wurden 24 Stunden nach Herstellung des Präparates Anstiege gemessen, die sich über den Beobachtungszeitraum deutlich erhöhten. Insgesamt zeigte sich, daß die PRP-Präparate über mindestens vier Tage funktionsfähige Thrombozyten in ausreichender Zahl enthielten.

Aufgrund des PF4-Anstiegs zeigte sich, daß bei Substitution von PRP eine höhere Heparinisierung erforderlich ist (750–1000 IE/h bei Erwachsenen, 100–200/IE/kg/die bei Säuglingen und 200–300 IE/kg/die bei Kindern).

Es ist jedoch verständlich, daß diese Therapie nur dann erfolgreich sein kann, wenn die Patienten vor PRP-Substitution mit einem Aprotinin-Bolus (500.000–2.000.000 KIE), anschließend während und nach PRP-Substitution kontinuierlich mit 250.000–500.000 KIE/h Aprotinin behandelt werden. Bei Säuglingen und Kindern wird folgende Dosierung eingesetzt: Bolus 10.000–20.000 KIE/kg, anschließend kontinuierliche Infusion von 5.000–10.000 KIE/kg/h.

Da wir um diese Zeit die Blutungsursache bei früh- und reif geborenen Kindern systematisch untersucht haben, ergab sich eine Möglichkeit, bei schweren Plasminämien PRP anzuwenden. Das Therapiekonzept hierzu wurde auf Kongressen in Ljubljana (1990) [33] und Göttingen (1991) [26] vorgestellt. Je nach Bedarf erhielten Säuglinge 5–15 ml/kg PRP in ca. 30 min. Auch bei erwachsenen Patienten wurden Untersuchungen vor allem bei cardiochirurgischen Eingriffen mit langer CPB-Dauer durchgeführt. In den Abbildungen 13–16 möchte ich unser Schema für die standardisierte Durchführung einer PRP-Substitution anhand eines Fallbeispiels vorstellen.

Der hier gezeigte Patient unterzog sich einer aortocoronaren Bypass-Operation mit Anlage von vier Bypassgefäßen unter CPB. Nach beendeter CPB kam es bei einer ausgeprägten Herzinsuffizienz zum Herzstillstand. Deshalb mußte er erneut an den CPB angeschlossen werden. Nach 5-stündigem CPB entwickelte sich eine thrombotisch-hämorrhagische Diathese (Blutverlust >500 ml/h), die durch die oben vorgestellte Therapie erfolgreich zum Stillstand gebracht werden konnte: Nach Gabe von 2 Einheiten PRP innerhalb von ca. 40 min. besserte sich der Allgemeinzustand des Patienten und die Wiederholung nach ca. 12 Stunden von erneut 2 PRP erfolgte als Vorsichtsmaßnahme, ohne daß eine neue Blutungskomplikation vorlag.

Sehr wichtig erscheint uns bei dieser Therapie jedoch, zwei vital bedeutsame Fragen anzusprechen, die ich mit Hilfe unserer Befunde zu beantworten versuchen werde.

1. Frage: Läßt sich eine Thrombopathie (RTG) bei bestehender Plasminämie (erhöhte TDP-Fb und FgDP) durch eine Therapie mit Aprotinin und Substitution von PRP beseitigen, d.h. die Blutstillung erzielen?
2. Frage: Wird durch diese Therapie die innere Lysis des Fibrins inhibiert und dadurch DIC perpetuiert?

1. Antwort: Sofort nach Bolus und kontinuierlicher Infusion von Aprotinin (Abb. 14, Abn. 2–5) erfolgt der Anstieg von α_2-AP. Dieser vermag die Plasminämie zu inhibieren. Dafür spricht: Der Abfall von TDP, Fb und FgDP, normalisiertes RTG, RZ sowie der Anstieg der Thrombozytenzahl und von Fibrinogen (Abb. 13, 15).

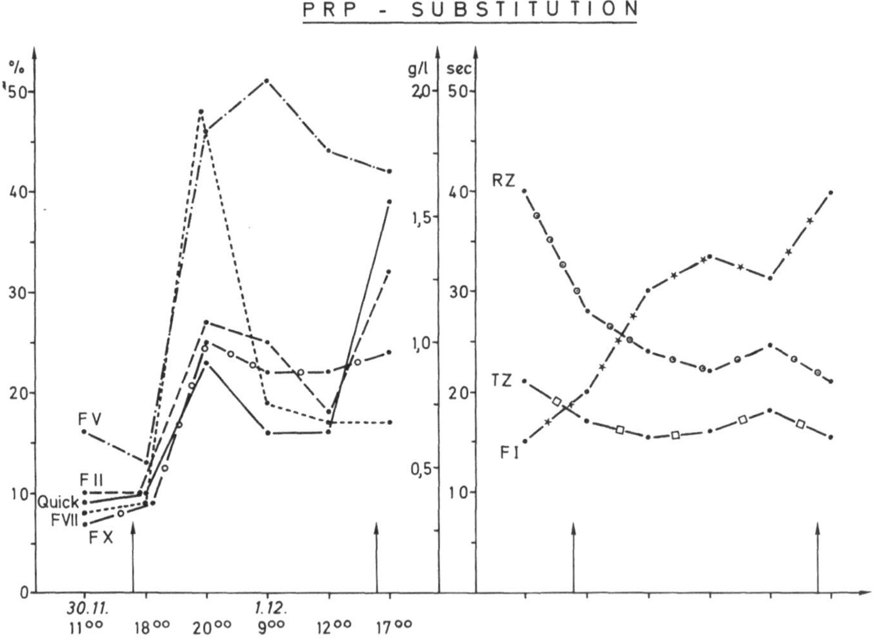

Abb. 13. Gerinnungsparameter vor (Abb. 1), nach Aprotinin-Bolus und nach erster und zweiter PRP-Substitution (Pfeile) (Abn. 2–5)

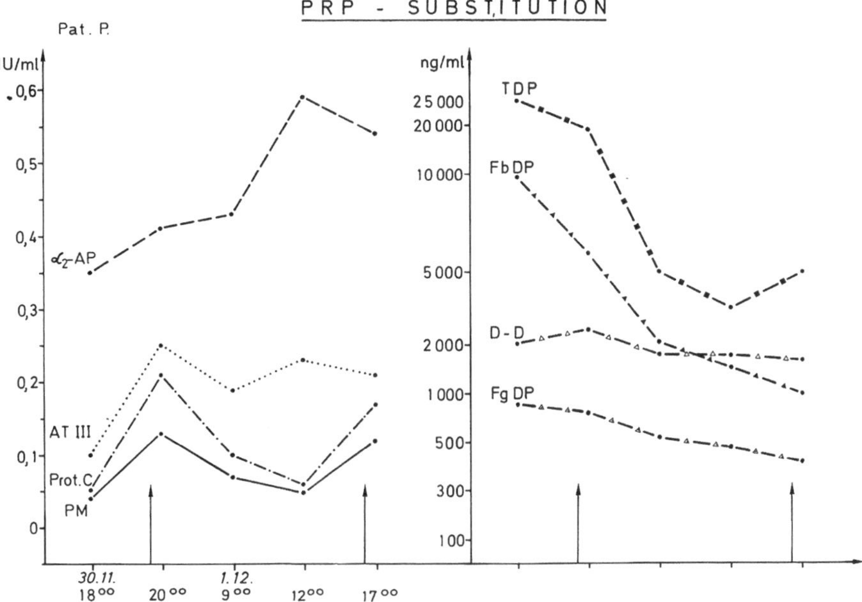

Abb. 14. Gerinnungs- und Fibrinolyse-Inhibitoren sowie FFDP (wie Abb. 13)

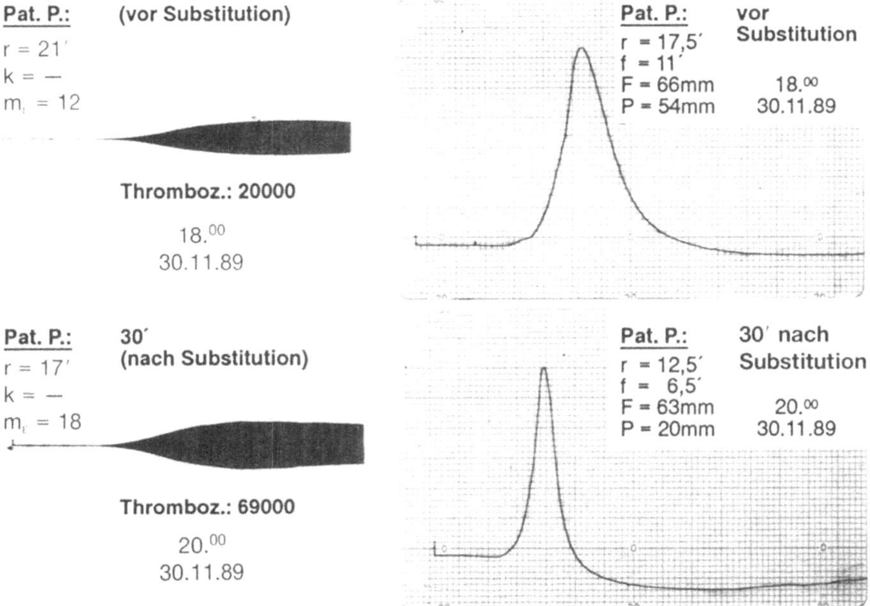

Abb. 15. TEG, RTG und Thrombozytenzahl vor und 30 min. nach Behandlung

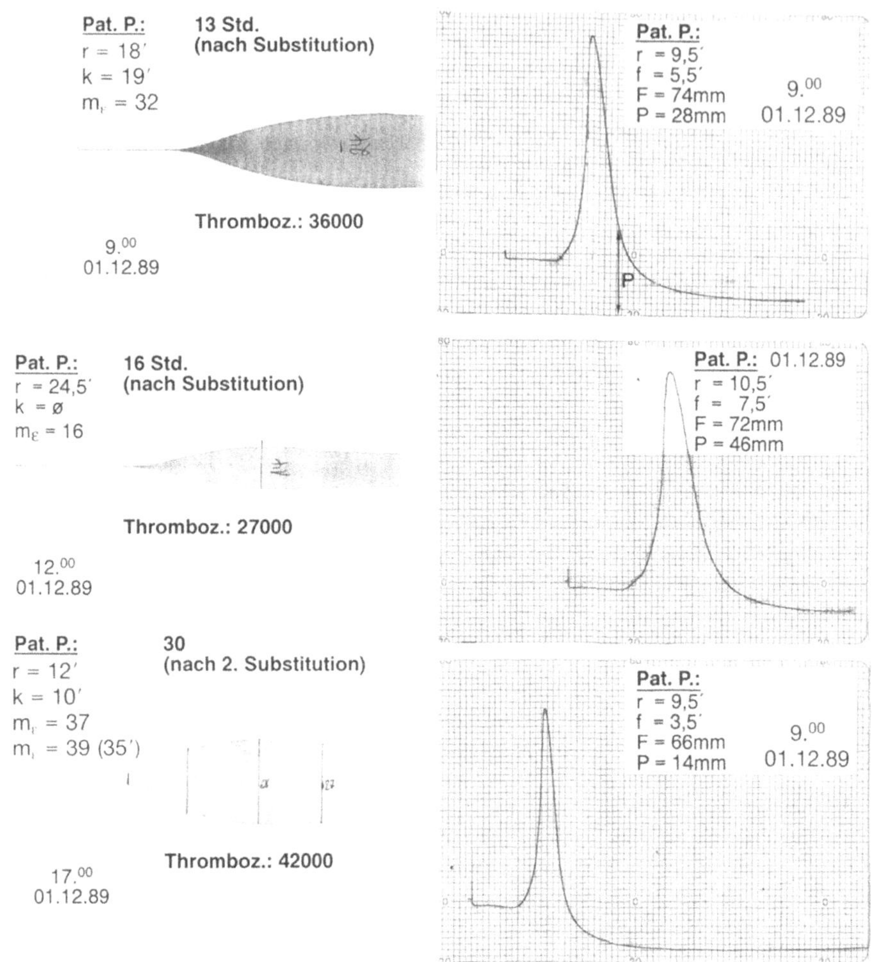

Abb. 16. TEG, RTG und Thrombozytenzahl 13 und 16 Std. nach der ersten sowie 30 min. nach der zweiten PRP-Gabe

2. Antwort: Die normalen FgDP 12 Stunden später (Abb. 14) sprechen dafür, daß die Plasminämie, d.h. Fibrinogenolyse beseitigt ist. Die noch immer deutlichen erhöhten DD und FbDP sind beste Beweise dafür, daß die innere Lysis des Fibrins nicht inhibiert ist.

Ich hoffe sehr, daß es mir in meinem Vortrag gelungen ist, das DIC-Syndrom zu erläutern und eine rationelle Therapie aus unserer Sicht plausibel darzustellen.

Für Ihr Zuhören bedanke ich mich herzlich.

Literatur

1. Bick RL (1988) Disseminated Intravascular Coagulation and Related Syndroms: A Clinical Review. Semin Thromb Hemost 14: 299
2. Bick RL (1982) The Clinical Significance of Fibrinogen Degradation Products. Semin Thromb Hemost 8: 302
3. Chesterman CN (1975) The Fibrinolytic System and Haemostasis. Thromb Diath Haemorrh 34: 308
4. Hertfelder HJ, S Popov-Cenic, A Philapitsch, M Hötzel, A Urban, AM Brecher (1991) Proteolysis during Cardiopulmonary Bypass of Children with Congenital Heart Failure. Ann Hematol 62, A60, Abstr. Nr. 99
5. MacKay DG (1973) Intravascular Coagulation – Acute und Chronic – Disseminated and Local. In: Coagulation. G. Schmer, PE Stanjord (eds.) Academic Press, London-New York, S. 42
6. MacKay DG (1969) Tissue Damage in Disseminated Intravascular Coagulation: Mechanism of Localization of Thrombi in the Microcirculation. Thromb Diath Haemorrh Suppl 36: 67
7. Kopec M, Z Wegrzynowicz, A Budzynski, Z Latallo B, Lipinski, E Kowalski (1968) Interaction of Fibrinogen Degradation Products with Platelets. Exp. Biol Med 3: 73
8. Lasch HG, DL Heene, K Huth, W Sandritter (1967) Pathophysiology, Clinical Manifestations and Therapy of Consumptive-Coagulopathy. Am J Cardiol 20: 381
9. Marsh NA (1988) The Fibrinolytic Enzyme System. In. Fibrinogen, Fibrin Stabilisation and Fibrinolysis. Clinical, Biochemical and Laboratory Aspects. JL Francis JL (ed.) Weinheim, VCH-Verlag, S. 223
10. Müller-Berghaus G, M Hocke (1972) Effect of Endotoxin on the Formation of Microthrombi from Circulating Fibrin Monomer Complexes in the Absence of Thrombin Generation. Thromb Res 1: 541
11. Niewiarowski S, E Regoeczi, G Stewart, A Senyi, J Mustard (1972) Platelet Interaction with Polymerizing Fibrin. J Clin Invest 51: 685
12. Nilsson IM (1975) Local Fibrinolysis as a Mechanism for Haemorrhage. Thromb Diath Haemorrh 34: 623
13. Popov-Cenić S, H Egli, M Dohmen (1969) Therapie und Prophylaxe der Disseminierten Intravaskulären Gerinnung. Med. Welt 20, 2458
14. Popov-Cenić S, F Etzel, H Egli (1979) Die Behandlung der Thrombo-Hämorrhagischen Diathese (THD) aus der Sicht der Gerinnungsphysiologie und der Intensivmedizin. Transactions of the First Danube-Symposium on Thrombosis and Haemostasis, Hrsg.: H. Vinazzer, Linz, Medicus Verlag GmbH Berlin, S. 272
15. Popov-Cenić S (1980) Blutungen in der Chirurgie. Internationales Symposium Dubrovnik, Excerpta Medica, Amsterdam-Oxford-Princeton, S. 15
16. Popov-Cenić S (1981) Plasminämie als Blutungsursache bei Schockzuständen. In: Blutgerinnung und Gefäßwand. H Ludwig, G Lenz (Hrsg.) Schattauer, Stuttgart-New York, S. 257
17. Popov-Cenić S, H Egli (1971) Gerinnungsänderung bei Lebertransplantation während akuter Abstoßung. 14. Tag 9. dtsch. Ges. Bluttransf., Giessen 1970. Bibl haemat, 37: 113–121
18. Popov-Cenić S, H Kalinke, F Etzel, E Baymann, H Egli (1972) Coagulation Changes During and after Liver Transplantation in Man. In: Coagulation Problems in Transplanted Organs. KN von Kaulla (ed.) Chales C, Thomas, Springfield-Illinois, USA, S. 31
19. Popov-Cenić S, H Egli (1972) Reaktive Fibrinolyse und Proteinaseinhibition. In: Neue Aspekte der Trasylol-Therapie. Proteinaseninhibition in der Schocktherapie. Schattauer, Stuttgart-New York, Bd. 5, S. 173
20. Popov-Cenić S, AE Urban, G Noël, R Kulzer (1981) Untersuchungen zur Blutungsursache während und nach Operationen mit der Herz-Lungen-Maschine bei Kindern

mit zyanotischen und azyanotischen angeborenen Herzfehlern und deren prophylaktischen Behandlung. 25. Tagung der Deutschen Arbeitsgemeinschaft für Blutgerinnungsforschung München, Schattauer, Stuttgart-New York, S. 203

21. Popov-Cenić S, AE Urban, G Noël (1982) Studies on the Cause of Bleeding During and After Surgery with a Heart-Lung Machine in Children with Cyanotic and Acyanotic Congenital Cardiac Defects and Their Prophylactic Treatment. In: Role of Chemical Mediators in the Pathophysiology of Acute Illness and Injury. McConn R, Raven Press, New York, S. 229
22. Popov-Cenić S, G Hack, B Schlemminger, G Noël, HP Danckworth (1979) Heparinabbau und Aktivitätssteigerung des Faktors VIII bei Herzlungenmaschinen-Anwendung sowie erforderliche Behandlung der gesteigerten Fibrinolyse vor, während und nach der Operation. 23. Tagung der Deutschen Arbeitsgemeinschaft für Blutgerinnungsforschung, Heidelberg, Schattauer, Stuttgart-New York, S. 404
23. Popov-Cenić S, PG Kirchhoff, G Hack, R Kulzer, J Olligs (1981) Prophylaktische Behandlung mit Antiplasmin (Aprotinin) vor, während und nach Operationen am offenen Herzen bei Erwachsenen. Klinische Bedeutung und ein neues Behandlungskonzept. 25. Tagung der Deutschen Arbeitsgemeinschaft für Blutgerinnungsforschung, München, Schattauer, Stuttgart-New York, S. 211
24. Popov-Cenić S, H Murday, PG Kirchhoff, G Hack, J Fenyes (1984) Analge und zusammenfassendes Ergebnis einer klinischen Doppelblindstudie bei aortokoronaren Bypass-Operationen. Symposium über neue Aspekte der Trasylol-Therapie, Luxemburg, Schattauer, Stuttgart-New York, S. 171
25. Popov-Cenic S, A Philapitsch, H Murday, J Fenyes, PG Kirchhoff (1987) Continuous Perioperative Administration of C_1-Esterase-Inhibitor Concentrate and Aprotinin in Cardiovascular Surgery. Thromb Haemostas 58: 416, Abstr. Nr. 1529
26. Propov-Cenić S, HJ Hertfelder, R. Esser (1991) Hemorrhagic Diathesis and Therapy in Premature and Mature Infants, Ann Hematol 62: A46, Abstr. Nr. 38
27. Ratnoff OD, GB Haff (1961) The Conversion of C1s to C1-Esterase by Plasmin and Trypsin. J Exp Med 125: 337
28. Schreiber AD, KF Austen (1973) Interrelationships of the Fibrinolytic, Coagulation, Kinin Generation, and Complement Systems. Semin Hematol 6: 593
29. Selye H (1966) Thrombohemorrhagic Phenomena. Charles C. Thomas. Springfield
30. Stormorken H (1975) Relation of the Fibrinolytic to other Biological Systems. Thromb Diath Haemorrh 34: 378
31. Spaethe R (1984) Hämostase (Physiologie, Pathophysiologie, Diagnostik) AHS/Deutschland München
32. Takahashi H, W Tatewaki, K Wada, M Hannano, A Shibata (1990) Thrombin Vs. Plasmin Generation in Disseminated Intravascular Coagulation Associated with Various Underlying Disorders. Am J Hematol 33: 90–95
33. Unkrig C, HJ Hertfelder, S Popov-Cenić (1990) Substitution with Platelet-Rich Plasma in Disseminated Intravascular Coagulation. Fibrinolysis 4: 117, Abstr. Nr. 302
34. Urban AE, S Popov-Cenić, G Noël, R Kulzer (1984) Aprotinin in Open-Heart Surgery of Infants and Children Using the Heart-Lung Machine. Clinical Therapeutics 6: 425
35. Ward PA (1967) A Plasmin Split Fragment of C-3 as a New Chemotactic Factor. J Exp Med 126: 189
36. Zacharski LR, V Constantini, MZ Wojtukiewicz, VA Memoli, BK Kudryk (1990) Anticoagulants as Cancer Therapy. Semin Oncol 17: 217–227
37. Zurborn KH, H Duscha, J Gram, HD Bruhn (1990) Investigations of Coagulation System and Fibrinolysis in Patients with Disseminated Adenocarcinomas and Non-Hodgkin's Lymphomas. Oncology, 47: 376–80
38. Congress Report: Trasylol (1990) A Breakthrough in Cardiac Surgery. Toronto. International Medical Post 1: Nr. 2

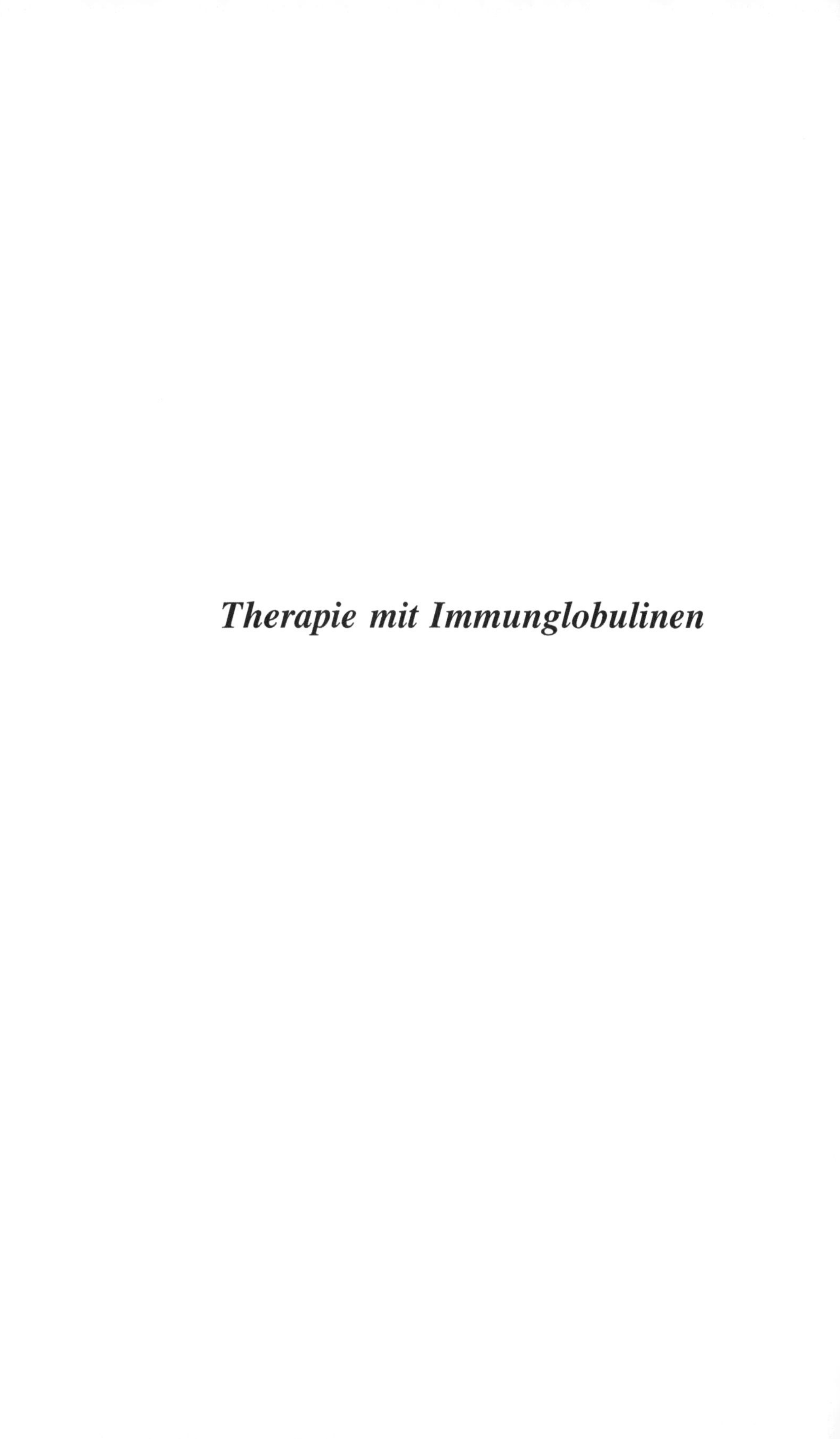

Therapie mit Immunglobulinen

Qualitätsmerkmale von Immunglobulin-Präparaten und ihr klinischer Einsatz bei Immunzytopenien

A. SALAMA

Die Isolierung menschlicher IgG-Immunglobuline sowie deren klinischer Einsatz zählt zu den größten Erfolgen in der prophylaktischen Medizin. Hierzu seien erwähnt die Rhesusprophylaxe, die Substitutionstherapie bei Agammaglobulinämie (primäres Antikörpermangel-Syndrom), die spezifische Immunprophylaxe in bezug auf verschiedene virale und bakterielle Infektionen sowie auf bestimmte bakterielle Toxine. Die hierfür über Jahrzehnte verfügbaren Präparate wurden mit ausreichender Effektivität intramuskulär verabreicht. Als die ersten intravenös anwendbaren IgG-Präparate Ende der 70er Jahre dazu kamen, ließen sich zunächst gegenüber den intramuskulären Standardpräparaten für die klassischen Indikationen nur wenige Vorteile behaupten. Die zufällige Beobachtung, daß IgG in hoher Dosierung (0,4 g/kg Körpergewicht über 5 Tage) bei Kindern mit Agammaglobulinämie und Autoimmunthrombozytopenie (ATP) zum passageren Anstieg der Thrombozyten bei diesen Kindern führte, wurde rasch weltweit von zahlreichen Arbeitsgruppen bestätigt. Die Reproduzierbarkeit dieses Phänomens auch bei ATP des Erwachsenen gab natürlich den Anlaß für die Erprobung der Therapie bei anderen immunologischen Erkrankungen. Inzwischen wurde die intravenöse IgG-Therapie bei einer Vielzahl von Erkrankungen erprobt. Leider sind viele Studien dabei unkontrolliert geblieben, und so lassen sich häufig keine genauen Angaben über die Effektivität der Behandlung machen. Durch den massiven Wettbewerb sind jedoch die verfügbaren Präparate zunehmend billiger, sauberer, verträglicher und weitgehend apathogen geworden. Dies hat wiederum den Nachteil, daß die Anwendung bei manchen Erkrankungen auch ohne sicheren Therapieerfolg nicht verhindert werden kann oder gar weiter expandiert. Von der Vielzahl der Erkrankungen, bei denen die intravenöse Gabe von IgG-Präparaten versucht wurde, sind weiterhin die bisherigen Ergebnisse bei Immunzytopenien am klarsten zu sehen.

Immunthrombozytopenien

In den letzten 10 Jahren sind mehr als 50 Arbeiten über die erfolgreiche Behandlung der ATP mit hohen IgG-Dosen erschienen. Die Ergebnisse sind eindeutig und fast einheitlich. Die Thrombozyten in der Zirkulation steigen bei mehr als 90% aller behandelten Kinder und bei 65 bis 80% aller behandelten Erwachsenen mit ATP an. Dieser Anstieg ist leider bei chronischen Fällen fast immer nur von kurzer Dauer (2 bis 4 Wochen) und führt nur selten zu Remissionen. Er ist aber unabhängig von der Milz (Splenektomie oder keine) und reproduzierbar mit allen zugelassenen intravenös verwendbaren IgG-Präparationen der 2. und 3. Herstellungsgenerationen (enthalten vorwiegend bzw. fast ausschließlich intakte IgG-Moleküle).

Die bisherigen Daten zeigen, glaube ich, eindeutig, daß die Indikation für eine Behandlung mit IgG bei ATP in akuten Situationen mit wenigen Einschränkungen fast immer gegeben ist, wie z.B. bei lebensbedrohlicher Blutungsneigung, präoperativ mit dem Ziel, die Thrombozytopenie für die Operation zu beheben, bei verstärkter Blutungsneigung durch Infektionen (Antibiotikabehandlung) sowie in allen therapiepflichtigen Fällen, bei denen eine Immunsupression vermieden werden sollte.

Bei der *posttransfusionellen Purpura (PTP)* und bei der neonatalen *Immunthrombozytopenie (NIT)* stellt sich die IgG-Gabe nach dem jetzigen Standpunkt im Bedarfsfall als Therapie der ersten Wahl. In beiden Fällen handelt es sich um akut-reversible Alloimmunthrombozytopenien, die häufig mit risikoreicher Blutungsneigung in der akuten Phase verbunden sind. Durch die Behandlung mit IgG ist hier ein rascher Anstieg der Thrombozyten fast immer zu erwarten.

Bei *sensibilisierten Patienten gegen HLA-Antigene* läßt sich der beschleunigte Abbau von transfundierten Thrombozyten durch die IgG-Gaben nicht eindeutig blockieren. Hier ist auch zu beachten, daß die Therapiekontrollen sehr schwierig sind. Damit eine richtige Aussage über die IgG-Effektivität hierbei getroffen werden kann, müßte die Überlebenszeit der transfundierten Thrombozyten von dem gleichen Spender und bei dem gleichen Patienten mit und ohne IgG-Gaben bei statistisch stichhaltiger Patientenzahl bestimmt werden. Eine derartige Studie existiert, soviel ich weiß, bisher nicht.

Auch bei der Medikamenten-induzierten ATP-Form sind die Therapiekontrollen schwierig, denn es ist hier eine spontane Remission allein durch Antigenkarenz sehr wahrscheinlich. Es gibt jedoch Hinweise, daß bei prolongierter Persistenz der Thrombozytopenie in solchen Fällen, insbesondere bei Autoantikörpern, die Remission durch die IgG-Therapie beschleunigt werden kann. Weitere Studien sind hier absolut erforderlich.

Immunhämolyse

Im Vergleich zu ATP sind die Ergebnisse der Behandlung mit IgG bei Autoimmunhämolyse vom Wärmetyp und bei der Alloimmunhämolyse des Neugeborenen (bei anderen Formen ist diese Therapie nicht indiziert und dementsprechend bisher nicht probiert) umstritten. Die relativ wenigen publizierten Fälle mit „erfolgreicher" Behandlung wurden meistens nicht wie bei ATP ausschließlich mit IgG therapiert, sondern sie bekamen parallel dazu auch andere Medikamente.

Neutropenie

Aufgrund einzelner Beobachtungen sind die Ergebnisse durch IgG-Behandlung hier vergleichbar mit denen bei ATP. Allerdings ist die Indikation für eine Therapie bei Autoimmunneutropenie wegen des milden Verlaufs relativ selten gegeben. Eine klare Indikation ist gegebenenfalls bei Akuität durch bakterielle Infektionen angezeigt, denn die Normalisierung der Granulozytenzahl in solchen Situationen ist klinisch von großer Bedeutung. Hier möchte ich unsere Beobachtung bei AIDS-Patienten kurz erwähnen. Da diese Patienten häufig neutropenisch sind und dadurch bakterielle Infektionen bekommen, scheint die Behandlung mit hohen Dosen IgG bei der Bekämpfung der pathogenen Keime in solchen Fällen durch einen passageren (2 bis 3 Wochen) Anstieg der Granulozyten zu helfen. Weitere Studien sind hier auch absolut erforderlich.

Aplastische Anämie

Hier scheint die Behandlung mit IgG nur gelegentlich nur bei bestimmten Verlaufsformen und nur bei bestimmten Patienten zu helfen. Bisher gibt es aber keine klaren Richtlinien dafür, wann und welche Patienten von dieser Behandlung profitieren könnten.

Wirkungsmechanismus

Insgesamt sind die Wirkungsmechanismen der IgG-Therapie bisher nicht eindeutig geklärt. Innerhalb der zahlreichen Spekulationen darüber wird die sogenannte RES-Blockade am häufigsten diskutiert. Allerdings sprechen viele Beobachtungen gegen diesen Mechanismus als Einzelfaktor. Möglicherweise existieren viele Mechanismen, die wir zum Teil noch nicht kennen.

Danksagung

Die eigenen Untersuchungen wurden mit Unterstützung der Deutschen Forschungsgemeinschaft (Sa 405/1–3) durchgeführt.

Literatur

1. Newland AC (1989) Annotation. The use and mechanisms of action of intravenous immunglobulin: An update. Britisch Journal of Haematology, 72: 301–305
2. Boshkow LK, JS Kelton (1989) Use of intravenous gammaglobulin as an immune replacement and an immune suppressant. Transfusion Medicine Reviews, Vol. III No. 2: 82–120

3. Berkmann SA, ML Lee, RP Gale (1988) Clinical uses of intravenous immunglobulins. Seminar in Hematology, 25: 140–158
4. Salama A (1990) Intensivtherapie immunologischer Störungen. In: Deutsch E, Lasch HG, Lenz K Lehrbuch der Internistischen Intensivtherapie, Schattauer 1990
5. Berchthold P, R Mc Millan (1989) Therapy of chronic idiopathic thrombocytopenic purpura in adults. Blood, 74: 2309–2317
6. Mueller-Eckhardt C, V Kiefel (1989) High dose IgG for posttransfusion purpura-revisited. Blut, 57: 163–167
7. Mueller-Eckhardt C, V Kiefel, A Grubert (1989) 348 cases of suspected neonatal alloimmune thrombocytopenia. Lancet, 1: 363–366
8. Salame A, C Mueller-Eckhardt,V Kiefel (1983) Effect of intravenous immunoglobuline in immune thrombocytopenia. Competitive inhibition of reticuloendothelial system function by sequestration of autologous red blood cells? Lancet, 2: 193–195
9. Salama A,V Kiefel, R Amberg et al. (1984) Treatment of autoimmune thrombocytopenic purpura with rhesus antibodies (anti-RhO(D). Blut, 49: 29–35
10. Salama A,V Kiefel, C Mueller-Eckhardt (1986) Effect of IgG anti-RhO(D) in adult patients with chronic autoimmune thrombocytopenia. American Journal of Hematology, 22: 241–250
11. Mueller-Eckhardt C, A Salama, I Mahn,V Kiefel, J Neuzner, M Graubner (1985) Lack of efficacy of high dose intravenous immunoglobulin in autoimmune haemolytic anaemia: a clue to its mechanism. Scandinavian Journal of Haematology, 34: 394–400

Primäre Immundefekte und Substitutionstherapie

H. I. Joller-Jemelka

Einführung

Die Abwehr von pathogenen Mikroorganismen und Parasiten ist die primäre Funktion des Immunsystems. Für diese Aufgabe müssen verschiedene Zelltypen, spezifische Antikörper und unspezifische humorale Faktoren z.B. Komplementfaktoren, Lymphokine und Interferone zusammenwirken. Störungen in der Entwicklung oder im Gleichgewicht des Abwehrsystems können zu Immundefekten, Autoimmunkrankheiten oder Allergien führen. 1952 berichtete C.O.C. Bruton von einem Knaben mit rezidivierenden Infekten und septischen Schüben, bei welchem als Ursache das Fehlen der Gammaglobuline festgestellt wurde [1]. Brutons Entdeckung und Untersuchungen lösten vor allem in Amerika, England und in der Schweiz eine Welle von neu diagnostizierten Fällen mit ähnlichen klinischen Symptomen und Laborbefunden aus. In den 50-iger Jahren wurde die Rolle der B-Lymphozyten und T-Lymphozyten innerhalb des Immunsystems aufgeklärt. 1964 führten die verfeinerten Labormethoden zur Klassifikation und Strukturbestimmung der Immunglobuline G, A, M, D und E. Die Vielzahl der dadurch neu entdeckten und klassifizierten Typen der Immundefekte wurde in den 70-iger Jahren durch Arbeitsgruppen der WHO zusammengestellt [2]. Die Immundefekte wurden in primäre und sekundäre Formen eingeteilt. Die primären Immundefekte (PID) werden durch Versagen der Antikörper und/oder zellvermittelten Immunität verursacht. Sie wurden in 5 Hauptkategorien unterteilt (Tabelle 1): 1. Mangel an Antikörperbildung 2. Kombinierter Immundefekt 3. Immundefekte in Kombination mit anderen Defekten 4. Komplementfaktormangel 5. Phagozytenfunktionsdefekte. Die ausführliche Klassifikation der WHO umfaßt mehr als 20 Untergruppen. Die primären Immundefekte sind seltene Krankheitsbilder. Die heterogene Gruppe der sekundären Immundefekte umfasst Krankheitsbilder, bei denen sich eine entstandene Krankheit (z.B. Malignom, Malnutrition oder Stoffwechselkrankheit) auf das Immunsystem immunsuppressiv auswirkt [3]. Die klinischen Manifestationen beim primären Immundefektsyndrom sind in Tabelle 2 zusammengestellt. Am häufigsten (in 46%–90%) treten die rezidivierenden respiratorischen Infekte auf, gefolgt von Hautinfekten und Diarrhoen. Nur wenig – ca. 5% – der pädiatrischen Patienten sind symptomlos, im Gegensatz zu ca. 35% der Erwachsenen, die ohne

Tabelle 1. Klassifikation der Primären Immundefekte (= PID), Weltgesundheitsorganisation (WHO)

	Erbmodus
I. Überwiegender Antikörper-Mangel	
1) X-chromosomale Agammaglobulinämie	X-C
2) X-chromosomale Hypogammaglobulinämie mit Wachstumshormonmangel	X-C
3) Autosomal rezessive Agammaglobulinämie	AR
4) Immunglobulin(=Ig)-Mangel mit erhöhtem IgM(und Ig D)	X-C, AR od.?
5) Ig A-Mangel	AR, AD od.?
A. Ig A1 und Ig A2 erniedrigt	AR od.?
B: Ig A1 und Ig A2 erniedrigt mit erniedrigtem Ig G2, Ig G3 oder Ig G4	AR
C: Ig A1 oder Ig A2 erniedrigt	AR
6) Selektiver Mangel anderer Ig-Isotypen	?
7) Kappa-Ketten-Mangel	?
8) Antikörper-Mangel mit normalem od. zu tiefem Total-Ig G	?
9) Immunmangel mit Thymom	?
10) Transiente Hypogammaglobulinämie der Kinder	?
II. Kombinierter Immundefekt	
11) „Common variable immunodeficiency" (=CVID)	AR, AD od.?
A. CVID mit vorwiegendem Antikörper-Mangel	? od. AR
B. CVID mit vorwiegend zellvermitteltem Immundefekt	
12) „severe combined immunodeficiency" (=SCID)	
A. Retikuläre Dysgenesie	AR
B. Niedrige T- und B-Zellmengen	AR od X-C
C. Niedrige T- und normale B-Zellmengen	AR od. X-C
13) Adenosindesaminase (ADA)-Mangel	AR
14) Purinnucleosidphosphorylase (PNP)-Mangel	AR
15) MHC Klass I-Mangel	AR
16) MHC Klass II-Mangel	?
III. Immundefekt, der mit anderen Störungen assoziiert ist	
17) Wiskott-Aldrich-Syndrom	X-C
18) Ataxia teleangiectatica	AR
19) Di George-Syndrom	Keinen od. ?
20) Transcobalamin II-Mangel	AR
21) Immundefekt mit parziellem Albinismus	AR
22) Immundefekt nach vererbter, defekter Antwort auf das Ebstein-Barr-Virus (EBV)	X-C, AR
IV. Komplementfaktor-Mangel	
23) C1q-Mangel	AR
24) C1r-Mangel	AR
25) C4-Mangel	AR
26) C2-Mangel	AR
27) C3-Mangel	AR
28) C5-Mangel	AR
29) C6-Mangel	AR
30) C7-Mangel	AR
31) C8-Mangel	AR
32) C9-Mangel	AR
33) C1-Inhibitor-Mangel	AD
34) Faktor I-Mangel	AR

Tabelle 1. Fortsetzung

	Erbmodus
35) Faktor H-Mangel	AR
36) Properidin-Mangel	X-C
V. Phagocyten-Funktionsdefekt	
37) X-chromsosomale Granulomatose (chronic granulomatous disease = CGD)	X-C
38) Autosomal rezessive Granulomatose (CGD)	AR
39) Phagocytärer Membran-Mangel (Beta-95-Mangel)	AR
40) Chédiak-Higashi Syndrom	AR
41) Neutrophile Glucose-6-Phosphat-Dehydrogenase-Mangel	AR
42) Sekundärer Granula-Mangel	AR
43) Shwachman's Syndrom	AR

Abkürzungen: X-C = X-chromosomal; AR = autosomal rezessiv; AD = autosomal dominant

Tabelle 2. Häufigkeit der verschiedenen Symptome bei Patienten mit PIS

Symptome	Prozentuale Häufigkeit
Respiratorische Infekte	46 %–90 %
Pneumopathien	9 %–11 %
Diarrhoe, Sprue-ähnliche Syndrome	26 %
Hautinfekte	17 %–37 %
septische Infekte	7 %–16 %
ohne spezielle Symptome	5 %–35 %
Patienten mit:	
1 Symptom	26 %–30 %
2 Symptomen	24 %–26 %
3 Symptomen	32 %–43 %

Symptome sind. Fast die Hälfte der PID-Patienten zeigen 3 und mehrere Symptome (Joller, unpublizierte Daten).

Am Beispiel einer 38jährigen Patientin und ihren 2 Kindern wird der therapeutische Effekt der IVIG-Substitution dargestellt.

Fallbeschreibung

Indexpatient

Die 38jährige Patientin ist uns seit 1984 bekannt. Im Kindesalter war die Patientin mit Ausnahme der Masern, nie ernsthaft krank gewesen. In der

Adoleszenz erkrankte sie mit 15 Jahren an einem Morbus Pfeiffer mit Rezidiv nach ca. 2 Monten, mit 16 Jahren an Scharlach mit Rezidiv und mit 20 Jahren an einer Pyelonephritis, sowie an rezidivierenden Soor-Infektionen und Herpes-simplex-Rezidiven in zweimonatigen Abständen. Ab Mai 1986 traten neu häufig rezidivierende Episoden von Fieberschüben, Halsschmerzen, regionalen Lymphadenopathien, Müdigkeit und Bronchitiden, sowie zweimal ein Erysipel im Gesicht und eine Gastroenteritis auf. Diese Krankheitsbilder wurden zum Teil mit Antibiotika behandelt.

Abbildung 1 zeigt die Immunglobulin-Werte, die 1987 zur Diagnosestellung führten, sowie ihre Veränderungen unter der IVIG-Therapie und auch während eines Absetzversuches. Vorerst bestand ein Mangel an IgG 2 und IgG 3, später auch an IgG 4, dies immer bei normalem Total-IgG. Die Befunde kurz vor der zweiten und siebten Substitution mit 12 g Sandoglobulin i.v. zeigten ein normales Subklassenverteilungsmuster. Mit Ausnahme von zwei kleineren katarrhalischen Episoden fühlte sich die Patientin während dieser ersten Substitutionszeit gut und klagte nie über Nebenwirkungen. Nachdem im April 1988 die Substitution versuchsweise abgesetzt wurde, traten Mitte Juni (ca. 6 Wochen nach letzter Substitution) erneut ein Status febrilis (39 Grad), Halsschmerzen, regionale Lymphadenopathie und Müdigkeit auf. In der labormässigen Kontrolle, welche 3 1/2 Monate nach der letzten Substitution durchgeführt wurde, zeigte sich wiederum ein massiv tiefes IgG 2, tiefes IgG 4 und normales IgG 3, bei normalem Gesamt-IgG. Die Indikation für eine weitere regelmässige Substitution war damit gegeben und wurde ab August 1988 bis Juli 1989 mit nur noch 6 g Sandoglobulin i.v. fortgesetzt.

Im Februar 1990 traten ein Erysipel im Bereich des rezidivierenden Herpes (Rima ani), Temperaturen über 38 Grad und ein urtikarielles Exanthem unklarer Genese am ganzen Körper auf (Sepsis und Arzneimittelallergie-Abklärung negativ). Es wurden dabei erneut zu tiefe IgG 2- und IgG 3-Werte gemessen.

Weil ihre beiden Söhne schon seit Geburt an rezidivierenden Infekten im Bereich der Luftwege litten und oft mit Antibiotika behandelt werden mussten, bestimmte man im Mai 1987 erstmals auch bei ihnen im Alter von 5 und 7 Jahren die IgG-Subklassen.

Kind 1, 1979

Der im Juli 1979 zur Welt gekommene Knabe musste, nach einer mit Vakuum-Extraktion durchgeführten Geburt, wegen einer Aspirations-Pneumonie mit Antibiotika behandelt werden. Abbildung 2a zeigt die infektiösen Episoden bis März 1990 auf. Bis nach Abschluss seines 9. Lebensjahres litt er unter insgesamt 27 Episoden von respiratorischen Infekten, was durchschnittlich 3 pro Jahr ergibt. Diese Episoden setzten sich aus 19 Infektionen der oberen Luftwege, 5 der unteren und 9 Otitiden zusammen, die zum Teil einzeln oder zusammen vorkamen.

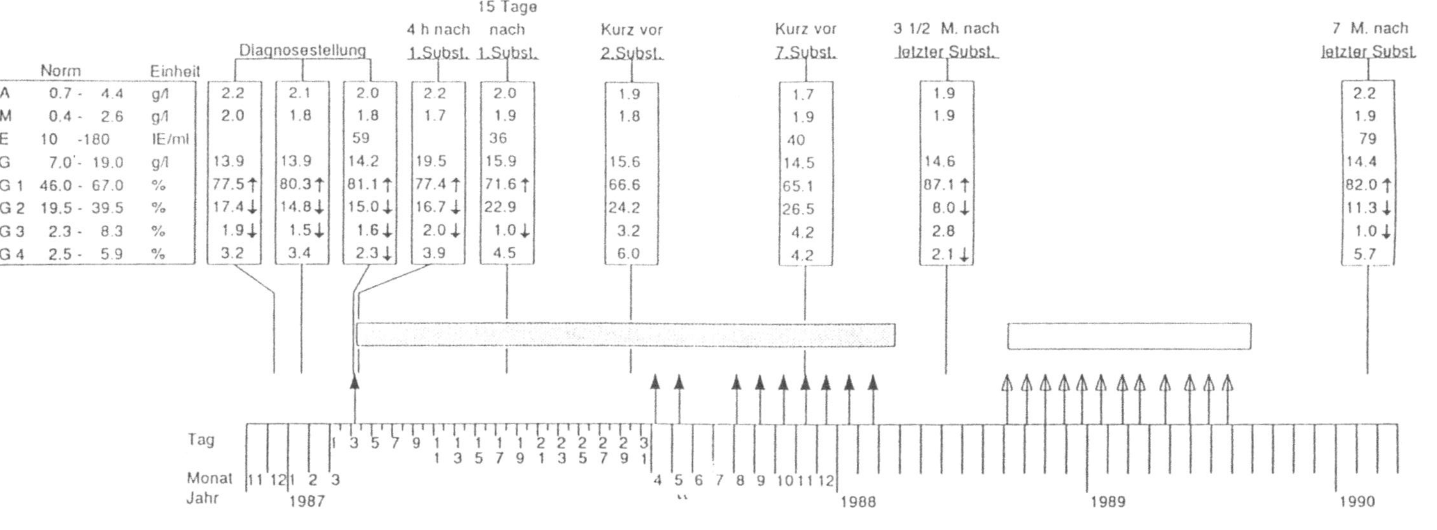

Abb. 1. Plasmaprotein-Werte vor, während und nach der Substitutionstherapie der Ausgangspatientin

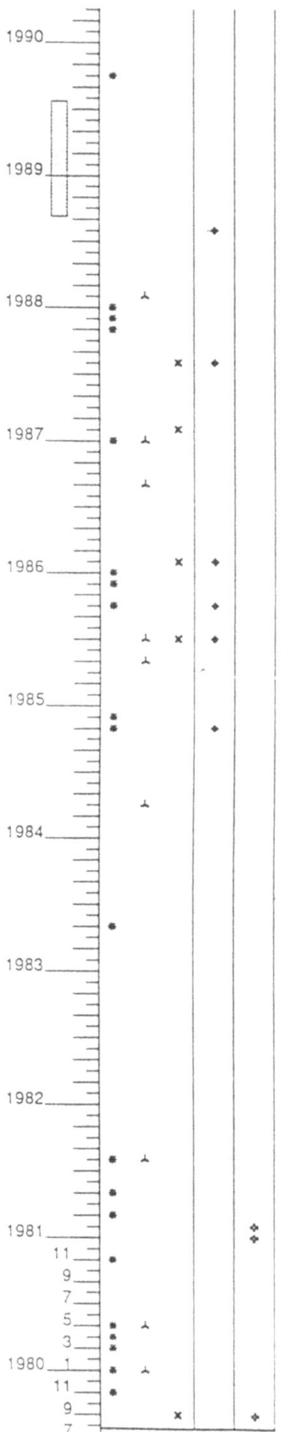

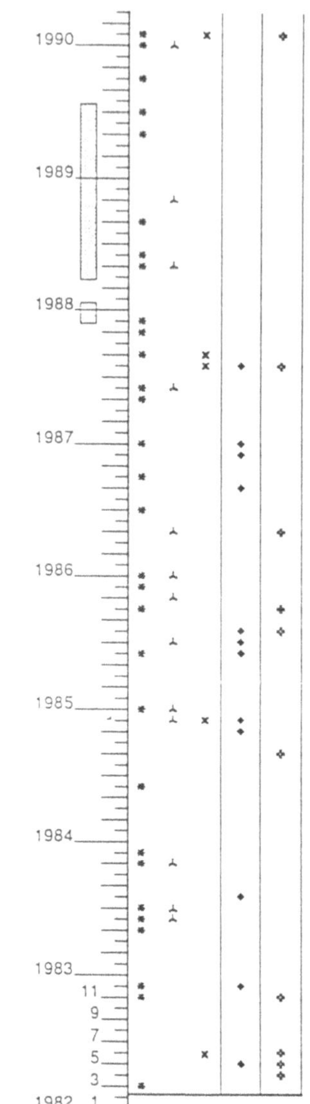

Abb. 2b. Klinik des Kindes 2

Abb. 2a. Klinik des Kindes 1

Legende zu den Abbildungen 2a & 2b

▭	Zeit unter Substitutionstherapie	
•	Infekt der oberen Luftwege	Respiratorische Infekte
⅄	Otitis media oder Tubenmittelohrkatharr	
×	Infekt der unteren Luftwege	
◆	Erkrankungen im Rahmen der atopischen Disposition	
✥	Uebrige Erkrankungen	

Abbildung 3 zeigt, analog der Abbildung 1 für die Mutter, den Immunglobulinverlauf vor, während und nach einer Substitutionstherapie. Vor Therapiebeginn lag ein Mangel an IgG 2 und IgG 3 bei normalem Gesamt-IgG vor. Kurz vor der zweiten Substitution zeigte er bis auf ein leicht erhöhtes IgG 4 eine normale Subklassenverteilung. Während eines Jahres wurden monatlich 6 g Sandoglobulin i.v. infundiert. 5 1/2 Monate nach der letzten Substitution ist das IgG 2 wieder unter die Norm gefallen, und der IgG 4-Anteil massiv angestiegen. Die Substitutionstherapie ertrug er bis auf gelegentlich auftretende Kopfschmerzen in den ersten 24 Stunden nach der Infusion ohne Nebenwirkungen. Eitrige Infektionen traten unter Substitution keine mehr auf. In den 8 folgenden Monaten erkrankte er nur einmal, und zwar an einem Infekt der oberen Luftwege.

Neben den respiratorischen Infekten zeigte der Knabe auch atopische Krankheitserscheinungen. Es handelt sich um eine Neurodermitis im Kleinkindesalter, später gefolgt von einer chronisch verlaufenden Rhinitis allergica, einer Conjunctivitis allergica sowie Infekt-bedingtes Asthma bronchiale. Im Prick-Test wurde eine sehr starke Sensibilisierung auf Hausstaub, nicht aber auf Nahrungsmittel festgestellt. In der frühen Kindheit bestand eine Störung der Feinmotorik, die später weitgehend verschwand.

Kind 2, 1982

Der zweite Knabe kam im Februar 1982 zur Welt und ist jetzt 8-jährig. Nach einer Spontangeburt fiel auch das Kind 2 bald durch ausgesprochen viele Infektionsepisoden im Bereich der Luftwege auf (Abb. 2b). In 5 3/4 Jahren bis kurz vor Therapiebeginn waren es 27 Episoden, was ca. 4 pro Jahr entspricht. Dabei handelt es sich um 21 Infekte der oberen Luftwege, 4 der unteren und 10 Otitiden. Auf Grund eines Mangels von IgG 2 und IgG 4, erfolgten ab November 1987 3 Infusionen mit 12 g Sandoglobulin in monatlichen Abständen, vorerst mit Korrektur des Subklassenmangels, welcher aber 2 Monate nach der letzten Infusion wieder nachweisbar wurde (Abb. 4). Dann wurde die Substitution, mit 6 g Sandoglobulin, wieder aufgenommen. Trotz Substitution während 17 Monaten wurden in jener Zeit 7 Krankheitsepisoden diagnostiziert, was auf keine eindeutige Reduktion der Infektzahl hinwies. Die Infektepisoden verliefen aber eindeutig weniger schwer als gewohnt (Temperaturen nicht über 39 Grad, kein Antibiotikaeinsatz mehr) und dauerten kürzer (nie länger als 2 Wochen). Hingegen traten in den ersten 24 Stunden nach der Substitution vor allem mit 12 g Sandoglobulin, weniger mit 6 g, vorübergehend Temperaturen bis 40 Grad, starke Kopfschmerzen und Nausea auf. Dies war schließlich auch ein wichtiger Grund für das Absetzen der Substitution. Sieben Monate nach der letzten Sandoglobulininfusion bestand wie früher ein Mangel an IgG 2 und IgG 4, und es traten bis Ende März 1990 neben Infekten der oberen Luftwege wiederum schwer verlaufende Infektionen, in Form einer Otitis, einer Bronchopneumonie und einer Appendizitis auf.

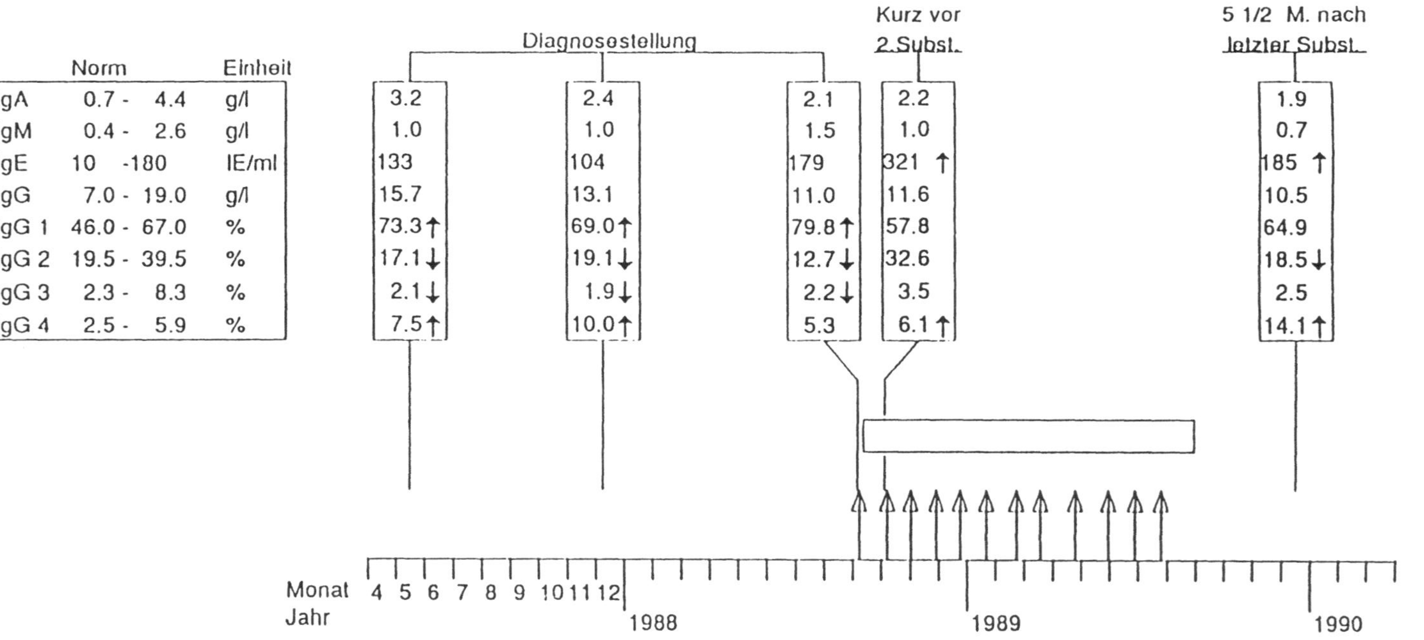

Abb. 3. Plasmaprotein-Werte vor, während und nach der Substitutionstherapie des Kindes 1

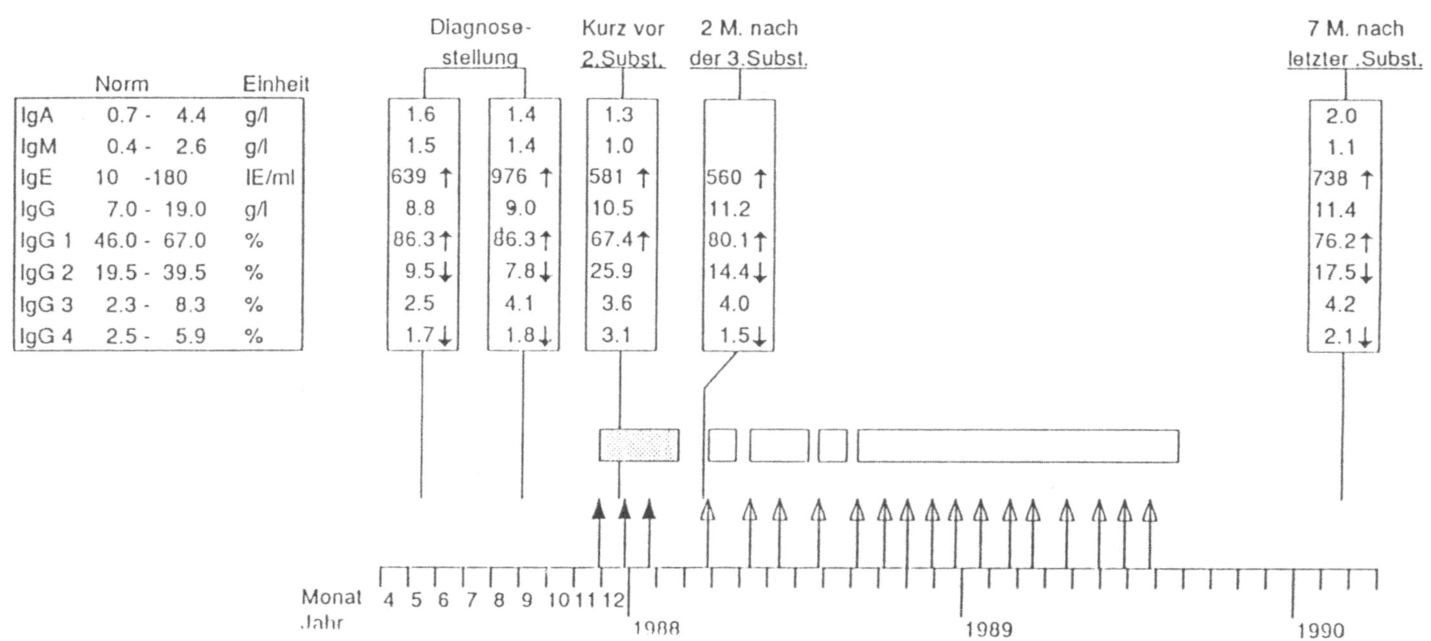

Abb. 4. Plasmaprotein-Werte vor, während und nach der Substitutionstherapie des Kindes 2

Auch bei diesem Kind bestand eine Neurodermitis im frühen Kindesalter, später gefolgt von Infekt-bedingtem Asthma bronchiale. Allergologische Abklärungen ergaben neben dem deutlich erhöhten IgE im Intracutan-Test eine deutliche Sensibilisierung auf Katzenhaar, sowie auf Candida albicans. Weiter wurde eine Milcheiweissunverträglichkeit festgestellt.

Bei allen Getesteten wurden auch spezifische Antikörper mittels Funktionstest gemessen: Abbildung 5 zeigt die Nitrozellulose-Streifen des LIBA (= Line-Immuno-Binding-Assay, ANAWA Laboratorien AG, CH-8602 Wangen). Jeder der Teststreifen ist mit zwei Antigenen beschichtet, links die

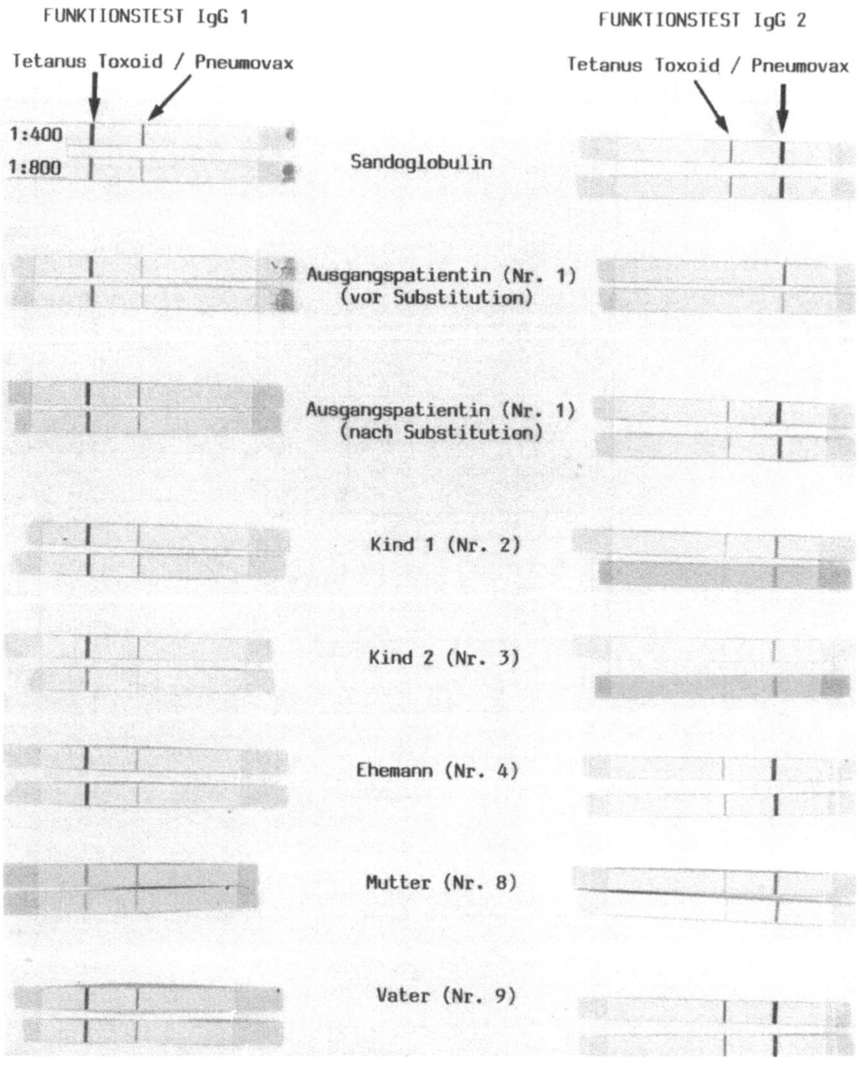

Abb. 5. IgG 1 und 2 Subklassen-spezifische Funktionsteste (LIBA)

Tetanus-Antigene, rechts die Polysaccharid-Antigene. Der Test wurde in zwei spezifischen Ansätzen, nämlich mit IgG 1 und mit IgG 2 durchgeführt. Auf der linken Seite der Abbildung 5 ist der Bindungskapazität-Test des IgG 1, auf der rechten Seite derjenige des IgG 2. Jede der geprüften Proben wurde in zwei Verdünnungen (1:400 und 1:800) getestet, wobei Sandoglobulin als Kontrolle diente. Deutlich sichtbar ist die uneingeschränkte Bindungskapazität des IgG 1 an das Tetanus-Antigen bei allen untersuchten Personen, mit Ausnahme der Mutter der Indexpatientin, die eine deutlich schwächere Reaktion zeigt. Dies könnte auf einer bereits länger zurückliegenden Tetanusimmunisierung ohne Auffrischung beruhen. Demgegenüber steht die deutlich verminderte Bindungskapazität des IgG 2 an die Polysaccharid-Antigene bei der Indexpatientin, bei den beiden Kindern, sowie weniger ausgeprägt bei der Mutter. Die Mutter und Kind 1 zeigen leichte kompensatorische Bindungsfähigkeit zu Polysaccharid-Antigenen durch IgG 1, was bei beiden die mildere, resp. fehlende klinische Manifestation erklären könnte. Der Ehemann der Indexpatientin und ihr Vater zeigen weder klinisch, noch im Labor einen IgG-Subklassemangel, sowie eine normale Bindungskapazität. Deutlich kommt die Normalisierung des verminderten Funktionstests der Indexpatientin unter Sandoglobulin-Substitution zum Ausdruck.

Immunglobulin Substitutions-Therapie

Intramuskuläre Ig-Substitution

Die Immunglobulin-Substitution wurde erstmals 1946 durch die von Cohn et al. [4, 5] entwickelte Alkoholfraktionierung von Humanserum möglich. Dadurch wurde erstmals ein intramuskulär applizierbares Immunglobulinpräparat (IMIG) hergestellt. Damit wurden in der Folge mit Erfolg Patienten mit Bruton'scher Agammaglobulinämie, mit primärer Hypogammaglobulinämie, mit Wiskott-Aldrich-Syndrom, mit Ataxia teleangiectatica und andere PID's im Sinne einer langdauernden Substitution zur Infektprophylaxe behandelt [6]. Die intramuskuläre Immunglobulinsubstitution ist jedoch dosislimitiert (25–50 mg/kg). Nach der Applikation erfolgt eine langsame Resorption (4–6 Tage) sowie auftretenden gelegentlich anaphylaktoiden Reaktionen. Die i.m. Gammaglobulinpräparate – 16 % humanes Standardgammaglobulin resp. anti-X Hyperimmunpräparate (Tabelle 3) werden auch zur Prophylaxe (passive Impfung) von endemischen Viruskrankheiten (Masern, Hepatitis, Poliomyelitis) eingesetzt. Die Indikation für diese Immunglobulin-Behandlung stellt jeder Arzt.

Intravenöse Ig-Substitution

Dank intravenös verabreichbaren Präparaten (IVIG) konnten die Nachteile der intramuskulären Applikation ausgeschaltet werden. Doch die hohen

Tabelle 3. Immunglobulin-Präparate und die Therapiecharakteristika der handelsüblichen Präparate Immunglobulinum humane (Ig.h.)

1. Ig.h. normale (aus Spender-Pool)	
1.1 für i.m. Applikation	16g/%
1.2 für i.v. Applikation	6g/%
2. Ig.h. anti-X... von hyperimmunisierten Spendern	
2.1 Ig.h. anti-Tetanus	
für Prophylaxe	bis 5000 IE i.m.
für Substitution	bis 5000 IE i.m.
2.2 Ig.h. anti-Vaccinia	
für Prophylaxe	500–1000 IE i.m.
für Substitution	200–2000 IE/kg i.m.
2.3 Ig.h. anti-D	250–1000 ug i.m.
für Prophylaxe	
andere Spezialpräparate (anti-Hepatitis A, anti-Hepatitis B, anti-Varicella, anti-Tollwut usw.)	

Kosten der IV-Präparate, die benötigten Infrastrukturen für eine Kurzinfusion, sowie „neue" Nebenwirkungen stellen Probleme dar. Dennoch gilt heute als unbestritten, dass die IVIG-Substitution bei PID's mindestens gleich effektiv und in grösseren Dosen sogar effektiver, als die IMIG-Substitution ist.

Als wichtige Indikation einer Ig-Substitutionstherapie bei Ig-Klassenmangelsyndromen galt und gilt nicht nur die Verhütung von rezidivierenden Infekten, sondern vor allem auch deren möglichen Spätfolgen wie Bronchiektasen, Emphysem, Fibrose und obstruktiven Lungenerkrankungen [10, 11, 12]. Solche Spätfolgen scheinen auch beim IgG-Subklassenmangel aufzutreten [7, 8, 9]. Es wird angenommen, dass durch die Wahl einer adäquaten Ig-Dosis zur Infektionsprophylaxe nicht nur die Anzahl und die Verlaufsstärke von Infektionen, sondern wahrscheinlich auch die pulmonalen Spätfolgen verhindert werden können [13, 12]. Langzeitstudien fehlen aber.

Für die Indikationsstellung sollte ein bestimmter Untersuchungsplan eingehalten werden (Tabelle 4). Die orientierenden, sowie identifizierenden Untersuchungen erlauben dann die Klassifikation in PID oder sekundäre Formen.

Einerseits wurde beobachtet, dass die Syntheserate negativ mit der IgG-Konzentration gekoppelt ist, und bei erhöhter Konzentration die katabole Rate steigt [14], eine Überdosierung daher wenig sinnvoll ist. Andererseits weiss man, dass Patienten mit einer Agammaglobulinämie zu Beginn der Therapie grössere IgG-Mengen benötigen, bis die extravasalen Depots aufgefüllt sind. Deshalb werden auch höhere Anfangsdosen gegeben, als Erhaltungsdosen. Ob dies gerechtfertigt ist, bleibt umstritten. Aus langen

Tabelle 4. Untersuchungsplan bei klinischem Verdacht auf PID

1. *Orientierende Untersuchungen (Routine)*
   Senkungs-Reaktion, Blutbild, Protein, Elektrophorese, Urin-Status
2. *Identifizierende Untersuchungen (Spezial-Methoden)*
   Selektiv: Quantitative Immunglobulinbestimmung,
   Immunglobulin-Subklassen (G 1-4),
   Immunelektrophorese
   Kappa/Lambda
   T-Lymphozyten Differenzierung
   Funktionelle IgG-Subklassen-Bestimmung (LIBA)
   Knochenmark- ua. Biopsien
   Röntgenbilder
   Uroproteine, Enzyme

klinischen Erfahrungen weiss man, dass bei Agammaglobulinämikern schwere Infektionen erst bei Serumkonzentrationen von weniger als 2,5 g IgG/l auftreten. Es sollten bei jedem Patienten vor Einführung einer regelmässigen IgG-Substitution Aufschlüsse über seinen individuellen Katabolismus erhoben werden, um die optimalen Dosismengen und Dosisintervalle festlegen zu können. Die allgemein empfohlene Dosis beträgt 0,4 g/kg alle 4 Wochen bei einer normalen Lungenfunktion, sowie 0,6 g/kg bei einer eingeschränkten Lungenfunktion.

IVIG-Präparat

Der Therapieerfolg hängt möglicherweise auch von der Herkunft des Ausgangsmaterials für die Präparate ab. Jedes Bevölkerungskollektiv besitzt vor allem ausreichende Titer an spezifischen und protektiven Antikörpern gegen Mikroorganismen die endemisch vorkommen. Um die Empfänger gegen diese Keime zu schützen, sollten die verwendeten Spender aus der gleichen Region stammen wie die Patienten [15].

IVIG-Applikationsart

Ochs et al [16] untersuchten die Möglichkeit einer Selbstapplikation der Patienten von IVIG zu Hause und stellten fest, dass diese Therapieform sicher, effektiv und wenigstens von einem Teil der Patienten gut akzeptiert wird. Die Dosisintervalle können z.B. auf eine Woche gesenkt werden. Dadurch schwanken die IgG-Serumkonzentrationen weniger, und extrem hohe Spitzenwerte sowie tiefe Muldenwerte werden verhindert. Eine 1-monatliche Gabe bedingt in der Regel Dosen, die bis 4-stündige Infusionen verlangen. Im Falle von Substitution bei Kindern ist die Selbstapplikation meist unmöglich.

Nebenwirkungen

Nicht nur bei IMIG, sondern auch bei IVIG können Nebenwirkungen auftreten. Es wird geschätzt, dass diese bei hypogammaglobulinämischen Patienten zwischen 5–10 % liegen, wobei die meisten von geringer klinischer Relevanz sind. Es können u.a. subjektive Störungen wie Nausea, Muskelschmerzen, Kopfschmerzen, Atembeschwerden etc., aber auch Fieber, meistens 1–4 Std. nach Infusionsbeginn auftreten. Nebenwirkungen wie Hautausschläge (Erythem, Urticaria etc.) Dyspnoe, Bronchospasmen, Schock, Tachykardie, Blutdruck-Abfall und Kreislaufstillstand sind möglich [17]. Bis heute ist es schwierig, die Art und Schwere dieser Symptome einer spezifischen pathologischen Reaktion zuzuordnen. Eine eindeutig erklärbare Nebenwirkung entsteht durch Immunreaktion zwischen IgA im IVIG-Präparat und Anti-IgA-Antikörper, die bei Patienten mit vollständigem IgA-Mangel auftreten können [18]. Kürzlich wurde auch von einer durch IgG-vermittelten Reaktion gegen IgA bei einem IgA-defizienten Patienten berichtet [19].

Auf Grund unserer eigenen und in der Literatur vorhandenen Beobachtungen ist eindeutig, dass eine IVIG-Substitution eine erfolgreiche Möglichkeit zur Verhütung von Infektionen und deren Folgen darstellt.

Literatur

1. Bruton OC (1952) Agammaglobulinaemia. Pediatrics: 6; 722–8
2. Rosen FS, Wedgwood RJ, and Eibl M (1986) Primary immunodeficiency diseases: Report of a World Health Organization Scientific Group. Clin. Immunol. Immunopathol.: 40; 166–196
3. Seidel A (1981) Immunmangelzustände. Therapiewoche: 31; 4270–4281
4. Cohn ES, Gard FRN, Surgenor DM et al. (1950) A system for the separation of the components of human blood. Quantitative procedures for the separation of the protein components of human plasma. J Am Chem Soc: 72; 465–474
5. Cohn EJ, Strong LE, Hughes WL et al. (1946) Preparation and properties of serum and plasma proteins IV. A system for the separation into fractions of the protein and lipoprotein components of biological tissues and fluids. J Am Chem Soc: 68; 459
6. Clinical Immunology Committee of the International Union of Immunological Societies (1982) Appropriate uses of human immunoglobulins in clinical practice. Bull WHO: 60; 43–47
7. Vermess M, Waldmann TA, Pearson KD (1973) Radiographic manifestations of primary acquired hypogammaglobulinemia. Radiology: 107; 63–69
8. Good RA, Mazzitello WF (1956) Chest diesease in patients with agammaglobulinemia. Dis. Chest: 29; 9–35
9. Dukes RJ, Rosenow III EC, Hermans PF (1978) Pulmonary manifestations of hypogammaglobulinemia. Thorax: 33; 603–607
10. Beard LJ, Ferrante A (1988) IgG Replacement Therapy in IgG Subclass-Deficient Children. Monogr. Allergy: 23; 194–203
11. Plebani A, Duse M, Monafo V (1985) Recurrent infections with IgG 2 deficiency. Archives of Disease in Childhood: 60; 670–672
12. Björkander J, Bake B, Oxelius VA et al. (1985) Impaired lung function in patients with IgA-deficiency and low levels of IgG 2 or IgG 3. N Engl J Med: 313; 720–724

13. Björkander J, Bengtsson U, Oxelius VA, Hanson LA (1986) Symptoms in patients which lowered levels of IgG subclasses, with or without IgA deficiency, and effects of immunoglobulin prophylaxis. Monogr. Allergy: 20; 157–163
14. Wiliams PE, Yap PL, Mc Clelland DBL (1987) Dose of intravenous IgG in primary hypogammaglobulinaemia. Lancet: 1; 1435–1436
15. Delire M, Petit B, Fiasse L, Masson PL (1980) The therapeutic efficacy of human immunoglobulins as a function of their in vitro antibody activity toward circulating antigens in children with recurrent infections of the upper respiratory tract. J. clin. Lab. Immunol.: 4; 159–163
16. Ochs HD, Lee ML, Fischer SH, Delson ES, Chang BS, Wedgwood RJ (1987) Self-infusion of intravenous immunoglobulin by immunodeficient patients at home. J Infect Dis: 156; 652–4
17. Bellanti JA (1989) The use of intravenous immunoglobulins: recommendations of a consensus conference of the working group of immunology of the Italian Society of Pediatrics. Ann. Allergy vol. 62, pp. 363–367
18. Branigan EF, Stevenson MM, Charles D (1983) Blood transfusion reaction in a patient with immunoglobulin A deficiency. Obstet Gynecol: 61; 47S–49S
19. Burks AW, Sampson HA, Buckley RH (1986) Anaphylactic reactions after gamma globulin administration in patients with hypogammaglobulinemia. N Engl J Med: 314; 560–564

Immunglobulintherapie bei polytraumatisierten Patienten

G. Lehrbach

Zusammenfassung

Ursache für die *Spätletalität* nach einem Polytrauma ist meist das fortschreitende Versagen eines oder mehrerer Organsysteme (MOF, Multiple Organ Failure).

Ein enger Zusammenhang zu septischen Zustandsbildern wird vermutet und eine Immunglobulintherapie sollte dann wirksam sein.

Bis heute existiert allerdings noch keine Studie, die sicher einen Wirkungsnachweis der Immunglobulintherapie bei Polytraumatisierten geführt hat.

Es herrschen nicht nur Meinungsverschiedenheiten über Zeitpunkt (prophylaktisch, früh- oder spättherapeutisch), Dosis und Therapiedauer; auch über das sinnvollste Immunglobulinpräparat (5S-IgG, 7S-IgG, IgM-angereichertes IgG) wird noch gestritten.

Der mit der Behandlung von Polytraumatisierten betraute Praktiker steht damit, auch angesichts der immens hohen Therapiekosten, vor großen Problemen.

Anhand zweier Kasuistiken wird unser Konzept der spättherapeutischen Gabe eines IgM-angereicherten Immunglobulins erläutert:

Therapiebeginn:
- klinische Sepsissymptomatik,
- offensichtliches Versagen einer zweiten Antibiotikakombination *und/oder* beginnendes MOF

Dosis: 5 ml/kgKG als Tagesdosis, verabreicht in 12 h

Dauer: drei Tage

Abbruch der Therapie, wenn nach 12 h noch nicht wirksam

Durch die im Rahmen der Polytrauma-Erstversorgung durchgeführte aggressive FFP-Substitution erfolgt aber auch schon eine nicht zu vernachlässigende „prophylaktische" Immunglobulingabe.

Unser Vorgehen ist praktikabel, vom Kostenaufwand her vertretbar und scheint unsere Ergebnisse zu verbessern. Sicher muß es jedoch in den nächsten Jahren den aktuellen Studienergebnissen angepaßt werden.

Einleitung

Bei 50 % aller Patienten, die an einem Polytrauma versterben, tritt der Tod bereits innerhalb der ersten halben Stunde nach Trauma ein; weitere 30 % versterben innerhalb der ersten 24 Stunden.

Danach sinkt die Letalitätskurve drastisch ab, erreicht aber nach ca. 2–5 Wochen einen erneuten Gipfel.

Ursache dieser Spätletalität, die immerhin noch 20 % beträgt, ist fast immer ein multiples Organversagen (multiple organ failure, MOF), die gemeinsame Endstrecke vieler, sonst pathogenetisch sehr unterschiedlicher Erkrankungen [1, 6, 8].

Die Hauptursache dieses MOF ist sicher eine bakterielle Sepsis; es gibt aber auch Fälle ohne eindeutigen Sepsisnachweis [6, 8].

Ursache für den letztlich deletären Ausgang im MOF ist die Aktivierung verschiedener Kaskadensysteme wie Gerinnungs- oder Komplementsystem sowie die Freisetzung zyto- bzw. organotoxischer Mediatoren wie Tumornekrosefaktor (TNF), Interleukine und Eicosanoide.

Ganz am Anfang dieser Aktivierungswege wird den Endotoxinen gramnegativer Bakterien eine herausragende Rolle zugeschrieben.

Deshalb wird immer wieder vorgeschlagen, bei polytraumatisierten Patienten, die ja auch eine Beeinträchtigung des Immunsystems haben, eine Therapie oder gar eine Prophylaxe mit Immunglobulinen durchzuführen.

Empfohlen werden dabei sowohl 5S-Immunglobuline [3] als auch 7S-IgG-Präparate [2], von denen man sich eine Unterstützung bei der Elimination des Sepsisherdes verspricht.

IgM-haltige Präparate sollen insbesondere eine bessere Anti-Endotoxin-Wirkung entfalten und damit früh an der Kaskadenkette angreifen [4, 5, 7].

Sehr problematisch ist jedoch die Indikationsstellung für eine Immunglobulintherapie. Symptome wie Fieber, Leukozytose oder -penie, Thrombozytenabfall oder bestimmte Kreislaufparameter, die bei internistischen Krankheitsbildern zuverlässig auf eine beginnende Sepsis oder sogar auf einen beginnenden septischen Schock hinweisen, sind beim polytraumatisierten Patienten praktisch immer vorhanden und viel zu unspezifisch, um eindeutig zur Sepsisdiagnose verwertbar zu sein.

So fehlt es bis heute, trotz vieler Bemühungen, an klaren Definitionen, die erkennen lassen, wann ein polytraumatisierter Patient tatsächlich zu einem septischen Patienten wird.

Gerade zu diesem Zeitpunkt aber würde er wohl am meisten von einer Immunglobulintherapie profitieren.

So ist der günstigste Zeitpunkt für eine Immunglobulintherapie weiterhin umstritten; ebenso wie auch die Frage der notwendigen Dosis und der Therapiedauer.

Bis heute existiert auch noch keine Studie, die eine Senkung der Letalität durch eine Immunglobulintherapie bei polytraumatisierten Intensivpatienten hätte zeigen können. Außerdem sind die Kosten einer Immunglobulintherapie immens hoch.

Somit steht der mit der Behandlung Polytraumatisierter betraute Praktiker vor großen Entscheidungsproblemen.

Therapiekonzept

Seit eineinhalb Jahren verfolgen wir nun in der Versorgung von polytraumatisierten Patienten folgendes Konzept:

Zunächst bekommt jeder Polytraumatisierte bereits prophylaktisch eine ganze Menge Immunglobuline, nämlich in Form von gefrorenem Frischplasma, das bei jeder Massivtransfusion bei uns im Verhältnis 1:1 zu den Erythrozytenkonzentraten gegeben wird.

Die Menge der verabreichten Immunglobuline ist dabei natürlich nicht standardisiert sondern vom Transfusionsbedarf abhängig. Wieviel dieser Immunglobuline dann auch tatsächlich im Organismus verbleiben oder durch den starken Blutverlust wieder verloren gehen, ist ebenfalls nicht vorhersehbar.

Spezielle Immunglobulinpräparate werden erst dann verabreicht, wenn folgende Kriterien erfüllt sind:

1. allgemeine klinische Sepsissymptome

   und

2. offensichtliches Versagen einer zweiten Antibiotikakombination

   und/oder

3. ein beginnendes Organversagen

Wir verabreichen dann ein IgM-angereichertes Immunglobulin mit 5 ml/kgKG als Tagesdosis, entsprechend etwa 15 bis 20 g beim Erwachsenen.

Diese Tagesdosis wird in 12 h gegeben.

Die Therapiedauer beträgt drei Tage.

Sollte sich nach den ersten 12 h noch keine Wirkung zeigen, wird die Therapie abgebrochen.

Nach diesem Schema liegt der Therapiebeginn relativ spät; für Kritiker unserer Methode sogar zu spät, um überhaupt noch wirken zu können.

Wir haben aber, nicht zuletzt aus Kostengründen, die Indikation so streng gestellt.

Kasuistiken

An zwei tabellarisch aufgeführten Kasuistiken soll dieses Vorgehen näher erläutert und aufgezeigt werden, daß damit durchaus Erfolge erzielt werden können.

Fall 1 (Abb. 1 und 2)

20 Jahre alter Patient, männlich, Verkehrsunfall
Polytrauma mit Schädel-Hirn-Trauma, Unterkieferfrakturen, Lungenkontusion und Hämatothorax bds., Zwerchfellruptur und Enterothorax links, Milz- und Leberruptur, Oberschenkelfraktur li., Talusfraktur re., multiple Mittelfußfrakturen
operative Erstversorgung am Unfalltag
intensivmedizinische Maximaltherapie (Massivtransfusion, differenzierte Beatmungstherapie, invasives Monitoring)
allgemeine Sepsissymptome und kontinuierliches Fieber ab dem zweiten Tag
erste Antibiotikakombination 2.–7. Tag
Umsetzen der Antibiotikatherapie nach Resistenzbestimmung am 8. Tag
kein dauerhafter Effekt auf die Körpertemperatur
am 6. Tag zunehmender Bilirubinanstieg und beginnende respiratorische Verschlechterung mit konsekutiver Steigerung der FiO_2;
am 8. Tag starker Anstieg der Leukozyten
am 10. Tag Entschluß zur Immunglobulintherapie bei offensichtlichem Versagen der Antibiotikatherapie und beginnenden Organinsuffizienzen (Bilirubin, Lunge)
rapide Besserung aller Befunde, wobei allerdings das Fieber noch drei Tage andauert

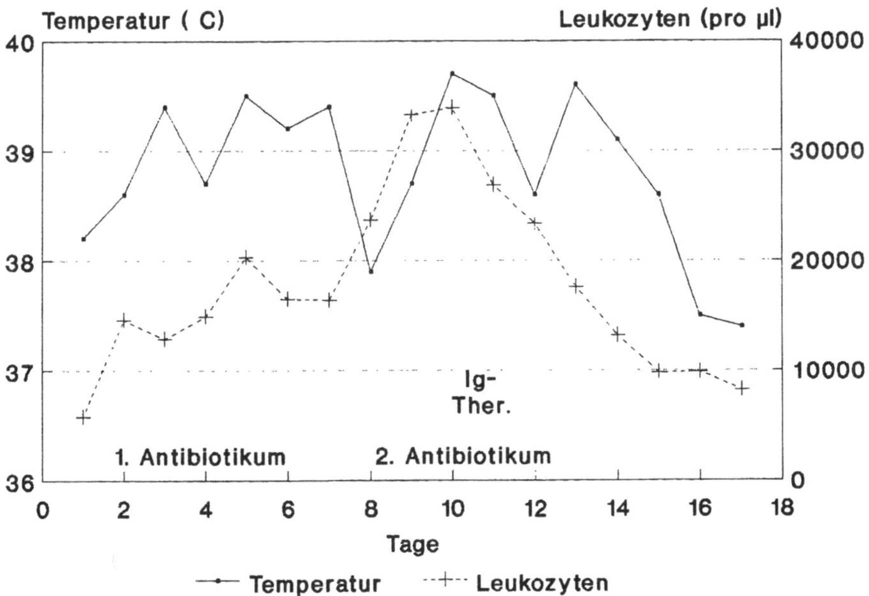

Abb. 1. Infektionsparameter

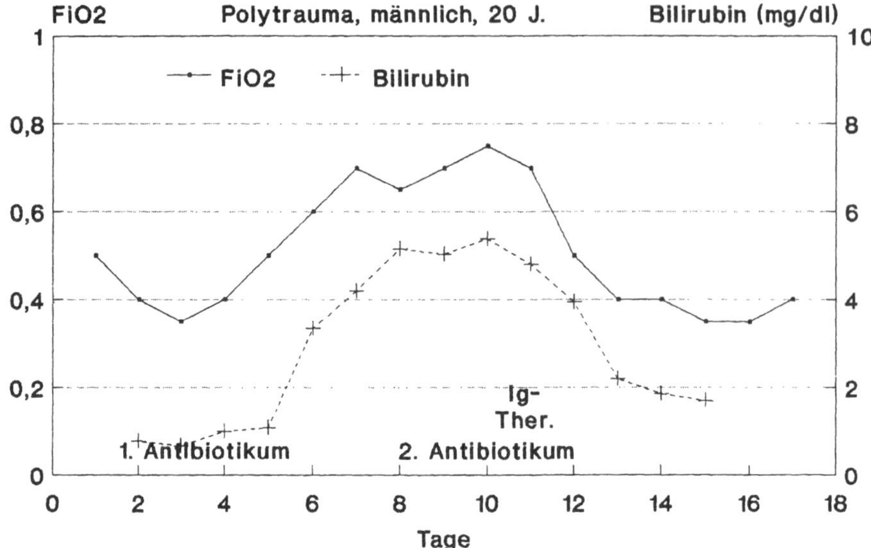

Abb. 2. Organfunktionsparameter

Extubation am 18. posttraumatischen Tag
Verlegung auf eine periphere Station 30 Tage nach Trauma

Fall 2 (Abb. 3)

55 Jahre alter Patient, männlich, Arbeitsunfall
Polytrauma mit multiplen Frakturen an beiden Beinen samt arteriellen Gefäßverletzungen, Beckenfraktur, schwere Weichteilquetschungen
operative Erstversorgung (Erhaltungsversuch der Beine)
intensivmedizinische Maximaltherapie (Massivtransfusion, differenzierte Beatmungstherapie, invasives Monitoring)
allgemeine Sepsissymptome und Fieber ab dem 3. Tag
erste Antibiotikakombination 3.–7. Tag
Oberschenkelamputation re. bei dubiösen Weichteilverhältnissen und hochgradigem Verdacht auf schwere Infektion am 5. Tag
latente Verbrauchskoagulopathie mit substitutionspflichtigem AT III (jede Substitution mit 1000 IE ist in Abb. 3 mit einem S gekennzeichnet)
Umsetzen der Antibiotikatherapie nach Resistenzbestimmung am 8. Tag
kein dauerhafter Effekt auf die Körpertemperatur
seit dem 7. Tag trotz Substitution kein nennenswerter AT III-Anstieg
am 8. und 9. Tag starker Bilirubinanstieg
am 9. Tag Entschluß zur Immunglobulintherapie bei offensichtlichem Versagen der Antibiotikatherapie und beginnendem Organversagen (Bilirubin, Gerinnungssystem)

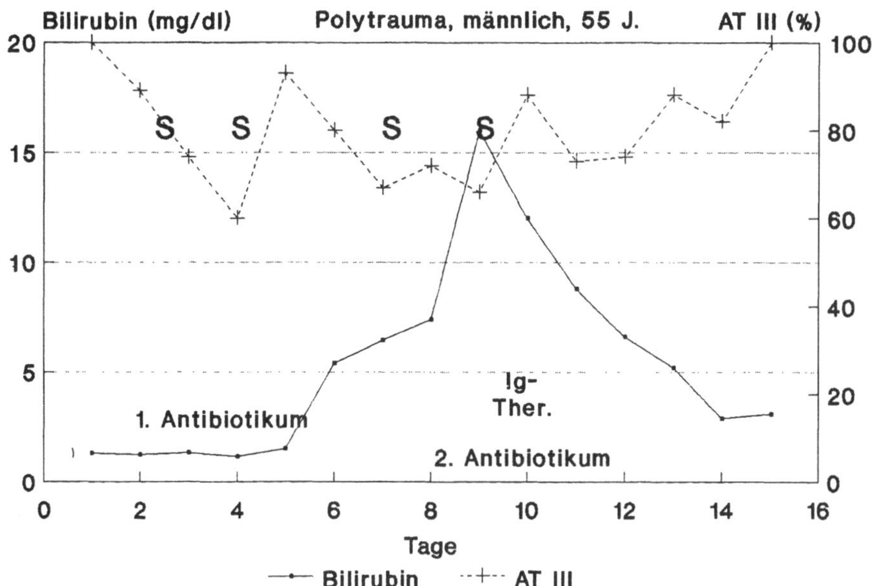

Abb. 3. Organfunktionsparameter

rapide Besserung der Befunde
Extubation des Patienten am 15. posttraumatischen Tag
Verlegung auf eine periphere Station 26 Tage nach Trauma

Diskussion

In beiden Fällen ist der zeitliche Zusammenhang zwischen Immunglobulintherapie und klinischer Besserung eindeutig. Wir sind überzeugt, daß auch ein kausaler Zusammenhang besteht und daß die Immunglobulintherapie greift, auch wenn sie so spät begonnen wird.

Die von uns aufgestellten Einschlußkriterien sind ohne zusätzlichen apparativen Aufwand oder aufwendige Score-Systeme am Patientenbett überprüfbar.

Das Einschlußkriterium „beginnende Organinsuffizienz" kann sich dabei auf folgende Organe beziehen:
Lunge (FiO_2, Compliance)
Kreislauf (Gefäßwiderstände, cardiac index, Katecholaminpflichtigkeit)
Niere (Harnstoff, Kreatinin-Clearance)
Leber (Bilirubin, SGOT, Cholinesterase)
Gerinnung (Gerinnungsteste, AT III, Thrombozyten)

Wegen der besseren Anti-Endotoxin-Wirkung und wegen schlechterer Erfahrungen mit einem reinen IgG-Präparat verwenden wir seit 1 1/2 Jahren ausschließlich ein IgM-haltiges Immunglobulin.

Ob sich, außer an einigen eindrucksvollen Kasuistiken, ein positiver Effekt des geschilderten Therapieschemas auch an größeren Fallzahlen nachweisen läßt, muß zur Zeit noch offen bleiben, wird aber von uns untersucht.

Unser Vorgehen ist gut praktikabel, durch die strenge Indikation nur auf wenige Patienten beschränkt und damit vom Kostenaufwand her vertretbar.

Es bringt zumindest in Einzelfällen hervorragende Ergebnisse.

Weitere Studien in den nächsten Jahren werden aber möglicherweise Abänderungen dieses Therapieregimes notwendig machen, zumal schon bald ein monoklonaler Endotoxin-Antikörper zur Verfügung stehen wird.

Literatur

1. Deller A (1990) Multiorganversagen: Ein komplexes Syndrom. Klinikarzt 19:352
2. Duswald KH, Müller K, Seifert J, Ring J (1980) Wirksamkeit von i.v.-Gammaglobulin gegen bakterielle Infektionen chirurgischer Patienten. Münch med Wschr 122:832
3. Lehmkuhl P, Jeck-Thole S (1988) Gamma-Venin: Anwendung des Hannover-Intensiv-Score bei Intensivpatienten. Die gelben Hefte [Suppl] 28:10
4. Rommelsheim K (1989) Prophylaktischer Einsatz von Pentaglobin in der Intensivbehandlung von Traumapatienten. Anästh Intensivther Notfallmed 24:162
5. Schedel I (1988) Ein IgM angereichertes Immunglobulinpräparat in der Behandlung von Sepsis und septischem Schock – eine kontrollierte randomisierte Studie. In: Klinisch angewandte Immunologie, hsg. von Deicher H. und Schoeppe W. Springer; Berlin, Heidelberg, New York
6. Schuster HP (1989) Sepsis als Ursache des Multiorganversagens. Anästh. Intensivther Notfallmed 24:206
7. Seifert J, Nitsche D (1987) Immunglobulin M. Dtsch. med. Wschr. 112:1267
8. Zander J (1989) Polytrauma als Ursache des Multiorganversagens. Anästh Intensivther Notfallmed 24:216

Das Verhalten der Immunoglobulin-G-Spiegel bei Neugeborenen mit bzw. ohne nachgewiesene Infektion vor und nach Gabe von intravenös verträglichem Immunglobulin

N. Petersen und H. Gunschera

Die Sepsis des Neugeborenen ist trotz intensiver pflegerischer Betreuung und hochdosierter Gabe von Antibiotika mit einer hohen Letalität behaftet. Zur Verbesserung der Prognose der Sepsis des Neugeborenen wird als zusätzliche Maßnahme die Gabe von intravenös verträglichem Immunglobulin empfohlen.

In der vorliegenden Untersuchung wurden 48 Neu- bzw. Frühgeborene mit dem Verdacht auf generalisierte Infektion unabhängig vom Geburtsgewicht mit 2 g eines intravenös verträglichen Immunoglobulins behandelt. Damit konnte bei allen Kindern unabhängig vom Geburtsgewicht der IgG-Spiegel in den Bereich normaler Erwachsenenwerte angehoben werden, auch wenn der Ausgangswert, wie bei Frühgeborenen zu erwarten, deutlich erniedrigt war. Im weiteren Verlauf fielen die IgG-Spiegel bei allen Kindern, unabhängig ob eine Sepsis nachgewiesen werden konnte oder nicht, mit einer Halbwertzeit von drei bis vier Wochen ab.

Bei Unterteilung der Kinder in verschiedenen Gruppen läßt sich bei den Frühgeborenen eine deutliche Korrelation zwischen Höhe des IgG-Spiegels und Geburtsgewicht aufzeigen. Ein Unterschied in der Höhe des IgG-Spiegels und der Dynamik des IgG-Abfalles zwischen der Gruppe der Neugeborenen mit bzw. ohne nachgewiesene Sepsis besteht nicht.

Trotz früh einsetzender antibiotischer Therapie und intensiver pflegerischer Maßnahmen bleibt die neonatale Sepsis mit einer hohen Letalität behaftet. Besonders groß ist hier das Risiko für die Frühgeborenen.

Eine der Ursachen für diese hohe Letalität der Neu- bzw. Frühgeborenensepsis ist im noch nicht ausgereiften Immunsystem besonders des Frühgeborenen zu suchen. Wir wissen, daß im letzten Drittel der Schwangerschaft ein diaplazentarer Transport von Immunglobulin G von der Mutter zum Kind stattfindet, wodurch das Neugeborene vor Infektionen geschützt werden soll. Da aber dieser diaplazentare Transport von Immunglobulinen erst in der 22. Schwangerschaftswoche beginnt und in der 37. Schwangerschaftswoche abgeschlossen ist, sind die Immunglobulin-G-Spiegel beim Frühgeborenen abhängig von der Schwangerschaftsdauer niedriger als beim reifen Neugeborenen. Das Defizit an Immunglobulin G liegt bei etwa 200 mg/dl pro 500 g Untergewicht.

In den ersten Wochen nach der Geburt sinkt der IgG-Spiegel im Serum des Neugeborenen kontinuierlich ab, die Leihantikörper der Mutter werden mit einer Halbwertzeit von ca. 28 Tagen abgebaut. Eine eigene Produktion von Immunglobulin G kommt erst allmählich in Gang.

So werden beim Säugling im dritten Lebensmonat die niedrigsten IgG-Werte gemessen, sie sind ungefähr auf ein Drittel der Werte bei Geburt abgesunken. Von diesem Zeitpunkt an steigt die Immunglobulin-G-Produktion und in der Folge die Konzentration im Serum kontinuierlich an. Sie erreicht beim 4 Jahre alten Kind ungefähr 90 % des Erwachsenenwertes.

Beim Frühgeborenen liegen die IgG-Werte abhängig vom Geburtsgewicht niedriger als beim reifen Neugeborenen. Darüberhinaus ist die Abbaurate des mütterlichen IgG höher als beim reifen Neugeborenen, so daß beim Frühgeborenen früher niedrigere IgG-Werte erreicht werden als beim reifen Neugeborenen.

Um die Prognose der neonatalen Sepsis zu verbessern, wird durch Gabe von intravenös verträglichem Immunglobulin versucht, dieses besonders bei Frühgeborenen bestehende Defizit auszugleichen. Uns interessierte, wie sich die Immunglobulin-G-Spiegel bei Neu- bzw. Frühgeborenen mit und ohne nachgewiesene perinatale Infektion nach einer durchgeführten Substitutionsbehandlung verhalten.

Im folgenden wird über 48 Neugeborene berichtet, die wegen eines bestehenden Infektes oder wegen des Verdachtes auf einen generalisierten Infekt in den ersten Lebenstagen mit intravenös verträglichem Immunglobulin behandelt wurden. 22 dieser Kinder waren bei der Geburt untergewichtig, 26 von ihnen wogen bei der Geburt 2.500 g oder mehr.

Die Indikation zur Behandlung mit intravenös verträglichem Immunglobulin wurde nicht nur bei klarem Vorliegen einer generalisierten Infektion gestellt, sondern auch, wenn durch vorzeitigen Blasensprung, Abgang von grünem Fruchtwasser, ein bestehendes Atemnotsyndrom des Kindes, eine vaginale Untersuchung der Mutter kurz vor der Geburt oder einen Infekt der Mutter der Verdacht auf eine solche Infektion beim Neugeborenen gegeben war. Damit erklärt es sich, daß auch Kinder behandelt wurden, bei denen sich ein anfangs ausgesprochener Verdacht auf eine generalisierte Infektion nicht bestätigte. Als beweisend für eine perinatale Infektion wurde erachtet, wenn eines oder mehrere der folgenden Kriterien erfüllt waren:

Foetider Geruch des Neugeborenen, Fieber des Neugeborenen, Bakterien und/oder Granulocyten im Magensaft, Granulocytopenie und/oder Thrombopenie, Erregernachweis im Rachen-, Ohr- oder Analabstrich bzw. im Mekonium, Erregernachweis aus Blut und/oder Liquor oder ein IgM-Gehalt des Neugeborenenblutes über 25 mg/dl.

Anhand der Kriterien Geburtsgewicht über 2.500 g
Geburtsgewicht unter 2.500 g beziehungsweise
Infektionsverdacht bestätigt
Infektionsverdacht nicht bestätigt

wurden die 48 Kinder in folgende vier Gruppen unterteilt:

Gruppe I,1: 15 normalgewichtige Neugeborene ohne bestätigten Infektionsverdacht

Gruppe I,2: 11 normalgewichtige Neugeborene mit bestätigtem Infektionsverdacht
Gruppe II,1: 15 untergewichtige Neugeborene ohne bestätigten Infektionsverdacht
Gruppe II,2: 7 untergewichtige Neugeborene mit bestätigtem Infektionsverdacht

Das mittlere Geburtsgewicht lag bei den Kindern der Gruppe:
I,1 bei 3.222 g
I,2 bei 3.338 g
II,1 bei 1.783 g
II,2 bei 1.719 g

Die Immunglobulin-G-Spiegel der Kinder lagen in der Gruppe:
I,1 bei 937 mg/dl
I,2 bei 1.013 mg/dl
II,1 bei 719 mg/dl
II,2 bei 655 mg/dl

Allen Kindern wurde unabhängig vom Geburtsgewicht an zwei aufeinanderfolgenden Tagen je 1 g Sandoglobin intravenös verabreicht. Mit diesem Konzept erhielten die besonders stark untergewichtigen Kinder, die im Serum auch die niedrigsten IgG-Konzentrationen aufwiesen, relativ mehr intravenöses Immunglobulin als die schwereren Kinder mit den höheren IgG-Werten.

Bei allen Kindern stiegen die gemessenen IgG-Konzentrationen im Serum nach Therapie an. Bemerkenswert erscheint, daß mit dieser Behandlung bei allen Kindern ein IgG-Spiegel von mindestens 800 mg/dl erreicht wurde.

Unmittelbar nach Behandlung lagen die Immunglobulin-G-Spiegel bei den Kindern der Gruppe: I,1 bei 1.166 mg/dl
I,2 bei 1.252 mg/dl
II,1 bei 1.245 mg/dl
II,2 bei 1.091 mg/dl

Noch einmal zusammengefaßt erhoben wir folgende Ergebnisse (jeweils die Durchschnittswerte in den verschiedenen Gruppen):

Gruppe I,1: 15 normalgewichtige Neugeborene ohne bestätigten Infektionsverdacht

Geb. Gew.	$\bar{x}$ = 3.222 g	Geb. Gew.	$\bar{x}$ = 3.338 g
IgG_0	$\bar{x}$ = 937 mg/dl	IgG_0	$\bar{x}$ = 1.013 mg/dl
IgG_1	$\bar{x}$ = 1.166 mg/dl	IgG_1	$\bar{x}$ = 1.252 mg/dl

Gruppe II,1: 15 untergewichtige Neugeborene ohne bestätigten Infektionsverdacht
Geb. Gew. $\bar{x}$ = 1.783 g
IgG_0 $\bar{x}$ = 717 mg/dl
IgG_1 $\bar{x}$ = 1.245 mg/dl

Gruppe II,2: 7 untergewichtige Neugeborene mit bestätigtem Infektionsverdacht
Geb. Gew. $\bar{x}$ = 1.719 g
IgG_0 $\bar{x}$ = 655 mg/dl
IgG_1 $\bar{x}$ = 1.091 mg/dl

Die Mittelwerte IgG_0 der Gruppen I,1 und I,2 sind statistisch signifikant verschieden von den Mittelwerten IgG_0 der Gruppen II,1 und II,2.

Im Anschluß an die Substitution mit intravenös verträglichem Immunglobulin konnte bei 46 der 48 Kinder der IgG-Spiegel nach der ersten Bestimmung wenigstens noch einmal kontrolliert werden. Bei allen 46 Kindern fielen die IgG-Spiegel wie zu erwarten war wieder ab. Zur Prüfung, ob der Abfall des IgG nach Substitution in den unterschiedlichen Gruppen auch unterschiedlich schnell erfolgte, galt es zunächst, den Verlauf der IgG-Konzentration im Serum mathematisch zu fassen. Nach der Formal $y = a + bx$ wurde b, nämlich die Steilheit des Abfalles des IgG, bei jedem einzelnen Kind berechnet. Die Werte wurden in den bekannten vier Gruppen zusammengefaßt und innerhalb der Gruppen gemittelt. Die Mittelwerte wurden miteinander verglichen, wobei sich statistisch kein Unterschied für b zeigen ließ. Danach fallen nach Substitution die IgG-Werte bei allen Kindern mit gleicher Halbwertzeit ab, unabhängig davon, ob die Kinder bei der Geburt untergewichtig waren oder nicht oder ob sich bei ihnen ein anfänglich geäußerter Infektionsverdacht bestätigte oder nicht.

Die Berechnung für b nach der Formal $y = a + bx$ ergibt für die
Gruppe I,1 $y = 1193 - 25{,}5x$
Gruppe I,2 $y = 1282 - 14{,}2x$
Gruppe II,1 $y = 1201 - 25{,}2x$
Gruppe II,2 $y = 1120 - 30{,}4x$

Wie oben erwähnt, sind die Werte für b statistisch nicht voneinander verschieden.

Zusammengefaßt können wir aufgrund der vorliegenden Ergebnisse folgendes sagen:

1. Die Immunglobulin-G-Werte bei Frühgeborenen sind niedriger als bei reifen Neugeborenen, und zwar besteht eine deutliche Korrelation zwischen Reifegrad sowie Geburtsgewicht und dem IgG-Wert.
2. Die IgG-Werte von Neugeborenen mit bestätigtem Infektionsverdacht unterscheiden sich nicht von den Werten der Neugeborenen ohne bestätigten Infektionsverdacht, unabhängig davon, ob es sich um Frühgeborene oder reif geborene Kinder handelt.
3. Die Substitution von 2 g intravenös verträglichem Immunglobulin, gegeben in zwei Dosen an zwei aufeinanderfolgenden Tagen, hebt die IgG-Werte bei allen Kindern auf über 800 mg/dl, unabhängig von dem Ausgangswert.

4. Der Abfall der IgG-Werte nach Substitution erfolgt bei allen Kindern mit der gleichen Halbwertzeit, unabhängig davon, ob sich ein ausgesprochener Infektionsverdacht bestätigte oder nicht.

Literatur

1. Lütticker R, Sternschulte W, Günther H, Eibach HW, Bolte A (1983) Neugeborenen-Sepsis und -Meningitis durch Gruppe-B-Streptokokken. Dtsch Ärzteblatt 80:32–36
2. Muralt G von (1978) Maturation of cellular and humoral immunity. In: Stave V (ed) Perinatal physiology. Plenum Medical Book Co., New York, S. 267–315
3. Sediropoulos D, Böhme U, Muralt G von, Morell A, Barandun S (1981) Immunglobulinsubstitution bei der Behandlung der neonatalen Sepsis. Schweiz Med Wochenschr 111:1649–1655

Qualitätsbeurteilung von Immunglobulinen zur intravenösen Anwendung

R. KOTITSCHKE und G. HARBAUER

Zusammenfassung

Die Bestimmung der antikomplementären Aktivität intravenös anwendbarer Immunglobuline ist unzureichend für deren Sicherheitsprüfung. Die Bestimmung der IgG-Subklassenzusammensetzung bedarf einer Standardisierung, die Zuordnung der Ak-Spezifitäten zu den Subklassen ist aufzuklären, bevor Rückschlüsse auf die klinische Bedeutung der Subklassenzusammensetzung der Präparate gezogen werden.

Der Beitrag polymerer Bestandteile für Unverträglichkeitsreaktionen ist als gesichert anzusehen, während die Frage der Bedeutung der Monomer/Dimer-Anteile Gegenstand aktueller Untersuchungen ist.

Einleitung

Da es bis heute keine europäische Pharmakopoe bzw. Monographie für intravenös anwendbare Immunglobuline (IVIGs) gibt, ist die Diskussion zum Thema Qualitätsbeurteilung der IVIGs nicht abgeschlossen.

Die Qualitätsprüfung der IVIGs unterliegt der Qualitätskontrolle der Herstellerfirmen, die den Richtlinien der jeweils zuständigen Zulassungsbehörden entsprechen muß. Diese Prüfung beinhaltet Sterilitätsteste, Pyrogenitätsprüfungen und die Prüfung der Reinheit und Sicherheit der Produkte.

Die in vitro Parameter zur Verträglichkeitsprüfung von IVIG sind Gegenstand dieser Darstellung.

Unproblematisch ist die Präkallikrein-Aktivator-Prüfung. Dafür stehen internationale Standards und validierte Testmethoden zur Verfügung. Die Probleme der Sicherheitsprüfung beginnen bei der Bestimmung der Ak-Titer gegen AB-Antigene, so daß das WHO-Expertengremium beschlossen hat, keine Richtlinien für IVIGs zu erlassen, solange keine Methode erarbeitet worden ist, auf die man sich international verständigen kann.

Im folgenden werden zunächst in vitro Tests der antikomplementären Aktivität der IVIGs mit den Ergebnissen eines Tiermodells zur in vivo Verträglichkeit verglichen. Schließlich werden Molekulargewichtsverteilungen und IgG-Subklassenverteilungen der IVIGs behandelt.

Material und Methoden

ACA-Ringversuche

I.v. Immunglobulinpräparate wurden den Teilnehmern der ACA-Ringversuche von fünf Herstellerfirmen zur Verfügung gestellt.

Erster ACA-Ringversuch

Die Methode der ACA-Bestimmung stand den Teilnehmern frei. Die Reagenzien für die Durchführung der Methode waren nicht vereinheitlicht.

Zweiter ACA-Ringversuch

Die Methode der ACA-Bestimmung war vereinheitlicht. Die Reagenzien für die Durchführung der Methode waren nicht vereinheitlicht.

Dritter ACA-Ringversuch

Die Methode und die Reagenzien waren vereinheitlicht.

Teilnehmer der ACA-Ringversuche der Arbeitsgruppe „Plasmatische Blutbestandteile" der Deutschen Gesellschaft für Transfusionsmedizin und Immunhämatologie waren: Dr. Felser, Baxter Ltd.; Dr. Fiechtel, Armour Pharma Ltd.; Dr. Höltz, Paul Ehrlich-Institut; Dr. Igel, Immuno AG; Dr. Kotitschke, Biotest Pharma AG; Dr. Müller und Dr. Kanzy, Behringwerke AG; Dr. Setter, DRK Hagen.

Verträglichkeitsstudien in einem Rattenmodell

Versuchstiere

Männliche Ratten (Lewis/Han-Stamm 4010) mit Körpergewichten von 240 bis 265 g. Gruppenhaltung in Edelstahlkäfigen mit Gitterboden. Freier Zugang zu pelletiertem Standardfutter (Altromin®) aus halbautomatischen Raufen und zu Leitungswasser aus automatischen Nippeltränken.

Anaesthesie

1 ml Narcoren® wurde mit 2 ml 0.9 %iger NaCl-Lösung gemischt. Das Tier erhielt 0.1 ml/100 g KG dieser Mischung i.p. Nach 5 Minuten war eine ausreichende Narkosetiefe erreicht.

Präparation

Rückenlagerung. Medianer Schnitt an der Halsvorderseite. Tracheotomie. Einführen eines 2 cm langen Stückes eines Venenkatheters als Trachealkanüle. Katheterisierung der linken A. Carotis mit einem Venenkatheter nach zentral zum Anschluß an einen Druckaufnehmer. Nadelelektroden zur Abnahme des Standard-EKG. Einlegen eines Katheters in die rechte v. jugularis externa nach zentral zur Injektion der Testlösung. Anschluß der Trachealkanüle an eine Starling-Atempumpe; in das Verbindungsstück wurde seitlich eine dünne Plastikvenüle eingeführt, in die Trachealkanüle vorgeschoben und an einen Druckaufnehmer angeschlossen. Bei einer Atemfrequenz von 72/min wurde der Atemhub so eingestellt, daß der endinspiratorische Druck 6 mmHg betrug.

Versuchsgang

Nach der Präparation wurde mit der langsamen Registrierung (0.1 mm/sec) der Meßgrößen (s. u.) begonnen. An den Katheter in der v. jugularis externa wurde eine Einmalspritze angeschlossen, die 4 ml/kg KG der Immunglobulinprobe enthielt. Sobald ein steady state aller registrierten Parameter erreicht war, wurde der Papiervorschub für wenige Sekunden auf 50 mm/sec geschaltet, um die Ausgangswerte festzuhalten. Die vorbereitete IVIG-Dosis wurde innerhalb von 5 Sekunden in die V. jugularis externa injiziert.

Registrierungen und Messungen

Auf einem Hellige Mehrkanalschreiber wurden registriert:
- arterieller Blutdruck (Gould Statham P 23 1D)
- EKG-Ableitungen I, II, III
- integrierte Pulsfrequenz (Integrator Hellige 26301111)
- Atemamplitude (Gould Statham P 23 1D)

Ein Mehrkanalsichtgerät (Hellige Cardioscope 930044) ermöglichte es, diese Funktionen bei schnellerer Durchlaufgeschwindigkeit zu beobachten.

Die Werte aller Parameter vor, und 2, 5, 10, 15 und 20 Minuten nach Injektionsende wurden aus dem Registrierstreifen ausgemessen und tabelliert. Außerdem wurde vermerkt, in welchen Abschnitten der Aufzeichnungen Extrasystolen (auch bei langsamer Registrierung erkennbar) aufgetreten waren. Für die Zeitpunkte 2, 5, 10, 15 und 20 Minuten nach Injektionsende wurde für jeden oben genannten Parameter die Differenz zum Ausgangswert gebildet. Aus den korrespondierenden Einzelwerten von 10 Tieren wurden die Mittelwerte dieser Differenzen und die Standardabweichungen der

Einzelwerte errechnet. Die Mittelwerte ± 2 Standardabweichungen der Einzelwerte wurden graphisch dargestellt. So erhielten wir aus einer Stichprobe mit dem Umfang n = 10 für Aortenmitteldruck, Pulsfrequenz und maximalen inspiratorischen Druck die Mittelwertverläufe und „Normbereiche der Änderungen", in welchen theoretisch etwa 95 % aller Einzelwerte einer Gesamtpopulation liegen sollten, aus denen die Stichprobe gezogen worden war. Diese Normbereiche wurden für ein handelsübliches und als gut verträglich bekanntes IVIG ermittelt.

Zur Prüfung weiterer IVIGs werden die Einzelwerte der Differenzen zu den Ausgangswerten 2, 5, 10, 15 und 20 Minuten nach Applikation eines Präparates in die Normbereiche des Vergleichsstandards eingetragen. Jede Überschreitung eines Normbereiches nach unten oder oben wird mit einem Punkt bewertet. Bei 3 × 5 Meßzeitpunkten können so in einem Versuch 15 Score-Punkte erreicht werden.

Werden in einem oder mehreren der 5 Intervalle zwischen den einzelnen Meßzeitpunkten EKG-Auffälligkeiten registriert, wird jeweils ein zusätzlicher Punkt gegeben. In einem Einzelversuch sind also theoretisch 20 Score-Punkte erreichbar, wenn alle Parameter stets außerhalb der Normbereiche ihrer Veränderungen liegen und während der gesamten Beobachtungszeit EKG-Auffälligkeiten auftreten. Bei idealer Verträglichkeit wird ein Versuch 0 Punkte erhalten.

Die Punktzahl aller Versuche für ein IVIG-Präparat werden addiert und durch die Anzahl der Versuche dividiert. Dieser Wert stellt den „mean score" des Prüfproduktes dar. Präparate mit mean scores ≥5.0 werden als „schlecht verträglich", mit ≥8.0 als „unverträglich" bewertet.

Antikörpertiterbestimmungen von CMV, VZV und HBV-HIGs

Die Antikörpertiterbestimmung in Hyperimmun-IVIG-Präparaten erfolgte mit einem indirekten Enzyme-linked Immunosorbent Assay (Elisa), unter Verwendung der Referenzpräparate vom PEI (Paul-Ehrlich-Institut, Langen) und den Test-Kits Enzygnost®-Cytomegalie (CMV), Enzygnost®-Varizella (VZV) der Behringwerke und dem Ausab-EIA (HBV) von Abbott.

Ergebnisse und Diskussion

ACA-Ringversuche

M. Mayer hat 1961 [1] eine in vitro-Methode der quantitativen Bestimmung des Komplementverbrauchs, bzw. der Komplementbindung durch Immunglobuline des IgG-Typs beschrieben. Diese Methode und eine Vielzahl [2, 3] von Varianten haben weite Verbreitung zur Prüfung der antikomplementären Aktivität (anticomplementary activity = ACA) von i.v. Immunglobulinen als Indikator ihrer Verträglichkeit gefunden.

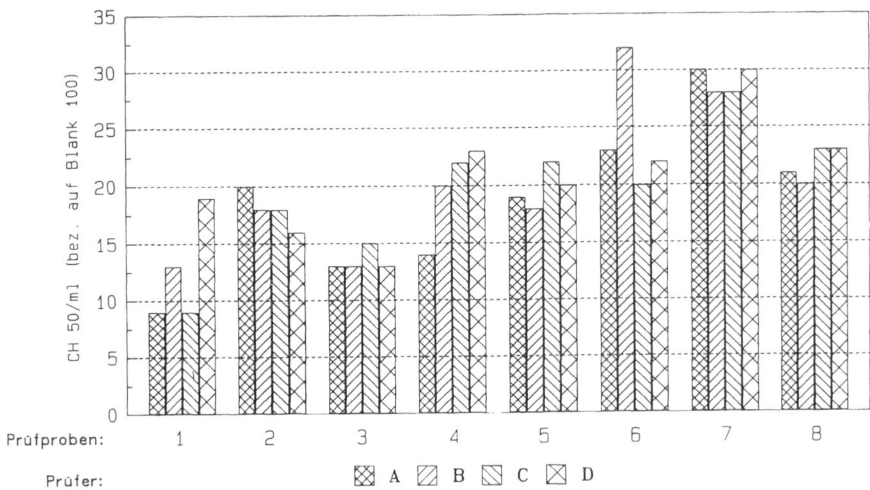

Abb. 1. Antikomplementäre Aktivität (CH 50/ml) der IVIG-Prüfproben Nr. 1 bis 8

Da es bis heute keine europäische Pharmacopoe bzw. Monographie für intravenös anwendbare Immunglobuline gibt und die Hersteller von IVIGs unterschiedliche ACA-Methoden zur Prüfung ihrer Produkte anwenden, hat die Arbeitsgruppe „Plasmatische Blutbestandteile" der DGTI drei Ringversuche mit IVIGs von verschiedenen Herstellern durchgeführt. Hier soll nur auf den zweiten Ringversuch eingegangen werden, da der erste aufgrund der verschiedenen angewandten Methoden zu sehr unterschiedlichen Ergebnissen geführt hat und der dritte noch nicht abgeschlossen ist.

Der zweite Ringversuch ist unter Anwendung einer von der Arbeitsgruppe gemeinsam erarbeiteten einheitlichen ACA-Methode durchgeführt worden (Abb. 1). Sie basiert auf der von M. Mayer publizierten Methode.

Bei der Auswertung der Ergebnisse der Prüfer, die dieselbe Methode und das gleiche Komplement verwendeten, ergibt sich eine gute Übereinstimmung der Ergebnisse. Die Abbildung 1 zeigt die Ergebnisse als CH 50/ml der insgesamt acht Prüfproben der vier Prüfer A bis D.

Der dritte Ringversuch wurde erforderlich, da die Verwendung eines anderen Komplementes zu deutlich unterschiedlichen Ergebnissen führte.

Verträglichkeitsstudien in einem Rattenmodell

Der Fragestellung der Relevanz einer ACA-Methode für Aussagen zur Verträglichkeit von IVIGs haben sich die Autoren dieses Beitrages zugewandt, unter Heranziehung eines von W. K. Bleeker et al. [4, 5] beschriebenen Tiermodells.

In der Vergangenheit ist die Relevanz der ACA-Werte für die Verträglichkeitsbeurteilung von IVIGs von verschiedenen Arbeitsgruppen untersucht worden [6, 7]. Bei dem hier beschriebenen Rattenmodell werden Änderungen folgender funktioneller Parameter einbezogen: Blutdruck, Pulsfrequenz, EKG und Atemwiderstand.

Von sieben Immunglobulin-Handelspräparaten (nicht identisch mit den Prüfproben des ACA-Ringversuches) wurden die ACA-Werte und arbiträre score-Werte der Verträglichkeit für Ratten bestimmt. Jedes Immunglobulinpräparat wurde an jeweils sechs männlichen Inzucht-Lewis-Ratten (Stamm Han/4010) geprüft. Zusätzlich wurden diese Präparate in Originalflaschen, nach dem Auflösen für 10 Min auf 63 °C erhitzt. Durch diese Erhitzung sollen IgG-Dimere und IgG-Polymere induziert werden.

Es bestehen deutliche Unterschiede im Aussehen der nativen und erhitzten Präparate. Es gibt Präparate, die nach der Erhitzung nahezu unverändert aussehen, während andere eine Trübung annehmen, die bis hin zu massiver Gelierung des gesamten Produktes führt.

Abbildung 2 zeigt die ACA-Werte für jedes native und jedes erhitzte Präparat. Bei den ersten drei Immunglobulinen führte die Erhitzung nur zu einem moderaten Anstieg der ACA-Werte, während bei den übrigen vier Präparaten ein deutlicher Anstieg bewirkt wird.

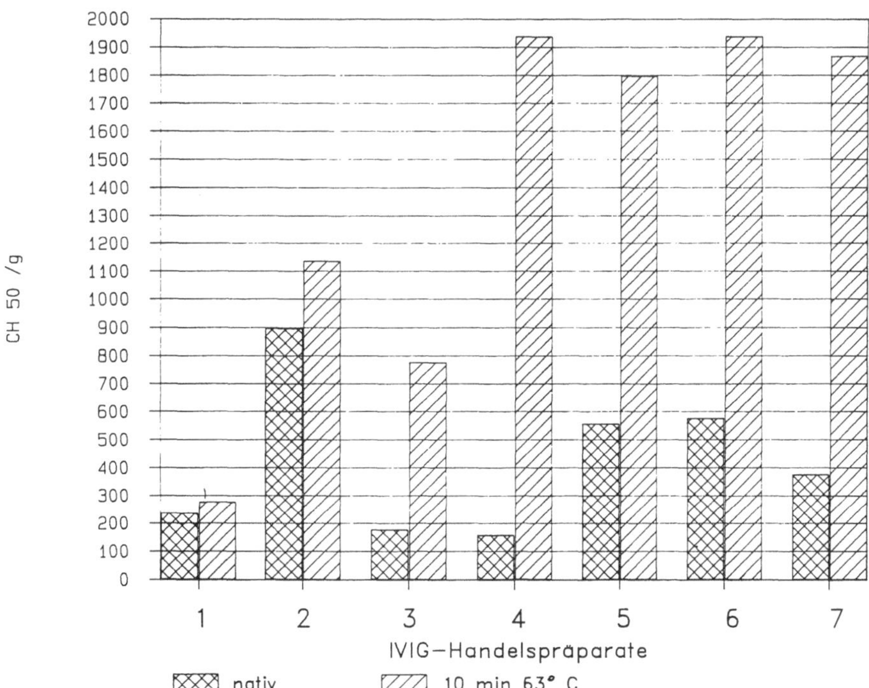

Abb. 2. ACA-Werte von sieben IVIG-Handelspräparaten, nativ und nach einer Erhitzung für 10 Minuten auf 63 °C (diese IVIGs sind nicht identisch mit den Prüfproben der ACA-Ringversuche)

Abbildung 3 zeigt den Verlauf der Prüfparameter des „Homburger Rattenmodells" in einer 20-minütigen Beobachtungszeit am Beispiel des Präparates Nr. 2, das nativ und erhitzt je 6 Ratten i.v. appliziert wurde. Die Verläufe aller Parameter unterscheiden sich beim erhitzten Präparat signifikant von denen des nativen.

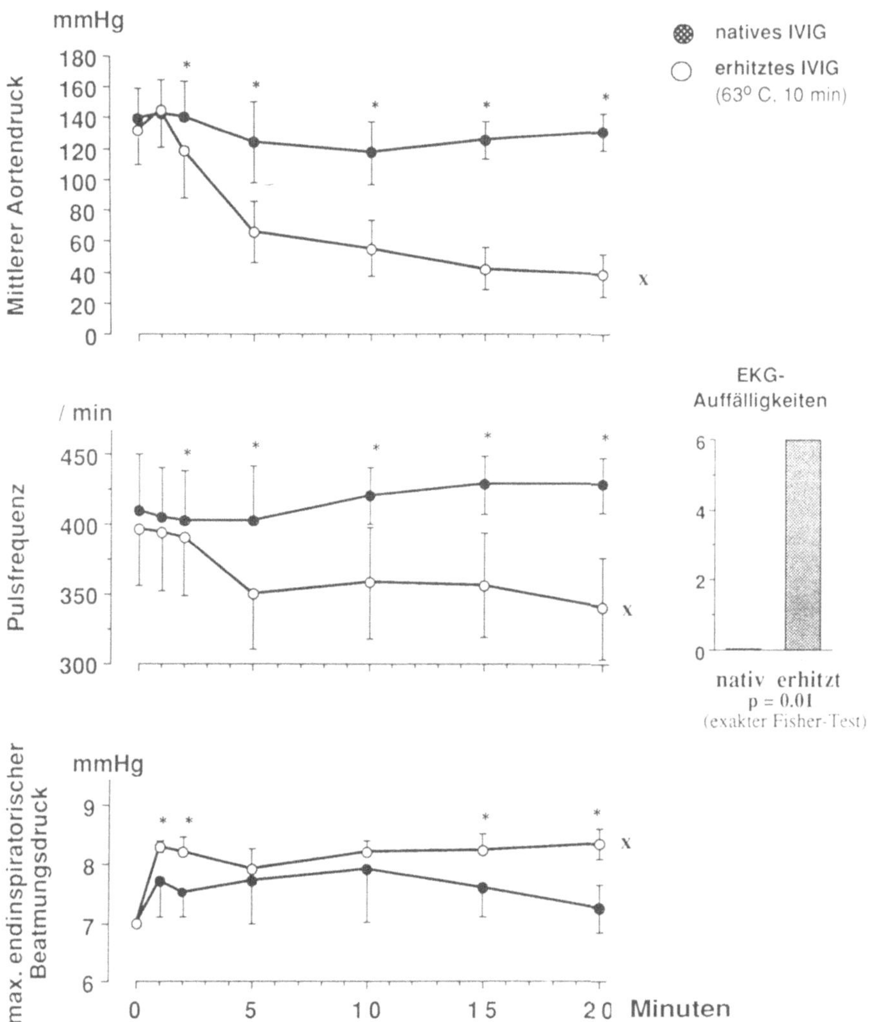

* Natives vs erhitztes IVIG α << 0.05 (Mann-Whitney-U-Test)

x Ausgangswert vs Endwert α < 0.05 (Wilcoxon-Test für Paardifferenzen)

Abb. 3. Verträglichkeitsprüfung von i.v. Immunglobulinpräparaten in einem Rattenmodell. Der Blutdruck, Pulsfrequenz, maximaler endinspiratorischer Beatmungsdruck und EKG-Auffälligkeiten einer Gruppe von sechs Ratten werden über einen Zeitraum von 20 Minuten nach der Applikation des Prüfproduktes registriert

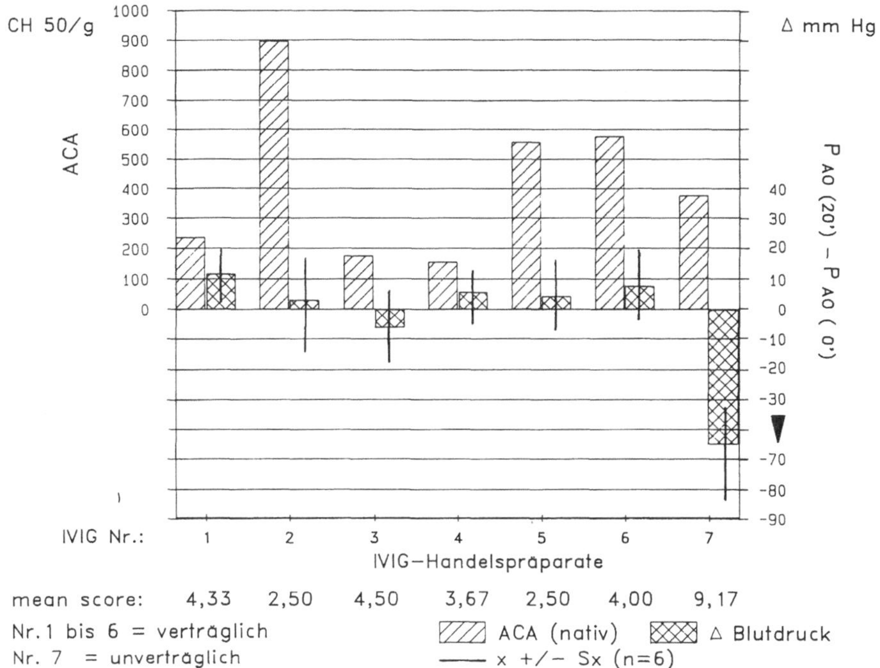

Abb. 4. ACA-Werte von sieben IVIG-Handelspräparaten und Blutdruckänderungen an Ratten nach der i.v. Applikation dieser IVIGs. Der Verträglichkeits-Index der sieben IVIGs ist als mean score angegeben, bei einem empirischen Grenzwert von 5.0

Danach ist das erhitzte Präparat als eindeutig unverträglich zu bewerten, obwohl der ACA-Wert nach der Erhitzung nahezu unverändert war.

Abbildung 4 zeigt die Ergebnisse der Bestimmung der ACA-Werte und die Ergebnisse der Rattenverträglichkeitsprüfungen von sieben IVIG-Handelspräparaten. Die rechten Säulen symbolisieren die Blutdruckänderungen gegenüber den Ausgangswerten. Die aus allen Prüfparametern kombinierten score-Werte sind unten eingetragen. Besondere Beachtung verdienen die Präparate Nr. 2 und Nr. 7. Die Nr. 2 zeigt einen sehr hohen ACA-Wert und war trotzdem in der Ratte gut verträglich. Die Nr. 7 zeigt einen unverdächtigen ACA-Wert, war aber unverträglich in der Ratte.

Die Verträglichkeit bzw. Unverträglichkeit der IVIGs in dem Rattenmodell entsprach also bei zwei von sieben geprüften Präparaten nicht den Erwartungen nach den ACA-Werten.

Die Studie zur Prüfung der Verträglichkeit der IVIGs lassen sich folgendermaßen zusammenfassen: Die Verwendung des ACA-Wertes als alleiniger Parameter zur Beurteilung der Verträglichkeit von Immunglobulinen ist unzureichend, da keine klare Korrelation zwischen den ACA-Werten und der Verträglichkeit für die Ratte besteht.

Die ACA-Prüfung ist als Qualitätskontroll-Test geeignet, aber unzureichend für die Sicherheitsprüfung.

IgG-Subklassen

Ein weiteres, mit einem Fragezeichen versehenes Qualitätsmerkmal der intravenösen Immunglobuline ist die IgG-Subklassenzusammensetzung.

Humanes IgG setzt sich aus vier IgG-Subklassen zusammen, die sich in den schweren Ketten unterscheiden.

Die Problematik der IgG-Subklassenanalytik ist von Herrera und Mitarbeitern 1989 in einer Vergleichsstudie an drei IVIG-Handelspräparaten, deren IgG-Subklassenzusammensetzung von drei renommierten Labors überprüft wurden, aufgezeigt worden (Tabelle 1). Die hier verkürzt gezeigte Tabelle 3 aus dieser Publikation zeigt prozentuale Abweichungen von mehreren 100% für die einzelnen Subklassenbestimmungen durch die beteiligten Labors. Diese Befunde gelten für alle drei Prüfprodukte. Nicht viel besser fallen diese Befunde bei dem Vergleich verschiedener Chargen aus.

Tabelle 1. IgG subclass concentration by lot, laboratory and manufacturer. IVIG-Präparate No. 1, lot No. 3 (mg/dl)

	IgG-1	IgG-2	IgG-3	IgG-4
Labor 1	200	55	1,0	0,7
Labor 2	571	105	24	17
Labor 3	712	209	49	28

Aus A. M. Herrea et al.: Immunoglobulin composition of three commercially available intravenous immunoglobulin preparations. J. Allergy Clin. Immunol. 84 (4, Part 1) 556–561/1989

Die Zuordnung der Antikörperaktivitäten zu bestimmten IgG-Subklassen ist in der Literatur für die Seren einzelner Patienten beschrieben worden. Diese Zuordnung der Subklassenspezifitäten ist für das Varizella-Zoster-Virus, das Cytomegalie-Virus und das Hepatitis B-Virus in der Literatur widersprüchlich (Tabelle 2). Angaben über die Zuordnung der Antikörperaktivitäten zu den IgG-Subklassen in Plasmapools fehlen. Die Frage der Zuordnung bestimmter viraler Ak-Aktivitäten zu einer definierten IgG-Subklasse erhält bei der Herstellung von Hyperimmunglobulinpräparaten eine besondere Bedeutung, wenn das Herstellungsverfahren für diese Präparate zu der An- bzw. Abreicherung einer bestimmten Subklasse führt.

Zur Aufklärung der Frage der Bedeutung der IgG-Subklasse 3 für die CMV-, VZV- bzw. HBs-Titer der Hyperimmunglobulinpräparate wurde die

Tabelle 2. Zuordnung der Ak-Aktivität zur IgG-Subklasse

Virus	IgG-3	IgG-4	Literatur-Übersicht	
Hepatitis B	positiv negativ	negativ positiv	A. Morell F. Skvaril	(1983) (8) (1984) (9)
Varizella- Zoster-Virus	positiv negativ	positiv negativ	F. Skvaril V. Sundqvist	(1983) (10) (1984) (11)
Cytomegalie- Virus	positiv pos./neg.	pos./neg.? pos./neg.?	A. Linde V. Sundqvist	(1983) (12) (1984) (11)

IgG-Subklassenverteilung der Ausgangsfraktionen von uns bestimmt und diese Fraktionen anschließend teilweise von der IgG-Subklasse 3 befreit (Tabelle 3).

Für die Ak-Titer für Varizella-Zoster, das Hepatitis B- und das Cytomegalie-Virus ist eine spezifische Zuordnung dieser Aktivitäten zu der IgG-Subklasse-3 alleine oder in erheblichem Umfang nicht nachzuweisen.

Tabelle 3. Abreicherung der IgG-Subklasse 3 aus Hyperimmunglobulinpräparaten und Ak-Aktivitäten

	IgG-Subklassen [%] ± SD				Ak-Titer [U/ml]		
	1	2	3	4	CMV	VZV	HBV
Präparat 1 (Ausgangs-fraktion)	67 ± 2.05	25 ± 1,9	4,5 ±0,44	3,0 ±0,58	68	74	95
Präparat 2	67 ± 3.6	27 ± 3,3	1,3 ±0,67	3,4 ±0,67	67	72	93

IgG-Molekulargewichtsverteilung

Das letzte in dieser Darstellung mit einem Fragezeichen versehene Merkmal der IVIGs ist deren Molekulargewichtsverteilung. Die Monomer-, Dimer- und Polymer-Anteile der IVIGs werden durch die chromatographische Auftrennung an Säulen, vorzugsweise HPCL, quantitativ bestimmt.

Unbestritten ist, daß die Polymer-Anteile im wesentlichen für Unverträglichkeitsreaktionen und die antikomplementäre Aktivität verantwortlich sind. Die Frage der Bedeutung der Verteilung der Monomer- und Dimer-Anteile der IVIGs für die Verträglichkeit ist Gegenstand aktueller Untersuchungen.

Herrn Dr. D. Rohm, Biotest Pharma, danken wir für die Bestimmung der Ak-Aktivitäten in den Hyperimmunglobulinpräparaten, Frau P. Ernert für die tierexperimentellen Arbeiten, Frau Zeidler für die ACA-Prüfungen und IgG-Subklassenbestimmungen und Frau S. Hecker für die Sekretariatsarbeiten.

Literatur

1. Mayer MM (1961) Complement and Complement Fixation. Experimental Immunochemistry, 2nd ed (Kabat EA, Mayer MJ eds), pp 133–240, CL Thomas, Springfield
2. Römer J, Gardi A, Kistler P (1979) Assay of anticomplementary activity in solutions of immunoglobulins. Develop biol Standard, S Karger, Basel 44:147–151
3. Fröhlich WO, Kaiser PE (1989) Methodenvergleich zur Bestimmung der antikomplementären Aktivität von menschlichen Immunglobulinpräparaten. Lab med 13:125–130
4. Bleeker WK, Agterberg J, Rigter G, de Vries-van Rossen A, Bakker JC (1987) An animal model for the detection of hypotensive side effects of immunoglobulin preparations. Vox Sang 52:281–291
5. Bleeker WK, Agterberg J, Rigter G, van Rooijen N, Bakker JC (1989) Key role of macrophages in hypotensive side effects of immunoglobulin preparations. Studies in an animal model. Cli exp Immunol 77:338–344
6. Seiler FR, Peukert A, Kanzy EJ (1979) Comparison of several in vitro assay methods for the quantitative determination of complement consumption (‚binding‘) by gammaglobulin preparations. Develop biol Standard, S Karger, Basel 44:153–163
7. Gronski P, Kanzy EJ, Ronneberger HJ, Geursen R, Seiler FR (1988) In vivo relevance of quality control parameters for immunoglobulins. In: Krijnen HW, Strengers PFW, van Aken WG (ed) Immunoglobulins, Proceedings of an International Symposium, pp 423–433
8. Morell A, Roth-Wicky B, Skvaril F (1983) Immunoglobulin G subclass restriction of antibodies against hepatitis B surface antigen. Infect Immunity 39:565–568
9. Skvaril F, Joller-Jemelka H (1984) IgG subclass anti-HBs antibodies in vaccinated and non-vaccinated individuals and in anti-HBs immunoglobulin preparations. Int Archs Allery appl Immun 73:330–337
10. Skvaril F (1983) Human IgG subclass in antiviral antibodies determined with monoclonal antibodies in ELISA. In Avrameas Immunoenzymatic Techniques (Elsevier, Amsterdam 1983), pp 287–290
11. Sundqvist VA, Linde A, Wahren B (1984) Virus-specific immunoglobulin G subclasses in herpes simplex and varicella zoster virus infections. J Clin Microbiol 20:94–98
12. Linde A, Hammarström L, Persson MAA, Smith CIE, Sundqvist VA, Wahren B (1983) Virus-specific antibody activity of different subclasses of immunoglobulin G and A in cytomegalovirus infections. Infect Immunity 42:237–244

Epidemiologie und Diagnostik von Infektionen

Epidemiologie und Diagnostik der Retrovirusinfektion

W. SIBROWSKI, M. BASSY und P. KÜHNL

Transfusionsmedizinische Bedeutung von HIV-1/-2 und HTLV-I

Zu den transfusionsmedizinisch relevanten Retroviren gehören das humane Immundefizienz-Virus (HIV-1, HIV-2) und das HTLV-I (human T-lymphotropic virus) [1]. Beide, das HIV-1 und HIV-2, sind Auslöser des erworbenen Immundefekt-Syndroms (Acquired Immune Deficiency Syndrome = AIDS). Das HTLV-I ist der mutmaßliche Auslöser der T-Zell-Leukämie des Erwachsenen (ATLL), der tropisch spastischen Paraparese (TSPP) und der HTLV-I-assoziierten Myelopathie (HAM) (Tabelle 1 und Tabelle 2).

Retroviren gehören zur Gruppe der RNA-Tumorviren [1–3]. Diese Virusgruppe ist dadurch charakterisiert, daß sie ihre genetische Information (entgegen dem „biochemischen Dogma" DNA → RNA) von einer Einzelstrang RN in ringförmige Doppelstrang-DNA (Provirus-DNA) transkribieren kann. Der Pathomechanismus der HIV-Infektion, die Regulation der Provirus-DNA-Expression und die regulatorische Funktion der verschiedenen Virusproteine, die an der Aktivierung der Infektion beteiligt sind, sind Gegenstand lebhafter Forschung (Abb. 1).

Tabelle 1. Humanpathogene Retroviren

Retrovirus	Typ	Vorkommen	Entdeckung	Arbeitsgruppe
HTLV-I	Onko-RNA-Virus	USA, Karibik Südwest-Japan	1978 1980	Gallo Hinuma
HTLV-II	Onko-RNA-Virus	USA (sporadisch)	1982	Gallo
HIV-1 (HTLV-III, LAV-I)	Lenti-Virus	Zentral-Afrika Karibik, USA West-Europa	1983 1984	Montagnier Gallo
HIV-2 (LAV-II)	Lenti-Virus	West-Afrika	1985	Montagnier
HTLV-V		Europa	1989	Manzari Montagnier

*) HTLV-IV (Essex, Kanki) ist ein Laborartefakt durch Kontamination humaner Lymphozyten-Kulturen mit SIV (Simian Immunodeficiency Virus)

Tabelle 2. Klinische Manifestation der Infektion mit Retroviren

Virus	Lymphome	Neurologische Symptome	Immunsuppression
HTLV-I	+ ATLL[1)]	+ TSP/HAM[2)]	− (?)
HTLV-II	+ Haarzellen-Leukämie	−	−
HIV-1	− (?)	+ Encephalopathie	+ AIDS
HIV-2	−	+ Encephalopathie	+ AIDS
HTLV-V	+ Kutane-T-Zell-Leukämie	−	−

[1)] ATLL = adult-T-cell leukemia lymphoma
[2)] TSP = Tropisch-spastische-Paraparese; HAM = HTLV-I associated myelopathy

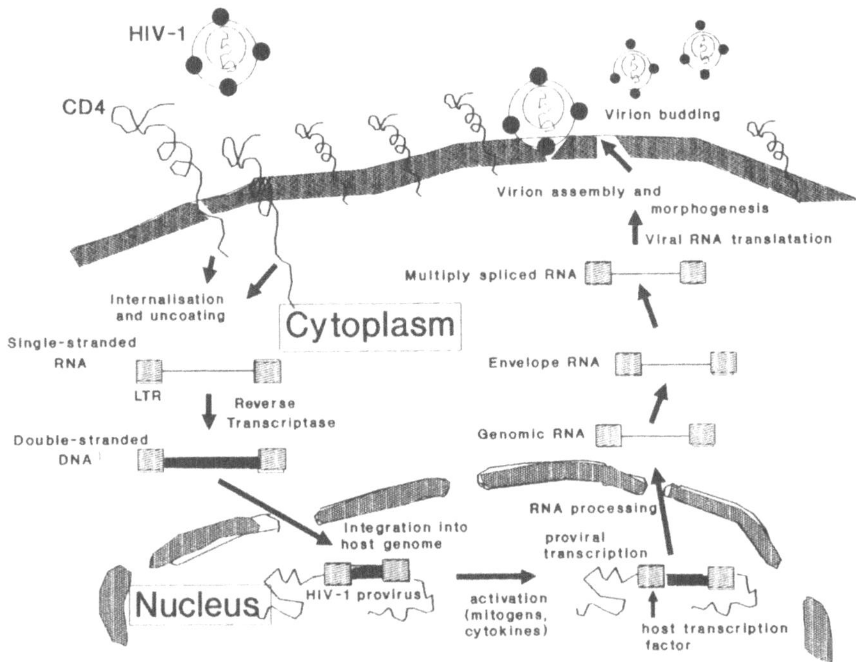

Abb. 1. Pathomechanismus der HIV-Infektion

Der mittlere Durchmesser der HIV-Partikel (Virionen) beträgt 96–100 nm. Die Retroviren sind von einer Lipidhülle umgeben, die sie gegenüber Inaktivierungsmaßnahmen (Hitze, Alkohol, β-Propiolakton, Tri-n-butyl-phosphat/Natrium-Cholat = TNBP) äußerst empfindlich macht. Die Virus-RNA ist zusammen mit der Reversen Transkriptase (RT), im zylindrischen Virus-Core untergebracht. Die RT, 1970 von Baltimore entdeckt [4],

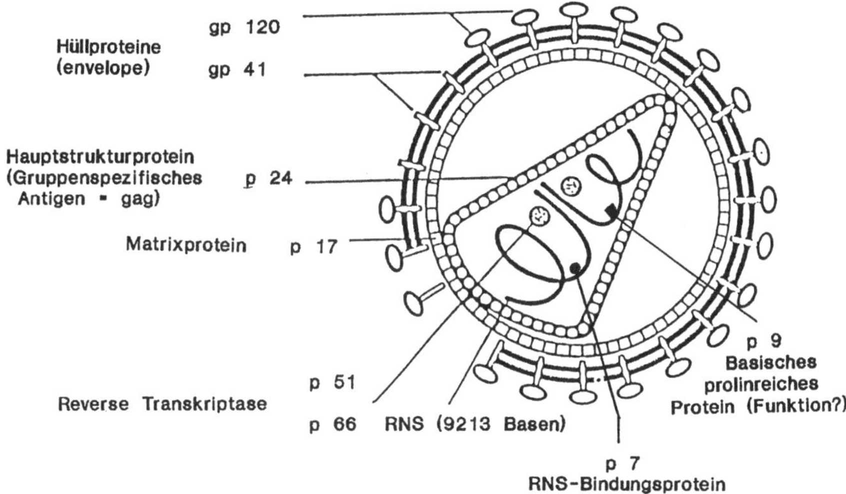

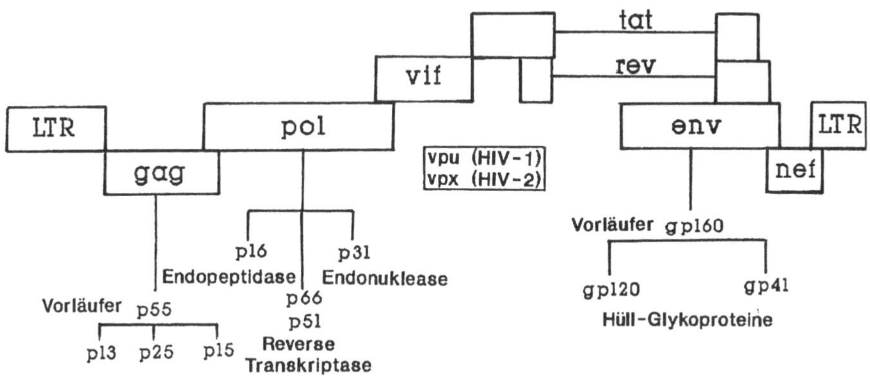

Abb. 2. Darstellung des HIV-1/-2 (oben) und Genomstruktur (unten)

katalysiert die Transkription von RNA zu DNA und übt damit eine Schlüsselfunktion im retroviralen Infektionsmechanismus aus (Abb. 2).

Von großer epidemiologischer Bedeutung ist die Latenz der Retrovirusinfektion [5]. Die einmal infizierte Ziel-Zelle behält die Provirus-DNA lebenslänglich. Die heutige Vorstellung vom Ablauf einer HIV-Infektion, vom Zeitpunkt der Infektion bis zur Manifestation des AIDS, mit den wesentlichen serologischen und immunologischen Veränderungen, ist in Abbildung 3 schematisch dargestellt.

In den vergangenen Jahren wurden zahlreiche neue Erreger dieser Virus-Familie entdeckt, die ebenfalls unter dem Verdacht stehen, eine wichtige Rolle bei der Tumorgenese zu spielen.

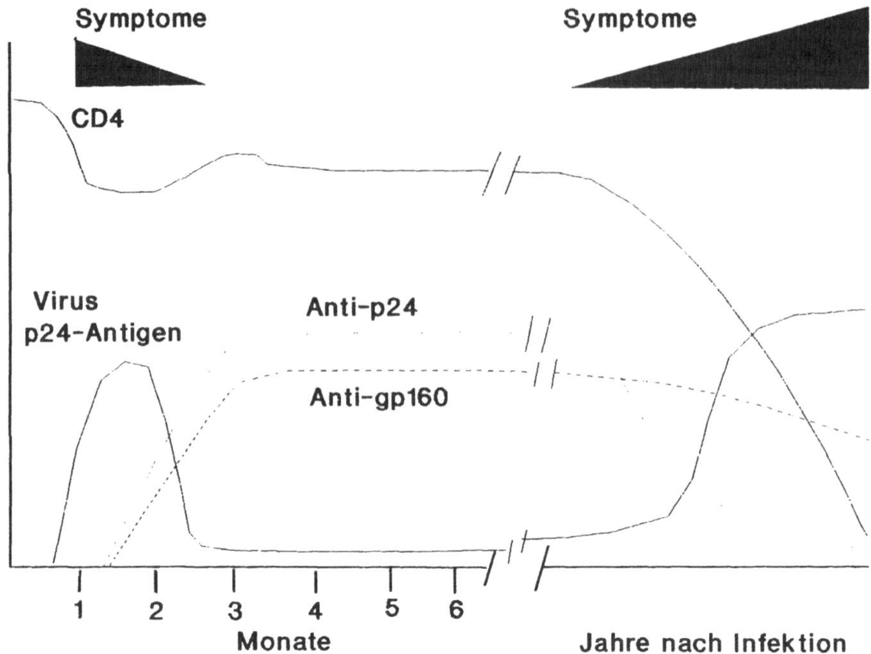

Abb. 3. Änderung serologischer und immunologischer Parameter im Verlauf der HIV-Infektion [65]

HIV-1

Das HIV-1 wurde erstmals als ein schwere Immundefekte erzeugendes Virus von Montagnier 1983 [7], sowie von Gallo 1984 [8] entdeckt (Tabelle 1). Es stellt das epidemiologisch wichtigste Retrovirus dar, mit dem sich die Transfusionsmedizin auseinandersetzen muß (die HIV-2-Infektion hat z. Zt. für die Transfusionsmedizin in der BRD keine praktische Bedeutung, wenngleich seit 1. 1. 1990 kombinierte HIV-1, -2 Antikörper-Tests für Blutspender und Organspender obligat sind).

Nach der Entdeckung des HIV-1 (damals HTLV-III/LAV) durch die o.g. Forscher war bis Anfang 1985 keine systematische serologische Untersuchung auf HIV-1-Antikörper bei deutschen Blutspendern möglich, da entsprechend spezifische und sensitive Screening-Tests fehlten. Erst am 4. 3. 1985 wurde in den USA ein Enzymimmunoassay (Abbott) für den HIV-Antikörper-Nachweis zugelassen und ab Mai 1985 auch in der Bundesrepublik generell verfügbar. Gleichwohl war eine sichere Bestätigung der HIV-Screening-Resultate (IFT, WB, RIPA) oder gar der direkte Virusnachweis in Lymphozyten (EM, Viruskultur) damals weltweit nur an wenigen virologischen Zentren möglich.

Bis Mai 1990 waren in der Bundesrepublik und Westberlin 111 Fälle von transfusionsassoziiertem AIDS (TAA) offiziell dem BGA-Register am Robert-Koch-Institut bzw. dem AIDS-Zentrum (Prof. M. Koch) über die sogenannte Laborberichtspflicht (FU Berlin, Prof. Habermehl) bekannt, was einem Anteil von 2,3 % aller registrierten AIDS-Patienten entspricht. Damit sind TAA-Fälle in der BRD (Dunkelziffer?) nur halb so häufig wie Hämophilie-AIDS-Fälle (4,9 % = 214), die überwiegend durch die Behandlung mit HIV-1-kontaminierten F-VIII-Gerinnungsfaktor-Konzentraten aus Pool-Plasmen US-amerikanischer Provenienz (s. u.) verursacht wurden. Umgekehrt wurden in den USA nur 0,9 % Hämophile gegenüber 2,1 % TAA-Fällen verzeichnet. Dies spiegelt den „Drei-Jahres-Vorsprung" wider, den deutsche Hämophilie-Patienten durch Importe von Faktor VIII-Konzentraten aus den USA in den Jahren 1980–1984 gegenüber den damals nur selten HIV-infizierten Empfängern von Blutkonserven erreichten [9–11]. Durch das ab 1. 10. 1985 vorgeschriebene HIV-1-Antikörper-Screening (ab 1. 1. 1990 auch für HIV-2) hat sich die AIDS-Problematik im Blutspendewesen deutlich entspannt. Gleichwohl bedarf es einer ständigen wissenschaftlichen Überprüfung der HIV-Testmethodik und der epidemiologischen Situation im Blutspendebereich, um den hohen Sicherheitsstandard zu halten und das Restrisiko weiter zu verkleinern.

HIV-2

Beim HIV-2 handelt es sich um eine HIV-Variante, die offenbar seit mindestens 10 Jahren vorwiegend in Westafrika beheimatet ist und gleichfalls zu AIDS führen kann [12–15]. Jüngste Untersuchungen zeigten, daß es vom HIV-2 phylogenetisch ältere humanpathogene Virus-Varianten gibt, wie das $HIV\text{-}2_{ALT}$, die vermutlich nicht beim Affen (wie HIV-1 bzw. HIV-2) vorkommen (Abb. 4) [34]. Die ursprüngliche Annahme, HIV-2 sei schwächer zytopathogen als das HIV-1 mit langsamerem klinischen Verlauf des AIDS wurde inzwischen widerlegt [16–18]. Zwischen den Hüll-Glykoproteinen des HIV-1 und HIV-2 besteht nur zu 40 % eine Homologie der Nukleotid-Sequenz, während die Core-Proteine zu 60 % gleichartige Nukleotid-Sequenzen aufweisen. Deshalb kommt es bei der serologischen Testung auf HIV-1- bzw. HIV-2-Antikörper erwartungsgemäß zu Kreuzreaktionen.

Außer dem Hauptverbreitungsgebiet des HIV-2 (Westafrika mit Anti-HIV-2-Seroprävalenzraten von 64 % in den Hochrisikogruppen und 5 % in der gesunden Bevölkerung) sind auch Westeuropa und Brasilien betroffen. HIV-2 ist sowohl in der homosexuellen als auch in der heterosexuellen Bevölkerung vertreten. In Westdeutschland wurden bis Ende 1990 nur 80 HIV-2-positive Personen gemeldet, die ganz überwiegend der Drogenszene zuzurechnen sind (in den neuen Bundesländern sind 10 HIV-2-Infizierte aus Afrika gemeldet). In Westeuropa (Frankreich und Portugal) wird die Zahl auf ca. 2000 Infizierte geschätzt, wobei es sich überwiegend um zugewanderte

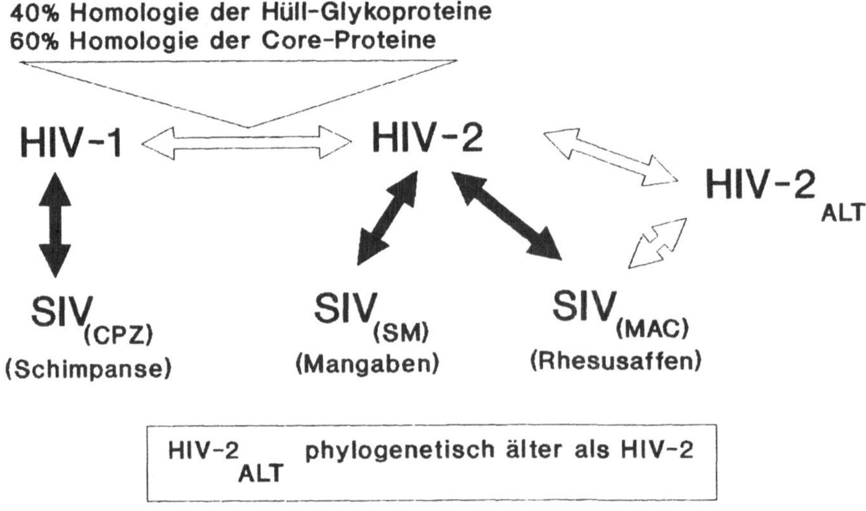

Abb. 4. Woher kommt das AIDS-Virus? [34]

Westafrikaner handelt. In Afrika erreicht der HIV-2-Durchseuchungsgrad bei Prostituierten ca. 30% (Guinea-Bissau, Elfenbeinküste, Senegal), die Quote infizierter Schwangerer liegt dort zwischen 3% und 8%.

Die klinische Symptomatik von HIV-2-AIDS-Patienten weist eine ausgeprägte neurologische Komponente auf [12]; dieser Neurotropismus entspricht dem des HIV-1 und HTLV-I (TSPP, HAM) (Tabelle 2). Obwohl in der BRD seit 1. 1. 1990 alle Blutspenden kombiniert auf Anti-HIV-1 und -HIV-2 getestet werden müssen, wurde bisher kein HIV-2-positiver Spender unter Blutspendern der BRD identifiziert.

HTLV-I

1978–1980 gelang den Arbeitsgruppen von Hinuma und Gallo die Erstbeschreibung des HTLV-I (human T-lymphotropic virus) als kausalem Agens der Erwachsenen T-Zell-Leukämie mit Lymphomen (ATLL) [6]. Sie stellt eine Sonderform der T-Zell-Malignome mit spezieller klinischer Symptomatik (u. a. Hypercalcämie) und geographischer Verteilung dar (Tabelle 2).

Die Problematik homologer Transfusionen wird im Bewußtsein der Öffentlichkeit überwiegend in Infektionsrisiken durch die Retroviren HIV-1, HIV-2 und in Japan und den USA u.a. durch HTLV-I bestimmt. Das Lenti-Virus HTLV-I ist durch eine lange Inkubationszeit und den damit verbundenen symptomfreien Carrier-Status charakterisiert (3–5jährige Latenz für TSPP und HAM, 30–40 Jahre für ATLL nach konnataler Infektion, bzw. Stillen). Die Seropositivitätsrate für HTLV-I-Antikörper weist weltweit beträchtliche Schwankungsbreiten auf [19]. Im kontinentalen Teil der USA trägt im Mittel nur einer unter 4.000 Blutspendern (0,025 %) dieses Retrovirus. Die Prävalenz steigt in einigen Bundesstaaten (Kalifornien) mit erheblichen asiatischen Bevölkerungsanteilen bis auf 0,1 %, (im Bundesstaat Hawaii sogar auf 1–3 %) an. In Südwestjapan (Fukuoka/Kyushu) erreicht die Antikörperfrequenz 15 % bis 20 %. In Japan wurden erstmals 1987 spezifische Screening-Programme bei Blutspendern gestartet. Leukämiepatienten, die häufiger transfundiert wurden, wiesen ein höheres Risiko für eine HTLV-I-Infektion auf [20]. Bisher wurde allerdings noch kein Fall von ATLL nach Transfusion HTLV-I-infizierter Blutkonserven beschrieben, wenngleich bei auffällig vielen HAM-Patienten (26 %) eine länger zurückliegende Bluttransfusion anamnestisch eruierbar war [21]. Die erste seroepidemiologische Studie in Japan zeigte 1985, daß offensichtlich bei ca. 64 % der Empfänger von HTLV-I-Antikörper-positiven Blutkonserven – insbesondere frischen, granulozytenhaltigen – eine Infektion gesetzt wurde [21]. Die neuere Literatur verzeichnet zwei Kasuistiken transfusionsassoziierter HTLV-I-Übertragungen aus den USA und Frankreich, die jeweils zu einer HTLV-I-assoziierten Myelopathie (HAM) führten [22, 23]. In der Bundesrepublik ergaben sich in kleineren Pilotstudien (n = 2000, Frankfurt/Main) zunächst keine Hinweise für das Vorkommen von HTLV-I bei deutschen Blutspendern. Schwarzfischer et al. [24] fanden unter Blutspendern aus Bayern (Anteil fremdrassischer oder von Personen mit i.v.-Drogenanamnese wurde nicht definiert) jüngst 0,02 % (15/85.563) im EIA, WB und RIPA Anti-HTLV-I-positive Spender. Diese Quote von 1:5.000 ist beachtlich hoch und belebte die Diskussion um die Einführung des HTLV-I Screening im deutschen Blutspendewesen neu. Die Diskussion über die Effizienz von HTLV-I-Antikörpertests ist somit keineswegs abgeschlossen. In HIV-Risikogruppen, z. B. den i.v.-Drogenabhängigen in den USA reicht die Seroprävalenz bis 10 % [25]. Die ausgesprochen lange Latenzphase von 30–40 Jahren läßt es denkbar erscheinen, daß auch transfusionsbedingte HTLV-I-Infektionen zur Spätfolge Leukämie führen, analog der in den Endemiegebieten meist perinatal oder sexuell acquirierten Form [19].

Prävalenz von HIV-Antikörpern bei Blutspendern

Eine erst kürzlich von Glück et al. [26] veröffentlichte Untersuchung zeigte, daß bei Blutspendern ein deutlicher Rückgang in der HIV-Prävalenz sowohl in städtischen als auch in ländlichen Regionen nach HIV-Testeinführung eintrat. Die der Studie zugrundeliegenden Ausgangszahlen aus dem Jahre 1985 lauteten 0,16 % HIV-Positive in Westberlin und 0,01 % in ländlichen Regionen Westdeutschlands. 1987 betrug die Quote in Westberlin 0,05 % und in Westdeutschland nur noch 0,004 %.

Ob die ermittelten HIV-Prävalenzraten bei Blutspendern Rückschlüsse auf die HIV-Durchseuchung der Allgemeinbevölkerung zulassen, wird kontrovers diskutiert. Nach Frösner [27] sind Daten von Blutspenderuntersuchungen als Grundlage zur Abschätzung des Ausmaßes und der Geschwindigkeit der HIV-Ausbreitung in der Bevölkerung nicht auswertbar, da es sich um ein hochselektiertes Kollektiv mit besonders niedrigem HIV-Risiko handelt.

Die Ermittlung der HIV-Prävalenz und Inzidenz des AIDS ist für die Gesamtbevölkerung wesentlich schwieriger als dies für Blutspender zutrifft. So wurden bis zum 31. 12. 1989 insgesamt 36.007 bestätigte HIV-positive Testergebnisse in das HIV-Register des BGA aufgenommen [28]. Rechtsgrundlage dieses Registers ist die Laborberichtsverordnung vom 18. 12. 1987, nach der alle HIV-positiv bestätigten Ergebnisse meldepflichtig sind. Schätzungen für die BRD nennen ca. 3.000 substituierte Hämophile, die Anzahl Homosexueller beträgt 300.000 bis 1.000.000 und die Anzahl i.v.-Drogenabhängiger liegt bei ca. 50.000 bis 100.000. Daraus wurde von diesen Autoren ein „valider" Schätzwert für die Obergrenze entdeckter HIV-Infektionen abgeleitet, der Ende 1989 bei 0,05 % der Gesamtbevölkerung liegen dürfte [28]. Bei Blutspendern ist die Erwartungswahrscheinlichkeit für ein positives Testergebnis mit 0,001 % um den Faktor 50 noch deutlich kleiner [28]. Kritiker der Laborberichtspflicht halten Schätzungen zur HIV-Prävalenz und -Inzidenz aus den gemeldeten Daten insgesamt für problematisch und die daraus abgeleiteten epidemiologischen Aussagen für fragwürdig [27, 29]. Insbesondere das Problem der Doppelmeldungen scheint danach ungelöst und die Dunkelziffer HIV-Infizierter ist aus den Daten gar nicht abschätzbar. Die Zahl HIV-Infizierter in der BRD (Stand 1988) liegt bei den Kritikern der Laborberichtspflicht schon bei 55.556 bis 142.900 und orientiert sich überwiegend an den Inzidenzraten der USA, die einen 3 bis 4 Jahresvorsprung gegenüber der BRD aufweisen. Eine verläßliche Aussage zur Entwicklung des HIV-Risikos im Blutspendewesen für die nächsten Jahre ist deshalb aus den oben genannten Gründen nur durch grobe Schätzungen möglich [90]. Die absolute Zahl von AIDS-Fällen in der BRD, die beim AIDS-Zentrum im BGA gemeldet wurden, betrug im November 1990 insgesamt 5.266 (Abb. 2). Dabei wurden durch Bluttransfusionen 2,0 % AIDS-Erkrankungen verursacht [11]. Auch in der internationalen Literatur [31] wurde ein deutlicher Rückgang HIV-positiver Spender von 51 Fällen pro 100.000 Spenden im April 1985 auf 13 pro 100.000 im ersten Halbjahr 1988 beobachtet. Die Differenz der HIV-Prävalenz zwischen Stadt- und Landregion war in diesem Beobachtungszeitraum ebenfalls rückläufig.

Labordiagnostik der HIV-Infektion

Für die Diagnostik der HIV-Infektion stehen heute sensitive und spezifische Labormethoden zur Verfügung. In Abbildung 6 ist das allgemeine Vorgehen und die Indikation für den Einsatz der verschiedenen diagnostischen Verfahren angegeben, die beim Verdacht bzw. bei latenter und manifester

Gesamt: 5266

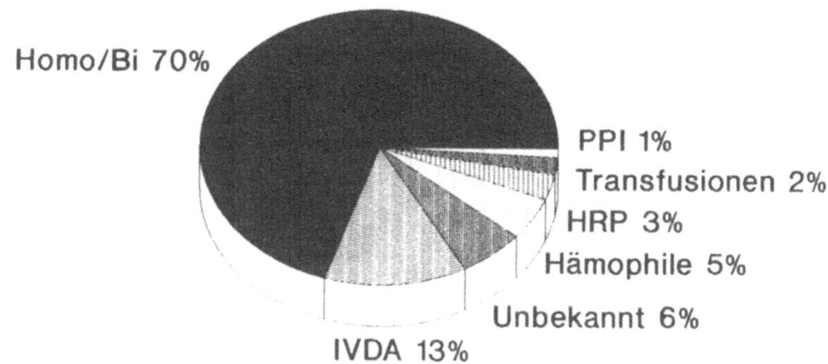

Abb. 5. Gemeldete AIDS-Fälle und Aufteilung nach Infektionsrisiko; Stand: November 1990 [11]

Suchteste:

Enzymimmunoassay (EIA) (HIV-1/-2)
Indirekter Immunfluoreszenztest (IFT)

Bestätigungsteste bei reaktivem Suchtest
und bei Verlaufskontrolle:

Immunoblot (= Western-Blot)
Antigentest

Bei Sonderfällen z.B. bei perinataler Infektion:

Virusisolierung
PCR

Abb. 6. Ablauf der serologisch-virologischen Untersuchung auf eine HIV-Infektion

HIV-Infektion, dem ARC oder AIDS, zur Verlaufsbeurteilung durchgeführt werden können.

Seit Einführung der ersten HIV-Enzymimmunoassays (Mai 1985), die noch das gereinigte Virus-Lysat aus der H9-Zellkultur als Festphasen-Antigen benutzen, ist der Entwicklungsstand der kommerziellen Testsysteme stetig verbessert worden. Die ersten HIV-Tests auf EIA-Basis verfügten mit 97,4 % bis 99,6 % über eine hohe Sensitivität und mit 95,6 % bis 99,7 % auch beachtliche Spezifität [32, 33]. Die heute kommerziell verfügbaren HIV-1/-2-EIA-Tests arbeiten hauptsächlich mit HIV-Antigenen der Core- und

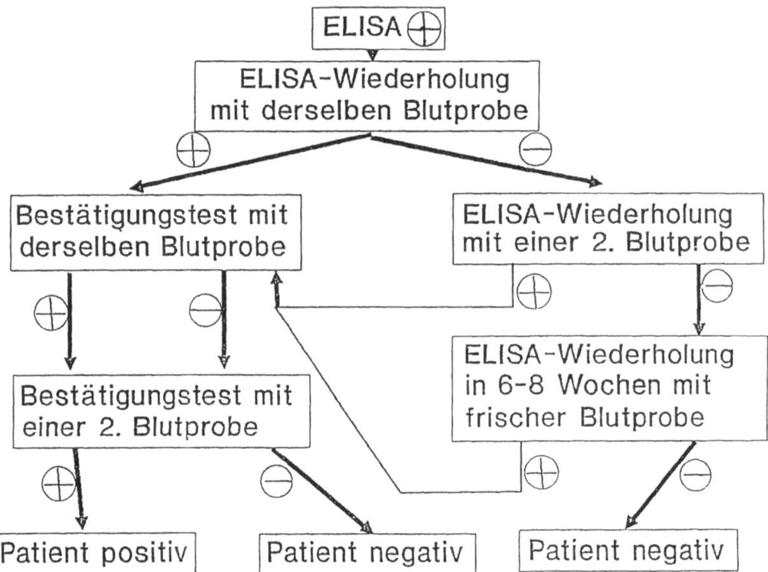

Abb. 7. Flußdiagramm für die serologische HIV-Diagnostik

Hüllproteinregion, die entweder mit der Rekombinantentechnik oder durch chemische Neusynthese der Viruspeptide hergestellt wurden. Die hohe Variabilität bestimmter HIV-Epitope macht eine regelmäßige Überprüfung der Spezifität und Sensitivität der HIV-Screening-Teste in Ringversuchen notwendig, um Veränderungen der HIV-Antigene rechtzeitig zu erkennen und dadurch falsch-negative Reaktionen mit den Screening-Tests zu verhindern. Das Vorgehen bei initial und wiederholt reaktivem HIV-EIA bei Blutspendern bzw. Patienten ist in Abbildung 7 schematisch wiedergegeben. Erst die Wiederholung der serologischen Untersuchung im Immunoblot mit einer zweiten Blutprobe des Patienten/Blutspenders, die auch eindeutig positiv ausfällt, wobei mindestens zwei Immunoblotbanden von verschiedenen Genregionen (z. B. pol-, env- und gag-Region) (Abb. 2) nachgewiesen sein müssen, erlaubt die Diagnose „HIV-Antikörper-positiv".

Falsch-positive HIV-Testergebnisse

Ein wichtiges Problem des HIV-Screenings bei Blutspendern ist die teilweise unterschiedlich hohe Quote initial reaktiver Proben, die im Western-Blot negativ oder nicht eindeutig positiv reagieren. Mit den Anti-HIV-Tests der 1. Generation lag die Quote unspezifischer Befunde zwischen 0,13 % bis 0,32 %. Nach Einführung rekombinanter HIV-Antikörper-Tests sank diese Quote auf 0,08 % bis 0,05 %. Die Gründe für unspezifische Reaktionen im

EIA sind vielschichtig, z. B. wurden kreuzreagierende HLA-Antikörper, die Serumbehandlung (Hitze) sowie die falsche Testauswertung als Ursachen erkannt [35, 36].

Burke et al. [37] untersuchten 135.197 gesunde Personen auf HIV-Antikörper und fanden bei 15 positive Reaktionen im EIA, wovon 14 im Immunoblot bestätigt wurden. Nur einer war falsch-positiv, so daß der Erwartungswert eines falsch-positiven HIV-Befundes mit 1:135.197 vermutlich sehr gering ist.

Eine weitere Schwierigkeit bei der Abklärung falsch-positiver EIA-Testergebnisse ergibt sich auch aus der Beobachtung, daß im Immunoblot die Testreaktivität reproduziert wird, ohne daß anamnestische oder klinische Anhaltspunkte für eine HIV-Infektion bei der betreffenden Person vorliegen.

Jackson et al. [38] berichteten von 99 Blutspendern mit unklar reaktivem Immunoblot. 98 Spender gaben anamnestisch keinen Hinweis auf Risikogruppen-Zugehörigkeit. Ein Spender war i.v.-drogenabhängig. Nach 1 bis 30 Monaten war bei 91 Spendern das Immunoblot-Ergebnis immer noch nicht eindeutig, wogegen es bei 8 Spendern negativ ausfiel. Bei allen 99 Spendern mit unklarem Immunoblot-Ergebnis verlief der HIV-1 und -2-Nachweis in der Zellkultur und mit der PCR negativ, so daß die Autoren das Risiko einer latenten HIV-Infektion bei diesem Personenkreis mit unklarem Immunoblot-Resultat als äußerst gering einstuften.

Ähnliche Ergebnisse erhielten Knüver-Hopf et al. [39], die 120.000 deutsche Blutspender auf HIV-Antikörper untersuchten, wovon 140 im HIV-EIA reaktiv waren. Zwanzig Probanden mit reaktivem EIA zeigten auch im Immunoblot zweifelhafte Ergebnisse (p18 und/oder p24 Bande). Eine weitere Untersuchung der Seren auf HIV-2-Reaktivität verlief dagegen bei allen Personen eindeutig negativ.

Nusbacher und Naiman [40] verfolgten in einer longitudinal angelegten Studie 769 EIA-positive Spender über 2 Jahre. Sie fanden, daß im Verlauf bei 8,8 % der EIA weiterhin positiv ausfiel, die meisten Spender aber im EIA und Immunoblot negativ wurden. Die Konstellation EIA negativ/Immunoblot fraglich war 14,5mal häufiger als EIA positiv/Immunoblot fraglich. Sämtliche EIA- und Blot-Resultate waren im Verlauf nicht konstant. Nach diesen Autoren ist eine HIV-Infektion beim Vorliegen der Konstellation EIA positiv/Blot negativ sehr unwahrscheinlich. Die Wiederzulassung des Spenders zum Blutspenden, nachdem die EIA-Tests wiederholt negativ sind, wäre aufgrund dieser Studienergebnisse zu befürworten [40]. Der Immunoblot (= Western-Blot) ist heute immer noch der „Goldstandard" zur Bestätigung HIV-positiver Befunde [41]. Maass [41] stellte auf dem 3. Deutschen AIDS-Kongreß in Hamburg 1990 Untersuchungen zur Abklärung von unbestimmbaren HIV-Immunoblot-Ergebnissen vor. In 20 % der Fälle zeigten Blutspenderseren im Blot fraglich-positive Reaktionen. Bei 44,5 % der Seren war nur die p24 und bei 17,8 % die Doppelbande p18/p55 darstellbar. 37,6 % zeigten verschiedene Blot-Banden, die nicht mit der von der DVV geforderten Definition einer HIV-Infektion übereinstimmten.

Danach müssen mindestens zwei Blotbanden verschiedener HIV-Genloci (z. B. Core- und Hüllprotein-Region) im Immunoblot nachgewiesen werden, um ein Blot-Ergebnis als eindeutig positiv zu bewerten. Die Verlaufsuntersuchung von Personen mit isolierter p24- und p18-Bande erbrachten keine Anhaltspunkte für eine HIV-Infektion [41]. Die serologische Kontrolle nach 6 bzw. 12 Monaten wäre bei diesem Personenkreis indiziert. Als Blutspender sollten sie aber nicht wieder zugelassen werden, auch wenn nach heutigem Kenntnisstand eine HIV-Infektion äußerst unwahrscheinlich ist [41–43].

Weitere Untersuchungen zum direkten HIV-Nachweis mit den heute verfügbaren Methoden (z. B. PCR, Viruskultur, Virusantigen-Nachweis) sind bei solchen Personen wahrscheinlich auch wenig hilfreich und bleiben weiterhin speziellen Fragestellungen zur Verlaufsbeurteilung der HIV-Infektion vorbehalten (Abb. 6) [41–43].

Falsch-negative HIV-Testergebnisse

Die falsch-negativen Testergebnisse stellen für das transfusionsbedingte HIV-Risiko ein weiteres Problem dar. Nach Haseltine [44] kann die HIV-Infektion verschiedene serologische Verläufe aufweisen. Neben dem häufigsten Verlauf, nämlich der HIV-Serokonversion nach 3–12 Wochen [45], kann es bei einigen Infizierten nach 1–5 Jahren zur Abnahme der HIV-Antikörper-Konzentration unter die Test-Nachweisgrenze kommen. Es ist aber auch eine 1–4 Jahre dauernde Latenzperiode ohne nachweisbare Serokonversion möglich. Bei allen drei Varianten der HIV-Infektion besteht eine mehr oder weniger lang dauernde serologische Fensterphase, in der alle HIV-Antikörper-Tests negativ reagieren, obwohl HIV-Infektiosität des Spenders vorliegt. Imagawa et al. [46] gelang bei 31 von 133 Homosexuellen scheinbar der direkte Nachweis der HIV-Infektion in der Zellkultur und mittels PCR. Bei allen Probanden waren die konventionellen serologischen Anti-HIV-Tests negativ. 27 Probanden blieben über 7–36 Monate seronegativ. Nur 4 von 31 serokonvertierten innerhalb von 11–17 Monaten. Die angenommene hohe Quote HIV-Infizierter, HIV-Antikörper-negativer Risikopersonen, dürfte wohl durch unspezifische PCR-Ergebnisse verursacht worden sein, da eine Bestätigung dieser Befunde bisher ausblieb. Li-Zhen et al. [47] fanden bei 24 seronegativen Personen, die zu Hochrisikogruppen gehörten, mittels PCR und Viruskultur kein positives HIV-Ergebnis. Kontroverse Ergebnisse zur Imagawa-Studie erhielten auch Groopman et al. [48]; sie untersuchten Sexualpartner von AIDS- und ARC-Patienten auf HIV-Persistenz und HIV-Antikörper. Diese Autoren kamen zu dem Schluß, daß unter Hochrisikogruppen der serologische Antikörper-Nachweis ausreicht, die HIV-infizierten Personen sicher zu identifizieren.

Die Frage nach der Latenzperiode bis zum Auftreten von HIV-Antikörpern ist für die Sicherheit im Blutspendewesen besonders wichtig, da in dieser Zeitspanne infektiöse Spender durch die HIV-Antikörper-Suchteste nicht erkannt werden können. Ranki et al. [49] fanden bei HIV-Antikörper-

EIA-negativen Sexualpartnern von HIV-Positiven eine beginnende HIV-Antigenämie mit positiver Antikörper-Serokonversion innerhalb von 16–34 Monaten. Auch diese Befunde wurden wenig später – ähnlich wie bei Imagawa – wegen mangelnder Test-Sensitivität des „hauseigenen" EIA revoziert. Wolinsky et al. [50] berichteten von einer 18 Monate dauernden Latenzphase, bevor mittels Immunoblot-Analyse serologische HIV-Marker die Infektion anzeigten.

Eine HIV-Antikörper-Reversion bei 4 gesunden Homosexuellen wurde von Farzadeghan et al. [51] beobachtet; gleichwohl blieb der HIV-Provirus-Nachweis mittels PCR bei allen Personen auch 6–18 Monate nach Serore-version positiv. Derartige Serumreversionen sind umstritten.

Für die Beurteilung des HIV-Infektionsrisikos durch Bluttransfusionen ist besonders die Frage von Interesse, ob HIV-seronegative Blutspender auch HIV-1 übertrugen. Cumming et al. [52] untersuchten diese Fragen und kamen in ihrer Studie zu folgender Schätzung: Unter 17 Millionen Blutspenden in den USA (1985–1987) befanden sich 131 mit nicht erkannter HIV-Infektion. Das HIV-Risiko bei einer Transfusion betrug in etwa 1:153.000 und bei durchschnittlich 5,4 Bluteinheiten pro Patient etwa 1:28.000. Die Autoren ermittelten weiter, daß bei einer umsichtigen Spenderauswahl und durch das HIV-Antikörper-Screening 49 von 50 der HIV-positiven Spender aufgedeckt worden sind. Aus Westdeutschland berichteten Kühnl et al. [53] von 5 HIV-Übertragungen pro 15 Millionen Spenden trotz Anti-HIV-Spender-Screening. In einer weiteren Studie wurde von Ward et al. [54] über 12 HIV-Infektionen pro 60 Millionen transfundierter Blutkonserven in den USA berichtet. Schätzungen dieser Autoren über die Dunkelziffer nicht aufgedeckter HIV-Infektionen bei Empfängern gehen dahin, daß jährlich ca. 460 HIV-Infektionen durch HIV-Antikörper-negative Blutkonserven verursacht werden (4–5 HIV-Infektionen pro 1 Million HIV-negativer Blutspender) [54].

Kleinman und Secord [55] ermitteln das HIV-Risiko durch HIV-seronegative Spender mit einer retrospektiven Untersuchung mit 1:51.000 bis 1:102.000. Weitere Daten zur HIV-Transmission durch seronegatives Blut stammen von Cohn et al. [56], die das Infektionsrisiko bei kardiochirurgischen Patienten mit 0,003 % pro übertragene Bluteinheit bestimmten. Insgesamt scheint das Risiko der HIV-Infektion durch seronegatives Blut, gespendet in der infektiösen sog. „serologischen Fensterphase", zahlenmäßig sehr gering zu sein. Versuche, diese Phase noch weiter zu verkürzen, z. B. durch den HIV-Antigentest, schlugen bislang fehl. Umfangreiche Studien bei Blutspendern ergaben keinen zusätzlichen Nutzen des HIV-Antigentests für das Blutspender-Screening [57–59]. Gleichwohl ist das zukünftige Bemühen darauf gerichtet, auch solche Spender, die noch keine HIV-Antikörper gebildet haben, durch geeignete Tests zu erkennen. Die PCR, eine hochsensitive und spezifische Technik zum Nachweis geringster Nukleinsäurespuren im Blut, könnte hier möglicherweise richtungsweisend sein [60]. Aufgrund ihrer extrem hohen Sensitivität birgt die PCR-Methode besonders die Gefahr falsch-positiver Ergebnisse durch DNA-Kontaminationen im Labor [41, 42, 61].

Zur Senkung des HIV-Risikos werden weitere Maßnahmen diskutiert, wie z. B. Reduzierung der Transfusions-Frequenz, die Änderung der Transfusionspraxis, die Anwendung blutsparender OP-Techniken, die autologe Blutspende und Cell-Saver zur intra-operativen Blutrückgewinnung [62–64].

Literatur

1. Gallo RC (1988) HIV-infection: A review of human retroviruses, pathogenic effect, and prospects for a vaccine. In: Allain JP, Gallo RC, Montagnier L (eds) Human Retroviruses and Diseases they cause. Elsevier, Amsterdam
2. Schüpbach J (1986) Retroviren, menschliche Tumoren und Autoimmunerkrankungen. Schweiz Med Wschr 116:1126–1133
3. Norley SG, Kurth R (1989) Retrovirus and malignant lymphoma. Blut 58:221–227
4. Baltimore D (1970) RNA-dependent DNA polymerase in virions of RNA tumor viruses. Nature 226:1209–1211
5. Panza CD (1988) HIV persistence in monocytes leads to pathogenesis and AIDS. Cellul Immunol 112:414–424
6. Gallo RC (1984) Human T-cell leukaemia-lymphoma virus and T-cell malignancies in adults. Cancer Surveys 3:113–159
7. Barre-Sinoussi F, Chermann JC, Rey F et al. (1983) Isolation of a T-lymphotropic retrovirus from a patient at risk for acquired immunodeficiency syndrome (AIDS). Science 220:868–871
8. Gallo RC, Salahuddin SZ, Popovic M et al. (1984) Frequent detection and isolation of cytopathic retroviruses (HTLV-III) from patients with AIDS and risk for AIDS. Science 224:500–503
9. Kühnl P, Sibrowski W, Seidl S et al. (1989) Aktueller Stand der HIV-Epidemiologie und Diagnostik. In: Maurer C (Hrsg) Entwicklungen in der Transfusionsmedizin. Ecomed, Landsberg-München-Zürich, S 11–27
10. Allen JR (1987) Transmission of human immunodeficiency virus (HIV) by blood and blood components. In: Moore SB (ed) American Association of Blood Banks (AABB). Arlington, Va, USA
11. AIDS-Nachrichten 5:1–10 (1990)
12. Clavel F, Guetard D, Brun-Vezinet F et al. (1986) Isolation of a new human retrovirus from West African patients with AIDS. Science 233:343–346
13. Barin F, Denis F, Allan JS et al. (1985) Serological evidence for virus related to simian T-lymphotropic retrovirus III in residents of West Africa. Lancet ii:1387–1389
14. Brun-Vezinet F, Katlama C, Roulot D et al. (1987) Lymphadenopathy-associated virus type 2 in AIDS and AIDS-related complex: Clinical and virological features in four patients. Lancet i:128–132
15. Clavel F, Mansinho K, Chamaret S et al. (1987) Human immunodeficiency virus type 2 infection associated with AIDS in West Africa. New Engl J Med 316:1180–1185
16. Kanki P (1987) West African human retroviruses related to STLV-III (editorial review). AIDS 3:141–145
17. Kong LI, Lee SW, Kappes JC et al. (1988) West African HIV-2-related human retrovirus with attenuated cytopathicity. Science 240:1525–1529
18. Evans LA, Moreau J, Odehouri K et al. (1988) Characterization of a noncytopathic HIV-2 strain with unusual effects on CD4 expression. Science 240:1522–1525
19. Minamoto G, Jonathan WM, Gold WM et al. (1988) Infection with human T-cell leukemia virus type I in patients with leukemia. New Engl J Med 318:219–222
20. Okochi K, Sato H, Hinuma YA (1984) A retrospective study on transmission of adult T-cell leukemia virus by blood transfusion: seroconversion in recipients. Vox Sang 46:245–253

21. Sandler SG, Fang C (1987) HTLV-I and other retroviruses. In: Moore SB (ed) Transfusion-transmitted viral diseases, American Association of Blood Banks (AABB). Arlington, Va, USA, pp 19–35
22. Petz LD, Saxton E, Lee H et al. (1989) A case of transfusion-transmitted HTLV-I-associated myelopathy. Transfusion [Suppl] 29:55
23. Gout O, Banlac M, Gessain A et al. (1990) Rapid development of myelopathy after HTLV-I infection acquired by transfusion during cardiac transplantation. New Engl J Med 322:383–388
24. Schwarzfischer G, Schätzl H, Bäcker U, Weise K, V. d. Helm K, Deinhardt F (1990) HTLV-I-Antikörperscreening bei Blutspendern, Abstr Bd. DGTI-Symposium, Kassel, S 10
25. Robert-Guroff M, Weiss SH, Giron JA et al. (1985) Prevalence of antibodies to HTLV-I, -II and -III in intravenous drug abusers from an AIDS endemic region. JAMA 255:3133–3137
26. Glück D, Vornwald A, Gossrau E et al. (1990) HIV-prevalence in blood donors in urban and in rural areas of the Federal Republic of Germany. Blut 60:304–307
27. Frösner GG (1988) Veränderung der Inzidenz der AIDS-Erkrankung und geschätzte Prävalenz der HIV-Infektion in der Bundesrepublik Deutschland. AIFO 5:269–276
28. Estermann J, Koch MA (1990) Prävalenzen und Inzidenzen von HIV. Dt Ärztebl 87:1755–1757
29. Frösner GG (1988) Welche Aussagekraft haben die Ergebnisse der AIDS-Laborberichtspflicht? Dt Ärztebl 85:2092–2094
30. Menitove JE (1989) The decreasing risk of transfusion-associated AIDS. New Engl J Med 321:966–968
31. Ness PM, Douglas D, Koziol D et al. (1990) Decreasing seroprevalence of human immuno-deficiency virus type 1 in regional blood donor populations. Transfusion 30:201–206
32. Kühnl P (1986) HTLV-III/LAV-Antikörpertests: Ringversuche der Deutschen Blutspendedienste. AIFO 10:525–535
33. Reesink HW, Lelie PN, Huisman JG et al. (1986) Evaluation of six enzyme immunoassays for antibody against human immunodeficiency virus. Lancet ii:483–486
34. Rübsamen-Waigmann H (1990) Woher kommt das AIDS-Virus? 3. Dt AIDS-Kongreß, Abstr Nr. 1
35. Monos DŠ, Frank TS, Senior MB et al. (1989) Delineation of false-positive HIV antibody response in patients with renal failure and history of multiple transfusion. Transfusion 29:119–123
36. Arnow PM, Fellner S, Harrington R et al. (1988) False-positive results of screening for antibodies to human immunodeficiency virus in chronic hemodialysis patients. Amer J Kidney Dis 11:383–386
37. Burke DS, Brundage JF, Redfield RR et al. (1988) Measurement of false positive rate in a screening program for human immunodeficiency virus infections. New Engl J Med 319:961–964
38. Jackson JB, MacDonald KL, Cadwell J et al. (1990) Absence of HIV infection in blood donors with indeterminate Western blot tests for antibody to HIV-1. New Engl J Med 322:217–222
39. Knüver-Hopf J, Mohr H, Beyer J et al. (1989) HIV-2 antibody testing of blood donors with doubtful immunoblot results for HIV-1. Blut 58:155–157
40. Nusbacher J, Naiman R (1989) Longitudinal follow-up of blood donors found to be reactive for antibody to human immunodeficiency virus by enzyme-linked immunoassay but negative by Western blot. Transfusion 29:365–367
41. Maass G (1990) Probleme bei der Auswertung des Western-Blot für die HIV-Diagnostik. 3. Dt AIDS-Kongreß, Abstr. Vol. Hamburg
42. Schmitz H (1990) Die Bedeutung der Polymerase-Kettenreaktion für den Nachweis des HIV. 3. Dt AIDS-Kongreß, Abstr. Vol. Hamburg

43. Genesca J, Shih JWK, Jett BW et al. (1989) What do western blot indeterminate patterns for human immunodeficiency virus mean in EIA-negative blood donors. Lancet ii:1023–1025
44. Haseltine WA (1989) Silent HIV Infections. New Engl J Med 320:1487–1488
45. Gaines H, Sonnerberg A, Czajkowski J et al. (1987) Antibody response in primary human immunodeficiency virus infection. Lancet ii:1249–1253
46. Imagawa DT, Lee MH, Wolinsky SM et al. (1989) Human immunodeficiency virus type 1 infection in homosexual men who remain seronegative for prolonged periods. New Engl J Med 320:1458–1462
47. Li-Zhen P, Royce R, Winkelstein W et al. (1989) (Letter). New Engl J Med 321:1680
48. Groopman J, Caiazzo T, Thomas MA et al. (1988) Lack of evidence of prolonged human immunodeficiency virus infection before antibody seroconversion. Blood 71:1752–1754
49. Ranki A, Krohn M, Allain JP et al. (1987) Long latency precedes overt seroconversion in sexually transmitted human-immunodeficiency-virus infection. Lancet ii:589–593
50. Wolinsky SM, Rinaldo CR, Kwok S et al. (1989) Human immunodeficiency virus type 1 (HIV-1) infection a median of 18 month before a diagnostic western blot: Evidence from a cohort of homosexual men. Ann Intern Med 111:961–972
51. Farzadegan H, Polis MA, Wolinsky SM et al. (1988) Loss of human immunodeficiency virus type 1 antibodies with evidence of viral infection in asymptomatic homosexual men. Ann Int Med 108:785–790
52. Cumming PD, Wallace EL, Schorr JB et al. (1989) Exposure of patients to human immunodeficiency virus through the transfusion of blood components that test antibody-negative. New Engl J Med 321:941–946
53. Kühnl P, Holzberger G, Seidl S (1987) Nachuntersuchung von Spendern und Empfängern HIV-Antikörper-positiver Blutkonserven. Dtsch Med Wschr 112:4–7
54. Ward JW, Hohnberg SD, Allen JR et al. (1988) Transmission of human immunodeficiency virus (HIV) by blood transfusion screened as negative for HIV antibody. New Engl J Med 318:473–478
55. Kleinman S, Secord K (1989) Risk of human immunodeficiency virus transmission by anti-HIV negative blood. Transfusion 28:499–501
56. Cohen ND, Munoz A, Reitz BA et al. (1989) Transmission of retroviruses by transfusion of screened blood in patients undergoing cardiac surgery. New Engl J Med 320:1172–1176
57. Stute R (1987) HIV antigen detection in routine blood donor screening. Lancet i:566
58. Busch MP, Taylor PE, Lenes BA et al. (1990) Screening of selected male blood donors for p24 antigen of human immunodeficiency virus type 1. New Engl J Med 323:1308–1312
59. Alter HJ, Epstein JS, Swenson SG et al. (1990) Prevalence of human immunodeficiency virus type 1 p24 antigen in US blood donors – an assessment of the efficacy of testing in donor screening. New Engl J Med 323:1312–1317
60. Zaia JA, Rossi JJ (1989) Confirmation of HIV infection using gene amplification. Transf Med Rev 3:27–30
61. Jackson JB (1990) The polymerase chain reaction in transfusion medicine. Transfusion 30:51–57
62. Plasma-Consensus Conference (1985) Fresh-frozen plasma, indications and risks. JAMA 253:551–553
63. Deicher H (1989) Aktuelle Aspekte der Transfusionsmedizin. Dt Ärztebl 86:836
64. Widmann FK (1990) Informed consent for blood transfusion. Transfusion 30:460–470
65. Clerk SJ, Saag MS, Decker DW et al. (1991) High titers of cytopathic virus in plasma of patients with symptomatic primary HIV-1-infection. New Engl J Med 324:954–960
66. Greene WC (1991) The molecular biology of human immunodeficiency virus type I infection. New Engl J Med 324:308–317

Epidemiologie und Laboratoriumsdiagnostik von Infektionen durch Bakterien, Protozoen und Würmer

R. Eckstein

Einleitung

Die meisten durch Bluttransfusion verursachten Todesfälle sind auch heute noch auf die gleichzeitige Übertragung pathogener Agentien zurückzuführen. Alle transfusionsmedizinisch relevanten Krankheitserreger zeigen charakteristische pathophysiologische Gemeinsamkeiten:

1. Sie verweilen lange Zeit im strömenden Blut.
2. Die durch sie verursachten Krankheiten haben lange Inkubationszeiten und verlaufen oft inapparent.
3. Viele dieser Krankheiten chronifizieren oder hinterlassen einen Trägerstatus.
4. Die Erreger zeigen eine bemerkenswerte Stabilität in unter Kühlschrankbedingungen (4 °C) gelagertem Blut und in vielen Fällen auch in Plasmaprodukten.
5. Häufig fehlen für das Massenscreening geeignete Testverfahren.
6. Sind sie vorhanden, erlauben sie meist nicht die Erfassung aller infizierten Blutspender („diagnostische Lücken").

Die transfusionsvermittelte Übertragung von Krankheitserregern stellt unverändert ein größeres Transfusionsrisiko dar als alle anderen Transfusionsrisiken zusammengenommen, Blutgruppenverwechslungen und antikörperbedingte erythrozytäre Transfusionszwischenfälle eingeschlossen [1, 2].

Würmer

Von den Wurmerkrankungen können nur die Filariosen durch Bluttransfusionen übertragen werden. Anhand des zeitlichen Auftretens der als Mikrofilarien bezeichneten Filarienlarven im peripheren Blut unterscheidet man nichtperiodische Filarienarten, deren Mikrofilarien stets nachweisbar sind, von periodischen Spezies, bei denen das Maximum der Mikrofilariendichte nachts (nachtperiodisch) erreicht wird. In Anpassung an die Schwankungen der Mikrofilarämie fungieren nacht- oder tagaktive, tropische Insekten als Zwischenwirte. Bei relativ strenger Zwischenwirtsspezifität

Tabelle 1. Filariosen

Krankheit	Erreger	Vektor
1. Lymphatische Filariose oder Elephantiasis	Wuchereria bancrofti (Asien, Pazifik, Afrika, Lateinamerika)	Mücken: Culex, Anopheles, Aedes
	Brugia malayi (Südostasien)	Mücken: Anopheles, Aedes, Mansonia
	Brugia timori (Indonesien)	Mücken: Anopheles
2. Loiasis	Loa loa (Afrika)	Fliegen: Chrysops
3. Mansonelliasis	Mansonella ozzardi (Lateinamerika)	Mücken: Culicoides
4. Dipetalonemiasis	Dipetalonema streptocerca (Afrika)	Mücken: Culicoides
	Dipetalonema perstans (Afrika, Lateinamerika)	Mücken: Culicoides
5. Onchozerkose oder Flußblindheit	Onchocerca volvulus (Afrika, Lateinamerika)	Mücken: Simulium

bestimmt die Verbreitung der Vektoren die Verbreitung der Krankheiten und begrenzt diese auf einen weltumspannenden Gürtel zwischen dem 41. Grad nördlicher und dem 30. Grad südlicher Breite [3]. Weltweit gibt es 5 verschiedene Filariosen (Tabelle 1).

Die Filariosen nehmen insoweit eine Sonderstellung unter den Wurmerkrankungen ein, als die adulten Würmer bis zu 15 Jahre im Wirtsorganismus überleben, wobei die lebendgebärenden Weibchen permanent Mikrofilarien produzieren, die ins Blut übertreten und dort Wochen bis Monate überdauern. Aus dem Blut gelangen sie in die für ihre Entwicklung zum adulten Parasiten unerläßlichen Zwischenwirte, können aber natürlich auch über infizierte Spender in Blutkonserven eintreten. Hier erweisen sie sich als außerordentlich zäh, überleben zum Teil (Wuchereria bancrofti) Kühlschranktemperaturen bis zu 3 Wochen und können somit auf Konservenempfänger übertragen werden.

Eine Ausnahme von diesem Erregerzyklus machen Onchocerca volvulus, der Erreger der Flußblindheit und Dipetalonema streptocerca. Die nichtperiodischen Mikrofilarien dieser Bindegewebswürmer wandern nicht ins Blut, sondern in die Haut und können somit nicht durch Blutprodukte übertragen werden.

Besonders weit verbreitet ist die lymphatische Filariose oder Elephantiasis, von der rund 90 Millionen Menschen betroffen sind. Der wichtigste Erreger ist Wuchereria bancrofti.

Für die transfusionsmedizinische Praxis ist von entscheidender Bedeutung, daß Mikrofilarien zwar mit Blutkonserven übertragen werden, aber im Empfängerorganismus nicht zu adulten Würmern heranwachsen können, da sie ihr Larvenstadium in den Zwischenwirten nicht durchlaufen haben. Es kommt also nie zu den schweren Krankheitserscheinungen, die die ausgewachsenen Parasiten verursachen. Dies gilt auch in den tropischen Verbreitungsgebieten der Würmer.

Die meisten Mikrofilarien gehen im Empfängerorganismus innerhalb kurzer Zeit zugrunde, einige können aber auch für Jahre persistieren. Krankheitssymptome treten meist nicht auf. Bei einigen Konservenempfängern kommt es allerdings zu Milz- und Lymphknotenschwellungen sowie zur Lungenentzündung mit pulmonaler Eosinophilie. In solchen Fällen sollte eine Therapie mit Diäthylcarbamazin erwogen werden, ein Mikrofilarienmittel, das diese Larvenformen innerhalb weniger Tage aus dem Blut eliminiert. Infolge therapeutischen aber auch natürlichen Parasitenzerfalls kann es zu fieberhaft-allergischen Phänomenen mit Kopfschmerzen und Hautexanthem, im Extremfall zum anaphylaktischen Schock kommen [4].

Protozoen

Protozoen sind einzellige Mikroorganismen, die aus biologisch systematischen Gründen dem Tierreich zugeordnet werden. Wie die parasitär lebenden Würmer haben pathogene Protozoen oft einen komplizierten Entwicklungsmechanismus und sind auf Vektoren angewiesen, um von einem Wirt zum anderen gelangen zu können. Wie die Wurminfektionen sind auch Protozoeninfektionen meist chronisch und somit klassische Parasitosen. Eine Übersicht über die transfusionsmedizinisch relevanten, menschenpathogenen Protozoen gibt die Tabelle 2.

Tabelle 2. Transfusionsmedizinisch relevante, menschenpathogene Protozoen

Stamm	Gattung	Art
Sporozoa	Toxoplasma	Toxoplasma gondii
	Plasmodium	Plasmodium vivax Plasmodium ovale Plasmodium malariae Plasmodium falciparum
	Babesia	Babesia microti
Zoomastigophora oder Zooflagellata	Trypanosoma	Trypanosoma gambiense Trypanosoma rhodesiense Trypanosoma cruzi
	Leishmania	Leishmania donovani Leishmania tropica Leishmania brasiliensis

Toxoplasmen

Toxoplasma gondii ist ein obligater intrazellulärer Parasit, der in allen kernhaltigen Zellen leben und sich vermehren kann. Er ist in der humanen Population, aber auch bei vielen anderen Säugetieren und sogar bei Vögeln weit verbreitet. Er kann in der Schwangerschaft entweder auf dem Blutweg oder durch direktes Einwandern aus der Uteruswand auf die Frucht übergehen und zu schweren Fruchtschäden mit Hydrocephalus, Chorioretinitis und intrazerebralen Verkalkungen führen.

Der Erregerzyklus schließt geschlechtliche Vermehrung, Gamogonie, und ungeschlechtliche Vermehrung, Schizogonie, ein. In der Entwicklung von Toxoplasma gondii unterscheidet man eine enteroepitheliale, eine exogene und eine extraintestinale Phase. Die enteroepitheliale Phase mit Ausbildung von Geschlechtsformen vollzieht sich nur in den Endwirten, und das sind, soweit bislang bekannt, nur Katzenartige. Durch Paarung der Geschlechtsformen, der Gamonten, entstehen im Dünndarmepithel Oozysten, die von den Katzenartigen ausgeschieden werden.

Werden die in der exogenen Phase versporten Oozysten oral aufgenommen, was sowohl beim Endwirt als auch bei den Zwischenwirten vorkommen kann, beginnt die extraintestinale Phase des Erregerzyklus. Die Toxoplasmen dringen über die Darmwand ins Blut oder in die Lymphe ein und befallen von hier Muskelzellen, Nervenzellen, besonders im ZNS, und, vor allem, die Zellen des retikuloendothelialen Systems. Dort vermehren sie sich durch Schizogonie in einer Vakuole der sich erweiternden Wirtszelle. Beim Platzen der Zellwand werden die Endozoiten frei und befallen benachbarte Zellen. Dadurch entstehen lokale Nekrosen, die sich vor allem im Gehirn, im Herzen, in den Skelettmuskeln, in Leber und Plazenta nachweisen lassen. Die Ausbreitung der Infektion ist über freie und in Leukozyten eingeschlossene Erreger über die Blutbahn möglich. Die intrazelluläre Schizogonie hält an bis der Wirt stirbt oder eine Immunreaktion einsetzt. Mit Einsetzen der Immunreaktion verschwinden die freien Erreger aus der Blutbahn, nicht aber die in Leukozyten eingeschlossenen. In diesem Stadium der Infektion finden sich die Toxoplasmen in Zysten, in denen ihre Vermehrung weitergeht, und die Tausende von Zystozoiten enthalten können. Das Vorhandensein dieser Zysten, die sich in allen Organen finden können, scheint für die Aufrechterhaltung der Immunität von Bedeutung zu sein. Platzen die Zysten, gehen die freigewordenen Zystozoiten bei normaler Immunitätslage erneut zur Zystenbildung, nur bei beeinträchtigter Abwehrlage wieder zur proliferativen Vermehrung über. Unter normalen Umständen besteht bei der Toxoplasmose zwischen Wirt und Parasit ein stabiles Gleichgewicht, Morbidität und Mortalität sind gering. Dies ist sicher ein entscheidender Grund für die exzessive Verbreitung dieses Parasiten. Die Durchseuchung der menschlichen Population ist selbst in entwickelten Ländern extrem hoch und beträgt bis zu 80 %, wobei als Hauptinfektionsquellen infiziertes Schweine- und Schaffleisch gelten [1–3].

Damit ist Toxoplasma gondii vermutlich der häufigste durch Bluttransfusionen übertragene Erreger überhaupt. Er kann noch 4 Jahre nach Infektion im Blut der Infizierten nachgewiesen werden. Zwar erscheinen freie Parasiten nur einige Wochen nach Infektion im Blut, persistieren aber als obligate intrazelluläre Parasiten kernhaltiger Zellen für Jahre in den weißen Blutzellen. Außerdem überleben sie Kühlschranktemperaturen von 4 °C für 4–7 Wochen [96].

Da unkomplizierte Nachweismethoden fehlen, ist eine routinemäßige Überwachung der Blutspender praktisch undurchführbar. Dies ist im Normalfall unproblematisch, da nicht nur die Mehrzahl der Spender, sondern auch die der Empfänger ohnehin infiziert ist.

Immunsupprimierte Patienten und nichtinfizierte Schwangere sind dagegen auf jeden Fall gefährdet [4–6]. Für diese Risikogruppen sollten toxoplasmosenegative Spender zur Verfügung stehen.

Plasmodien

Eine zunehmende Infektgefährdung von Blutkonservenempfängern resultiert aus der Tatsache, daß immer mehr Menschen ihren Urlaub dort verbringen, wo auch die Malariaplasmodien und ihre Vektoren, Mücken der Gattungen Anopheles und Culex, sich besonders wohl fühlen. Das Ergebnis ist entsprechend. In der Bundesrepublik wurden zwischen 1973 und 1982 4000 Malariafälle, darunter 180 Todesfälle registriert [5]. Übrigens ist die Malaria unverändert mit mindestens 250 Millionen Infizierten in den Tropen eine der häufigsten Infektionskrankheiten der Welt. Das Erregerreservoir ist beträchtlich [7]. Es gibt drei klinische Formen der Malaria, die durch vier unterschiedliche, menschenpathogene Plasmodienarten ausgelöst werden (Tabelle 3).

Die mildeste Form ist die wegen Synchronisierung der Blutschizogenie auf 48 h, durch jeden dritten Tag auftretende Fieberschübe gekennzeichnete Malaria tertiana, d. h. Fieber tritt am Tag 1 auf und dann erst wieder nach 48 h also am Tag 3. Sie ist schwerer therapierbar als die anderen Malariaformen, da bei ihren Erregern sekundäre Gewebsschizonten auftreten, verläuft aber mild und brennt in nicht verseuchten Gebieten, wo der Erregernachschub ausbleibt, nach maximal 3 Jahren aus.

Die Quartana wird durch Plasmodium malariae hervorgerufen und ist durch Synchronisation der Blutschizogonie auf 72 h charakterisiert. Es

Tabelle 3. Die unterschiedlichen Formen der Malaria und ihre Erreger

Malaria tertiana	Plasmodium ovale Plasmodium vivax
Malaria quartana	Plasmodium malariae
Malaria tropica	Plasmodium falciparum

besteht also ein dreitägiges, fieberfreies Intervall. Der klinische Verlauf ist etwas schwerer als bei der Tertiana, wobei Todesfälle aber ebenfalls selten sind. Da sekundäre Gewebsschizonten fehlen, ist sie besser therapierbar.

Wahrscheinlich wegen unzureichender Anpassung von Parasit und Wirt ist die Tropica, bei der zudem die Erregerzyklen nicht synchronisiert sind, und deshalb unregelmäßige Fieberschübe auftreten, völlig unberechenbar und durch schwerste, nicht selten tödliche Krankheitsverläufe charakterisiert. Rasch erkannt, was nicht unproblematisch ist, da atypische, nicht unbedingt an Malaria erinnernde Bilder häufig sind, ist sie allerdings bei fehlender sekundärer Gewebsschizogonie gut therapierbar.

Gefürchtet sind auch Mischinfektionen mit verschiedenen Plasmodienarten, die allerdings nur in 4% aller Erkrankungsfälle auftreten. Am häufigsten sind Mischinfektionen mit Plasmodium falciparum und vivax.

Sticht eine infizierte weibliche Anophelesmücke – nur Mückenweibchen saugen Blut – einen Menschen, gelangen über den Speichel der Mücke asexuelle Formen der Parasiten, die Sporozoiten, ins Blut und befallen bei Leberpassage Leberparenchymzellen. Dort reifen sie zu amöbenartigen, vielkernigen Zellen, den Plasmodien oder Gewebsschizonten heran. Durch deren Aufspaltung entstehen abermals asexuelle Formen des Erregers, die Merozoiten, die aus der zerfallenden Leberzelle in die Blutbahn gelangen.

Die Merozoiten befallen jetzt Erythrozyten, in denen sie zu ringförmigen Schizonten auswachsen. Aus diesen gehen durch mehrfache ungeschlechtliche Teilungen neue Merozoiten hervor, die durch Zerfall der Erythrozyten in die Blutbahn gelangen und erneut Erythrozyten befallen. Die Fieberanfälle sind Korrelat des Erythrozytenzerfalls, in ihrer Schwere also vom Ausmaß der Parasitämie und in ihrer Rhythmik von der Dauer der Blutschizogonie abhängig.

Im Rahmen der Blutschizogonie entstehen in einigen Erythrozyten auch Geschlechtsformen des Erregers, weibliche Makrogametozyten und männliche Mikrogametozyten, die sich im menschlichen Organismus nicht vermehren können. Dazu ist die Vektorpassage unerläßlich.

Da in unseren Breiten die für die geschlechtliche Vermehrung der Erreger notwendigen Vektoren entweder ausgerottet sind oder aus klimatischen Gründen nie existent waren, ist diese Kette bei uns unterbrochen. Sie kann aber durch plasmodienhaltige Transfusionen geschlossen werden, wobei die geschlechtliche Vermehrung der Erreger entfällt. Im Gegensatz zu Wurmerkrankungen ist die Vektorpassage bei der Malaria für den Ausbruch des Vollbildes der Krankheit aber auch nicht erforderlich. Die Merozoiten können auch ohne Zwischenschaltung der geschlechtlichen Vermehrung die Erythrozyten befallen und dieses Vollbild verursachen.

Die Malaria kann also problemlos über Blutkonserven übertragen werden, dies auch über Konserven, die nur ganz geringe Erythrozytenmengen enthalten, wie Thrombozytenkonzentrate, und sogar über Frischplasma, denn bereits 10 Parasiten reichen aus, um das Vollbild der Krankheit herbeizuführen [8]. Die Erreger sind außerdem ziemlich stabil, bleiben unter

Kühlschrankbedingungen bis zu 14 Tagen infektiös und können auch in gefrorenem Blut überleben. Malariaübertragungen über gefrorene bzw. getrocknete Plasmapräparationen sind bislang nicht bekannt geworden. Dagegen ist eine Übertragung von Plasmodium falciparum über in Nieren- bzw. Knochenmarktransplantaten enthaltene, befallene Erythrozyten möglich [9–10].

Ein Problem, das die Übertragung von Malariaerregern über Blutprodukte begünstigt, ist die bei Tropenrückkehrern, die Antimalariamittel eingenommen haben, oft bis zu mehreren Monaten verlängerte Inkubationszeit der Krankheit. Deshalb werden in der Bundesrepublik solche Personen grundsätzlich für 12 Monate von jeder Blutspende ausgeschlossen und erst dann wieder zur Spende zugelassen, wenn sie in dieser Zeit fieberfrei waren. Rückkehrer aus Malariagebieten, die in dieser Sperrfrist Fieberereignisse aufweisen, sind, bevor sie wieder zur Blutspende zugelassen werden können, auf das Vorliegen von Malariaantikörpern zu untersuchen. Sollten sie Antikörper haben, bleiben sie, wie manifest an Malaria Erkrankte, so lange von der Blutspende ausgeschlossen, bis sie fieberschubfrei und antikörpernegativ sind, da sie vorher aufgrund der besonderen Epidemiologie der Krankheit, selbst bei fehlenden klinischen Erscheinungen, unverändert infektiös sind. In Malariagebieten geborene oder aufgewachsene Personen dürfen erst dann als Blutspender akzeptiert werden, wenn sie mindestens 3 Jahre in malariafreien Regionen gelebt haben und antikörperfrei sind [11]. Bei strikter Beachtung dieser Regeln kann die Malariaübertragung durch Blut und Blutprodukte auf ein Minimum reduziert werden. Das Risiko schwankt derzeit zwischen 0,2 Fällen auf 1 Million transfundierter Konserven in nichtendemischen Gebieten und 50 Fällen auf 1 Million transfundierter Konserven in Malariaregionen. Anzumerken bleibt, daß die Malaria sogar noch 46 Jahre nach der letzten Erregerexposition des Spenders über von ihm gewonnene Blutkonserven übertragen werden kann [1, 10], weshalb zwischenzeitlich erwogen wird, einmal Erkrankte lebenslang von der Blutspende auszuschließen.

Die Transfusionsmalaria weist in malariafreien Gebieten, wegen der meist verzögerten Diagnosestellung, eine hohe Absterberate auf. In Endemiegebieten wird Chloroquin zur Prophylaxe der Transfusionsmalaria eingesetzt und soll, dem Konservenantikoagulans bis zu einer Endkonzentration von 20–50 mg/l zugesetzt, in der Blutkonserve auch Stämme von Plasmodium falciparum, die in vivo chloroquinresistent sind, abtöten [12].

Babesien

Babesien sind unter Wild- und Haustieren weltweit verbreitet, werden vorzugsweise durch Zecken übertragen, vermehren sich in Erythrozyten und können beim Menschen akute fieberhafte Infekte hervorrufen, die wie bei der Malaria mit Hämolyse und Hämoglobinurie einhergehen. Die Infektion verläuft im immunkompetenten Organismus aber in der Regel inapparent.

Für die Bluttransfusion scheint vor allem Babesia microti eine größere Rolle zu spielen, ein nach bisherigen Erkenntnissen in seiner Verbreitung ganz offensichtlich auf die USA, hier vor allem auf die Neuenglandstaaten beschränktes Protozoon. Reservoir sind Nager und Hirschartige, da Larven und Nymphen des Vektors, der Zecke Ixodes dammini, bei ersteren, die erwachsenen Insekten dagegen bei letzteren parasitieren. Die Erkrankung ist auf den Menschen übertragbar, verläuft in der großen Mehrzahl der Fälle inapparent, geht aber in jedem Fall mit einer monatelangen Parasitämie einher [7].

Die Übertragung durch Blutprodukte ist möglich, denn die Parasiten überleben in Blutkonserven auch unter Kühlschrankbedingungen bis zu 14 Tagen. Da, wie bei der Malaria, schon kleinste Erregermengen zur Infektion ausreichen, kommen auch Thrombozytenkonzentrate für die Übertragung in Betracht.

Die normalerweise harmlose Erkrankung stellt für Immunsupprimierte eine tödliche Bedrohung dar. In den USA werden alle Menschen mit einem Babesienantikörpertiter von der Blutspende ausgeschlossen [13].

Leishmanien

Leishmanien vermehren sich intrazellulär in Zellen des retikuloendothelialen Systems, werden bei deren Zerfall frei, um sofort neue Zellen zu infizieren und sich dort wiederum zu teilen. Die Verbreitung erfolgt durch weibliche Schmetterlingsmücken der Gattungen Phlebotomus und Lutzomyia, die auch Sandfliegen genannt werden.

Nur Leishmania donovani, der Erreger der Kala-Azar, einer schleichenden Infektion mit chronisch rezidivierenden Fieberschüben, Splenomegalie und Panzytopenie, die, unbehandelt, innerhalb von 1–2 Jahren zum Tode führt, kann durch Blutkonserven übertragen werden, dies deshalb, da die Erregervermehrung hauptsächlich in den Zellen des Monozyten-Makrophagen-Systems in Milz, Leber, Knochenmark und Lymphknoten erfolgt und die Erreger sich über solche Zellen auf dem Blutweg ausbreiten.

Die Erkrankung ist vorzugsweise in Asien, Afrika und Lateinamerika verbreitet, kommt aber eben auch im Mittelmeerraum vor und hat oft monatelange Inkubationszeiten. So kommen neben Tropenrückkehrern auch Blutspender aus Mittelmeerländern als Überträger in Betracht [4].

Trypanosomen

Trypanosomen sind den Leishmanien eng verwandte Zooflagellaten. Die Ausbreitung im Wirtsorganismus erfolgt immer über das Blut, wobei die Parasitämie durch Fieberschübe gekennzeichnet ist. Da die Erreger der Schlafkrankheit Trypanosoma rhodesiense und gambiense nur geringgradige

Parasitämien hervorrufen, die zudem zyklisch verlaufen, stellt ihre Übertragung durch Blutkonserven selbst im Verbreitungsgebiet der Erreger eine Rarität dar [4].

Ein erheblich größeres Problem für die Bluttransfusion ist dagegen Trypanosoma cruzi, der Erreger der in ganz Lateinamerika verbreiteten Chagaskrankheit, obwohl er sich im Gegensatz zu den Erregern der Schlafkrankheit nicht bei seiner Ausbreitung über das Blut, sondern nur in den Zellen des Monozyten-Makrophagen-Systems, der Skelett- und Herzmuskulatur vermehrt. Vektoren sind die in Zentral- und Südamerika weit verbreiteten Raubwanzen Panstrongylus megistus, Triatoma infestans und Rhodinius prolixus. Erregerreservoir sind Hunde, Katzen, Schweine, Nager, Fledermäuse und Gürteltiere.

Die Erkrankung wird meist in früher Kindheit erworben, verläuft in der Mehrzahl der Fälle subklinisch oder sehr mild, neigt aber dazu, zu chronifizieren. Dabei können zwischen akutem und prognostisch ungünstigem chronischen Stadium, das über Kardiomyopathien und schwere Schädigungen des Nervensystems und des Gastrointestinaltraktes zum Tode führt, oft jahrzehntelange Latenzzeiten liegen.

Die klinisch gesunden, im Elisatest antikörperpositiven Träger der Krankheit zeigen in 50 % der Fälle eine Parasitämie und können den Erreger über Blutprodukte an Konservenempfänger übertragen. Trypanosoma cruzi ist außerordentlich zäh, kann sowohl durch Plasma als auch durch Blut übertragen werden, überlebt in normalen Blutkonserven bis zu 10 Tagen, übersteht aber auch ohne Verlust seiner Infektiösität Tiefkühllagerung. Lediglich durch Lyophilisation geht es zugrunde. Die Infektionsinzidenz nach Übertragung des Erregers durch Blutprodukte schwankt zwischen 18 und 50 %.

Bei der transfusionsinduzierten Chagaskrankheit ist wegen der fehlenden Primäraffektion an der Eintrittspforte, dem sogenannten Chagom, zudem die Diagnostik erschwert. Umkomplizierte, auch in der Frühphase der Infektion indikative Nachweismethoden fehlen, was einerseits die Diagnostik weiter erschwert, andererseits bei subklinischem Verlauf, infolge diagnostischer Lücke bei Spendern, die Übertragung durch Blutprodukte begünstigt. Wegen der hohen Infektionsinzidenz und des Bestehens einer durchgreifenden Heilungschance bei Einsatz der Präparate Nifurtimax (Lampit) und Benznidazol (Radanil, Ragonil, Rochagan) nur in der Frühphase der Erkrankung, sind Lateinamerikaner, besonders wenn sie aus Ländern mit einer hohen Durchseuchungsrate wie Bolivien (63 %) stammen, ein durchaus problematisches Blutspenderkollektiv [1, 3].

Bakterien

Bakterien sind einzellige Kleinlebewesen, die in der biologischen Systematik dem Pflanzenreich zugeordnet werden, obwohl sie sich durch Größe, chemischen Aufbau ihrer Zellmembran und durch das Fehlen eines eigentlichen, von einer Membran umgebenen Zellkerns von den übrigen Pflanzenzellen unterscheiden. Soweit sie für den Menschen pathogen und transfusionsmedizinisch relevant sind, werden sie in der Folge besprochen.

Es sei darauf hingewiesen, daß bestimmte Impfungen gegen bakterielle Erkrankungen eine zumindest kurzdauernde Bakteriämie hervorrufen. Deshalb werden bei uns Personen, die oral gegen Typhus geimpft wurden, für eine Woche, solche, die gegen Fleckfieber, Diphtherie, Cholera oder aktiv gegen Tetanus geimpft wurden, für 48 h von der Blutspende ausgeschlossen. Um durch kleine chirurgische Eingriffe und Zahnextraktion potentiell auslösbare Bakteriämien in der Blutspende nicht wirksam werden zu lassen, ist nach solchen Operationen eine Sperre von 3 Tagen vorgesehen [11].

Eine Synopse der transfusionsmedizinisch wichtigen Bakterien gibt die Tabelle 4.

Tabelle 4. Transfusionsmedizinisch wichtige Bakterien

Familie	Gattung	Art
Enterobacteriaceae	Escherichia	Escherichia coli
	Salmonella	Salmonellen
	Yersinia	Yersinia enterocolitica
		Yersinia pseudotuberculosis
Pseudomonadaceae	Pseudomonas	Pseudomonas aeruginosa, fluorescens, putida
Mycobacteriaceae	Mycobacterium	Mycobacteria tuberculosis
		Mycobacterium leprae
Brucellaceae	Brucella	Brucellen
Spirochaetaceae	Treponema	Treponemen
	Borrelia	Borrelia recurrentis Borrelia burgdorferi
Rickettsiaceae	Rickettsia	Rickettsien

Escherichia coli und Pseudomonas aeruginosa

Beide Erreger, Escherichia coli aus der Familie der Enterobacteriaceae und Pseudomonas aeruginosa aus der Familie der Pseudomonadaceae sind gramnegative, begeißelte, fakultativ anaerobe Keime, die in der Natur extrem weit verbreitet sind. Beide Erreger sind nur fakultativ pathogen und führen meist nur bei abwehrschwachen Individuen zu eitrigen Lokal- oder Allgemeininfektionen mit Septikämie. Wegen ihrer ubiquitären Verbreitung können sie artifiziell, meist über unzureichende Desinfektionsmaßnahmen bei der Blutentnahme, in Blutkonserven gelangen. Ähnlich gefährlich wie Pseudomonas aeruginosa sind auch andere Bakterien aus der Familie der Pseudomonadaceae. So gibt es zahlreiche Berichte über auch tödliche Transfusionszwischenfälle durch mit Pseudomonas fluorescens und putida verkeimte Konserven. Da diese Erreger relativ anspruchslos sind, können sie sich, wie viele andere gramnegative Keime, auch bei Kühlschranktemperaturen, erst recht aber bei Kühlkettenunterbrechungen in den Konserven vermehren. Pseudomonaden sind wegen ihrer Exotoxinbildung und gefährlichen Septikämien, Escherichia coli wegen seiner Endotoxinbildung besonders problematisch. Gefürchtet ist der Endotoxinschock infolge Transfusion gramnegativ verkeimter Blutprodukte. Er zählt zu den gefährlichsten Transfusionsrisiken überhaupt, wenn er auch heute sehr selten geworden ist. Hauptquelle der bakteriellen Kontamination von Blutkonserven war und ist, wie gesagt, die Blutentnahme. Seit sterile Plastikbeutel als Konservenbehälter in Gebrauch sind, ist der Prozentsatz verkeimter Konserven auf unter 0,5 % gefallen [5]. Da der größte Teil dieser Konserven nur minimale, für den Empfänger ungefährliche Bakterienmengen enthält, weil Personen mit größeren Eiterherden und generalisierten Hautkrankheiten prinzipiell von der Blutspende ausgeschlossen sind, andererseits sich nur einige wenige Keime unter Kühlschrankbedingungen vermehren können, ist das Risiko des bakteriellen Transfusionszwischenfalls primär sehr gering.

Um die aseptischen Entnahmekautelen einer Blutbank ständig zu überprüfen, muß mindestens jede hundertste Blutkonserve vom Hersteller auf bakterielle Verkeimung untersucht werden. Bei der Präparation von Spezialkonserven – gefilterte und gewaschene Erythrozyten- sowie Thrombozytenkonzentrate – ist die Gefahr der Verkeimung, wegen der Herstellung am offenen System, natürlich erheblich größer als bei den konventionellen Konserven. Eine Qualitätskontrolle des Herstellungsverfahrens hinsichtlich Asepsis sollte deshalb bei jeder fünfundzwanzigsten Spezialkonserve vorgenommen werden. Außerdem ist strikt darauf zu achten, daß diese Konzentrate nur innerhalb der angegebenen Haltbarkeitszeiten transfundiert werden, um bei möglicher Verkeimung eine Vermehrung der in den Konserven befindlichen Bakterien über ein kritisches Maß hinaus zu verhindern.

Nun sind natürlich die besten Vorsichtsmaßnahmen des Herstellers sinnlos, wenn zum Beispiel durch unnötig lange Kühlkettenunterbrechungen im klinischen Alltag, vor allem in Op's und auf Wachstationen, die Vermehrung ungefährlicher Keimmengen unnötig begünstigt wird. Lange Kühlkettenunterbrechungen ermöglichen auch die Vermehrung grampositiver Keime wie Staphylokokken und Streptokokken.

Konserven, die bereits zur Transfusion angestochen und mit einem Transfusionsbesteck versehen sind, sollten unmittelbar transfundiert werden und nicht stundenlang in Stationsvorbereitungsräumen oder gar Wasserbädern, die als Pseudomonasquellen in Betracht kommen, herumliegen, wie das leider nur allzu oft geschieht. Eine Übersicht über die wichtigsten Quellen für die bakterielle Kontamination von Blutkonserven gibt die Tabelle 5.

Tabelle 5. Hauptquellen der bakteriellen Kontamination von Blutkonserven

1. Blutentnahme
2. Präparation von Spezialkonserven
3. Kühlkettenunterbrechungen
4. Behandlung von Blutkonserven im klinischen Alltag

Ist eine Konserve teilweise transfundiert und wird dann die Transfusion aus irgendwelchen Gründen unterbrochen, sollte der Rest der Konserve verworfen und nicht nach einer gewissen Zeit zu Ende transfundiert werden.

Irgendwie beschädigte Blutbeutel sollten keinesfalls zur Transfusion kommen.

Im übrigen sollte man sich natürlich jede Konserve vor Transfusion, am besten schon vor Ausgabe, gründlich ansehen. Eine einwandfreie Konserve zeigt auch am Ende der angegebenen Lagerungsfrist ein bernsteinfarbenes, im Falle einer Hyperlipoproteinämie beim Spender ein lipämisches, weißliches Plasma.

Hämolysezeichen wie roter Plasmasaum oder Rotfärbung des gesamten Plasmas, sonstige Verfärbungen oder Gas- und Gerinnselbildung legen stets den Verdacht auf bakterielle Kontamination nahe. Die Ausgabe und Transfusion solcher Konserven ist strikt kontraindiziert.

Sollte es dennoch einmal zur Transfusion von mit bakteriellen Eitererregern oder Endotoxinbildnern kontaminierten Konserven kommen, sind unverzüglich alle Maßnahmen der Schockprophylaxe bzw. -therapie zu ergreifen. Außerdem sollte eine Austauschtransfusion erwogen werden. Breitbasige, dem Erregerspektrum angepaßte, antibiotische Abdeckung ist selbstverständlich.

Treponemen

Die Transfusionslues, die typischerweise als Sekundärlues ausbricht, weist eine Inkubationszeit von 4 Wochen bis zu 5 Monaten auf, kann auch von Spendern mit latenter Lues über Blutkonserven an die Konservenempfänger weitergegeben werden und war früher ein ernstes Problem [14].

Sie ist heute in den entwickelten Ländern selten geworden, was sicherlich auch durch den deutlichen Rückgang der Gesamtinfiziertenzahl seit Einführung des Penicillins bedingt ist. Eine gewisse Rolle dabei spielt aber wohl auch die Tatsache, daß ein großer Teil der Konservenempfänger gleichzeitig antibiotisch behandelt wird, und Personen mit häufig wechselndem Geschlechtsverkehr heutzutage in vielen Ländern von der Blutspende ausgeschlossen sind.

Hauptgrund dürfte allerdings die Lagerung der Blutkonserven in Kühlschränken sein, denn Treponema pallidum aus der Familie der Spirochaetaceae ist im Gegensatz zu anderen Bakterien ein sehr empfindliches Wesen, das bei Kühlschranktemperaturen spätestens nach 72 h abgestorben ist [6, 8].

Das Problem der Luesübertragung durch Bluttransfusionen ist also heute vor allem ein Problem der Frischblut- und der Komponententransfusion, da Frischblutkonserven per definitionem nicht älter als 72 h sind und Komponenten-, z. B. Thrombozytenkonzentrate, entweder vom Einzelspender am Zellseparator gewonnen und unmittelbar transfundiert oder aber aus Frisch- oder Warmblutkonserven gepoolt werden. Eine ältere Blutkonserve ist also, auch wenn sie von einem luetischen Spender stammt, hinsichtlich der Luesübertragung unbedenklich, obwohl sie selbstverständlich im Falle des Bekanntwerdens nicht transfundiert würde.

Grundsätzlich wird jeder Blutspender im Rahmen der Spenderüberwachung und bei jeder Blutspende auf Lues getestet. Ein Spender, bei dem einmal eine luetiche Infektion nachgewiesen wird, wird lebenslang von der Blutspende ausgeschlossen [11].

Durchgeführt werden sollten unmittelbar nach der Blutspende der TPHA-Test (Treponema-pallidum-Hämagglutinationstest) als Suchtest auf treponemenspezifische Antikörper und gleichzeitig ein Cardiolipintest (VDRL-Test) zur Beurteilung des Aktivitätsgrades der Infektion. Bei positiven Suchreaktionen sollte die Spezifität des Befundes durch Titration in den Suchtesten – als spezifisch gilt ein Cardiolipintiter über 1:8 und ein TPHA-Titer über 1:80 – sowie durch den FTA-Test (Fluoreszenz-Treponemen-Antikörpertest) abgesichert werden.

Problematisch ist, daß alle Teste bei Primärinfektion erst nach einer gewissen Latenzzeit – TPHA- und FTA-Test nach 9–12 Tagen, der Cardiolipintest sogar erst nach 3–4 Wochen – positiv werden. Man schätzt deshalb, daß etwa 35 % der im Primärstadium Infizierten nicht erfaßt werden. Insgesamt müssen etwa 0,3 % der Blutspender wegen positiver Luesserologie von der Blutspende ausgeschlossen werden. Das scheint wenig, bedeutet aber, daß für die Bundesrepublik bei einem durchschnittlichen Spendeaufkommen von 3 Millionen Konserven pro Jahr mit bis zu 9000 lueskontaminierten Konserven gerechnet werden muß. In Ländern mit hoher Luesinzidenz sollte die Gabe von Frischblut mit der gleichzeitigen Applikation von Penicillin G oder äquivalenten Antibiotika gekoppelt werden [13].

Borrelien

Das früher auch in Europa weit verbreitete und nicht selten über hämorrhagische Diathese, Nierenversagen und Schock zum Tode führende Rückfallfieber, das im Verlauf durch immer länger werdende fieberfreie Intervalle charakterisiert ist, ist heute vorzugsweise noch in der Dritten Welt anzutreffen. Eine Übertragung des Erregers Borrelia recurrentis durch Blutkonserven ist möglich. Borrelia burgdorferi, der Erreger der Lyme-Krankheit, soll ebenfalls durch Blutkonserven übertragen werden können.

Salmonellen

Die über 1000 Arten der Salmonellen, die wie Escherichia coli zur Familie der gramnegativen Enterobakterien gehören, sind Erreger unterschiedlicher, häufig harmloser Durchfallserkrankungen, der verschiedenen Formen des Paratyphus und des Typhus. Viele Salmonellosen hinterlassen einen Trägerstatus und Salmonellenausscheider haben oft eine niedriggradige, im Rahmen von Zahnextraktionen oder ähnlichen Eingriffen auch eine hochgradige Bakteriämie ohne die geringsten Krankheitszeichen, und können dann natürlich Salmonellen in Blutkonserven abgeben. Ähnliches gilt im Rekonvaleszenzstadium, nach akuten Infektionen, die von den Betroffenen gar nicht als solche perzipiert werden. Nach Übertragung solcher Blutkonserven sind Fälle mit tödlicher Salmonellensepsis beschrieben, wobei längere Zeit bei Raumtemperatur gelagerte Thrombozytenkonzentrate besonders gefährlich sind [15]. Dauerausscheider von Typhus, Paratyphus – oder Enteritiserregern sind deshalb auf Dauer von der Blutspende auszuschließen.

Yersinien

Analoges wie für die Salmonellen gilt für die gramnegativen Keime Yersinia enterocolitica und pseudotuberculosis, ubiquitär verbreitete Erreger normalerweise völlig harmloser Durchfallserkrankungen. Eine niedriggradige Bakteriämie scheint nicht selten zu sein. Da die Erreger sehr zäh sind und sich unter Kühlschrankbedingungen in Blutkonserven vermehren, kann die Übertragung kontaminierter Konserven ebenfalls zur Sepsis führen, die meist tödlich verläuft [16, 17].

Brucellen

Auch die Erreger der Brucellosen sind gramnegative Keime, besitzen ein breites Infektionsspektrum und sind für fast alle Haus- und Wildtiere pathogen.

Von Brucella abortus, dem weltweit verbreiteten Erreger des Morbus Bang, einer auch auf den Menschen übertragbaren Rinderseuche, ist bekannt, daß er in unter Kühlschrankbedingungen gelagerten Blutkonserven Monate überleben kann. Die akute Erkrankung verläuft als in der Regel anikterische Hepatitis mit undulierendem Fieber und beeinträchtigt das Wohlbefinden der Patienten kaum. Die Inkubationszeit ist mit 4 Monaten ungewöhnlich lang, weshalb Träger durchaus zur Blutspende kommen können. Außerdem zeigt die Erkrankung eine beträchtliche Neigung zur Chronifizierung mit häufig nicht ungefährlichen Organschädigungen. Andere Brucellosen verlaufen praktisch analog.

In Deutschland ist der Morbus Bang durch die Abschlachtung der infizierten Rinderbestände praktisch eliminiert, wird aber immer wieder aus dem Mittelmeerraum eingeschleppt. Wegen der Gefahr der Chronifizierung sind Personen mit einem Morbus Bang oder einer anderen Brucellose in der Anamnese von der Blutspende ausgenommen, da nicht mit letzter Sicherheit ausgeschlossen werden kann, daß sie als Überträger der Krankheit fungieren können. In Endemiegebieten, dazu zählen beispielsweise immer noch weite Teile der USA, genügt der anamnestische Spenderausschluß nicht, da die Krankheit auch inapparent verlaufen und chronifizieren kann. Hier sind zusätzlich Titerbestimmungen indiziert. Da es bei uns sicherlich aus Endemiegebieten stammende Blutspender gibt, muß die These in den Raum gestellt werden, ob nicht auch bei uns Titerbestimmungen notwendig wären, wobei, bei fehlender Anamnese, ein Brucellenagglutinintiter von 1:1000 auf jeden Fall ein Spenderausschlußkriterium darstellen müßte, obwohl möglicherweise Personen mit hohen Antikörpertitern die Krankheit nicht übertragen können [4, 18].

Mykobakterien

Die Übertragbarkeit von Mykobakterien über Blutkonserven ist wahrscheinlich. Mykobakterium leprae, der Erreger der Lepra, wurde nachweislich schon über Blutprodukte, die von Spendern in der Inkubationszeit der Erkrankung gewonnen waren, übertragen, ohne daß die Empfänger erkrankten [4]. Was für die Lepra recht ist, dürfte für die Tuberkulose billig sein. In der Bundesrepublik jedenfalls sind alle an aktiver Tuberkulose Leidenden von der Blutspende ausgeschlossen [11].

Rickettsien

Rickettsien sind kleine, bakterienähnliche Mikroorganismen, die sich nur intrazellulär vermehren. Dabei gehen die Wirtszellen zugrunde, und Erreger gelangen schon in den oft langen, zum Teil bis zu 30 Tagen dauernden Inkubationszeiten ins Blut. Da die meisten Rickettsien auch nach Abklingen der akuten, meist sehr schweren Krankheitsbilder in den Zellen des Monozyten-Makrophagen-Systems persistieren und immer wieder in die Blutbahn gelangen können, sind bei uns Menschen, die an einer Rickettsiose erkrankt waren, lebenslang von der Blutspende ausgeschlossen [11].

Die potentiell mögliche Übertragung von Rickettsien durch Blutkonserven wird in Deutschland kaum Probleme aufwerfen, da praktisch alle in Europa vorkommenden Rickettsiosen entweder extrem selten sind, so das Zeckenbißfieber (Rickettsia conori) des Mittelmeerraumes, oder aber, wie das durch Läuse übertragene Fleckfieber (Rickettsia prowazeki), typische Kriegsseuchen darstellen. In Amerika dagegen wird immer wieder auf die Möglichkeit der Übertragung des Rocky-Mountain-Fleckfieber (Rickettsia rickettsi), einer über Zecken vermittelten, im Schweregrad dem europäischen Fleckfieber vergleichbaren Rickettsiose durch Blut und Blutprodukte hingewiesen [1].

Literatur

1. Mollison PL, Engelfriet CP, Contreras M (1987) Blood Transfusion in Clinical Medicine. Blackwell Scientific Publications, Oxford
2. Eckstein R (1990) Immunhämatologie und Transfusionsmedizin. Gustav Fischer Verlag, Stuttgart, New York
3. Kayser FH, Bienz KA, Eckert J, Lindemann J (1986) Medizinische Mikrobiologie. Georg Thieme Verlag, Stuttgart
4. Tabor E (1987) Infectious Complications of Blood Transfusion. Academic Press, New York
5. Reissigl H, Schönitzer D (1986) Die Bluttransfusion. Karger, Basel
6. Siegel SE, Lunde MN, Geldermann AH, Halterman RH, Brown JA, Levine AS, Graw RG jr (1971) Transmission of toxoplasmosis by leukocyte transfusion. Blood 37:388
7. Braunwald E, Isselbacher KJ, Petersdorf RG, Wilson JD, Martin JB, Fauci AS (1987) Harrison's Principles of Internal Medicine. Mc Graw-Hill Book Company, New York
8. Bruce-Chwatt LJ (1972) Blood transfusion and tropical diseases. Trop Dis Bull 69:825
9. Bruce-Chwatt LJ (1974) Transfusion malaria. Bull Wld Hlth Org 50::337
10. Dharmasena F, Gordon-Smith EC (1986) Transmission of malaria by bone marrow transplantation. Transplantation 42:228
11. Richtlinien zur Blutgruppenbestimung und Bluttransfusion. Deutscher Ärzte-Verlag, Köln (1992)
12. White NJ (1987) Chloroquine for donated blood? Lancet I:100
13. Bruce-Chwatt LJ (1985) Transfusion associated parasitic infections. In: Dodd RY, Barker LF (eds) Infection, Immunity and Blood Transfusion. A R Liss, New York, pp 101
14. Hartmann O, Schøne R (1942) Syfilis overført ved blodtransfusion. Nord T milit Med 45:1
15. Heal J, Jones ME, Forey J, Chaudhry NA, Stricof RL (1987) Fatal Salmonella septicemia after platelet transfusion. Transfusion 27:2
16. Stenhouse MAE, Milner LV (1982) Yersinia enterocolitica. A hazard in blood transfusion. Transfusion 22:396
17. Wright DC, Selss IF, Vinton KJ, Pierce RN (1985) Fatal Yersinia enterocolitica sepsis after blood transfusion. Arch Path lab Med 109:1040
18. Wood EE (1955) Brucellosis as a hazard of blood transfusion. Brit med J I:27

Freie Beiträge

Hepatitis-Serologie: Signalverstärkung durch Chemilumineszenz

C. MAURER und G. GRATZ

In den letzten Jahren hat die Markierung von Analyten mit Luminogenen zunehmend Eingang gefunden in die Routinebestimmung von Hormonen, Pharmaka und Tumormarkern. Die Vorteile gegenüber dem Radioimmun-Assay liegen im Verzicht auf den Umgang mit radioaktiven Substanzen und in der längeren Haltbarkeit der Testkits, gegenüber dem Enzym-Immuno-Assay in einer höheren Sensitivität bei gleicher Spezifität und in der Zeitersparnis. Beim Lumineszenz Immuno-Assay (LIA) ist das Luminogen an den Analyten gekoppelt (Abb. 1). Die Lichtreaktion wird ausgelöst durch ein Oxydationssystem, das Wasserstoffperoxyd und Peroxidase in alkalischer Lösung enthält. Zur Zeit werden auf dem Markt jedoch keine markierten Antikörper für die Infektionsserologie angeboten, wohl aber die Möglichkeit, Lichtreaktionen durch peroxidasemarkierte Analyten mit einem Signalreagenz zu erzeugen, das Isoluminol und Peroxide enthält. Es handelt sich hier um einen Enzym-Immuno-Assay, der lediglich die übliche Farbreaktion durch katalytische Spaltung des Substrats durch eine Lichtemission ersetzt.

HB_s-Antigen beziehungsweise Anti-HB_s- und Anti-HB_c-haltige Seren wurden mit einem Enzym-Immuno-Assay mit Signalverstärkung durch

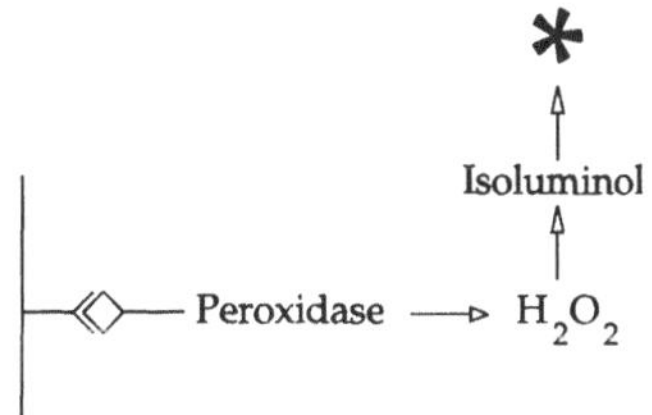

Abb. 1. Lumineszenz-Immuno-Assays

Tabelle 1. Bestimmungsansätze HB_s-Antigen
Mikrotiterplatten anti-HB_s-beschichtet

	Amerlite	*Auszyme*
Kontrolle		
Probe	0,1	0,2 ml
Standard		
Konjugat	0,1	0,05 ml
	Inkubation	
	60	180 Minuten
	Waschen	
Signalreagenz		OPD-Substrat
0,25		0,2 ml
Messung		2. Inkubation
		30’
		Messung

Lumineszenz* und einem konventionellen Enzym-Immuno-Assay** untersucht und die Ergebnisse verglichen (Tabelle 1).

Material

A) HB_s-Antigen-Bestimmungen
   1. 4 Standardreihen wurden verglichen (Tabelle 2).
      a) 5 Standards aus dem Hygiene-Institut Göttingen mit einem Gehalt von 0.024/0.1/0.39/1.59 und 6.25 ng/ml
      b) 5 firmeneigene Standards mit einem Gehalt von 0.01/0.53/1.21/1.89 uns 2.51 ng/ml, die an einem WHO-Standard überprüft wurden,
      c) und d) Standards der Subtypen ad und ay vom Paul-Ehrlich-Institut mit 25 bzw. 6.25 ng/ml, aus denen 2 Standardreihen mit 0.05/0.1/0.25/0.5/1.0/2.0/ und 3.0 ng/ml durch Verdünnung hergestellt wurden.

* Amerlite: HB_sAG Assay, Anti-HB_sAssay, Anti-HB_cAssay (Amersham-Buchler)
** Auszyme, AusAB, Corzyme (Abbott)

Tabelle 2. Standardreihen – HB_s-Ag

Göttingen	Amersham	PEI ng/ml (E/ml)
	0,01	
0,024		
		0,05
0,10		0,10
		0,25
0,39		
	0,5	0,53
		1,0
	1,21	
1,59		
	1,89	
		2,0
	2,51	
		3,0
6,25		

2. 85 HB_s-Antigen-positive Proben*, deren Gehalt mit einem konventionellen Enzym-Immuno-Assay (Wellcome) durch Messung von Probenverdünnungen mit 2 ng/ml bis 1 Mill. ng/ml ermittelt wurde.
3. Ermittlung der Präzision:
Es wurde die relative Standardabweichung bei jeweils 10 Proben mit Konzentrationen von 3 ng/ml, 40 ng/ml und 500 ng/ml in Serie bestimmt.

Ergebnisse

A) 1. Der Amerlite zeigt in allen Standardreihen bis zu (Abb. 2–4) einer Konzentration von 0,01 ng/ml ein positives Ergebnis. Mit dem konventionellen Immuno-Assay wurden dagegen in beiden Subtypen-Standardreihen die Proben mit einem Gehalt von 0,05 ng/ml nicht als „positiv“ erfaßt. Die quantitative Auswertung zeigte im konventionellen Enzym-Immuno-Assay wie im „Amerlite“ eine Konzentrationsabhängigkeit der Meßsignale bis 6 ng/ml. Höhere Konzentrationen konnten mit dem konventionellen Enzym-Immuno-Assay nicht ohne Probenverdünnung bestimmt werden, da die Extinktion höher als 2,0 war. Ein Vergleich der beiden Subtypen-Standardreihen zeigt die bekannte, bereits für den Radio-Immuno-Assay beschriebene geringere Nachweisempfindlichkeit des Subtyps ay im Konzentrationsbereich über 1 ng/ml. Zwischen 0,05 und 0,5 ng/ml waren die Ergebnisse nahezu identisch.

*Herrn Dr. Gesemann danke ich für die Überlassung der Proben

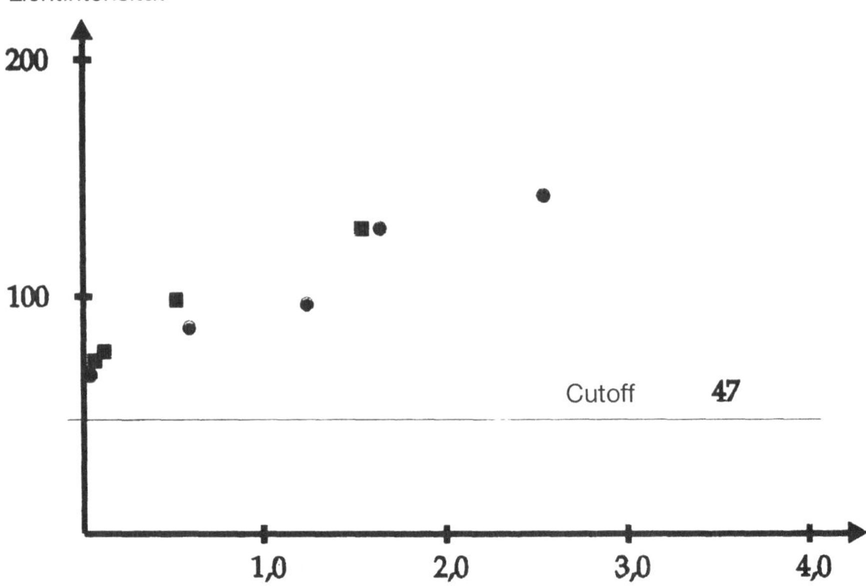

Abb. 2. HB_s – Ag – Amerlite. Göttingen – Amersham

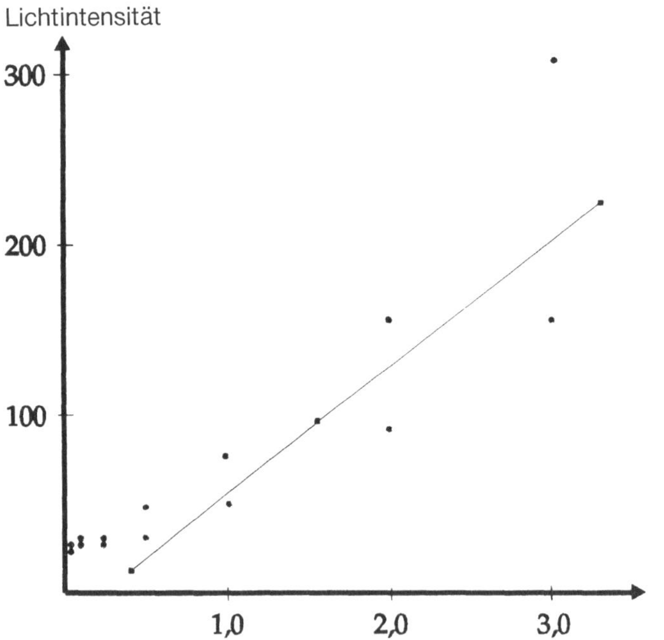

Abb. 3. HB_s – Ag – Amerlite. Subtyp ad, Subtyp ay, Standard „Göttingen"

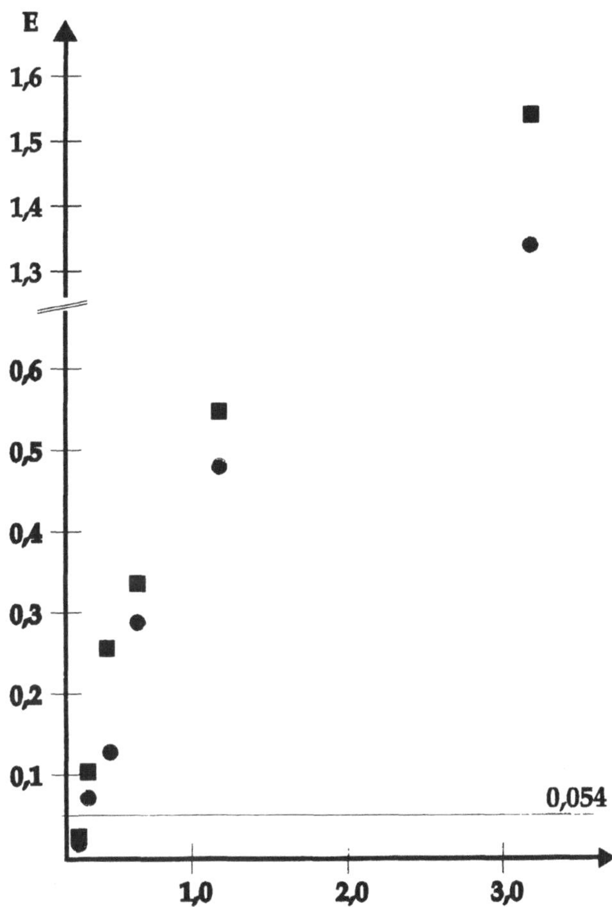

Abb. 4. HB_s – AG – EIA (Abbott). Subtyp ad, Subtyp ay

2. Alle 85 gemessenen HB_s-Antigen-positiven Proben gaben sowohl im konventionellen Enzym-Immuno-Assay als auch in Amerlite ein positives Ergebnis. Die vorgegebenen Konzentrationen korrelierten allerdings nicht immer mit den Meßergebnissen, da die Proben zu unterschiedlichen Zeitpunkten gegen verschiedene, nicht autorisierte Standardreihen gemessen worden waren. Neben der unterschiedlich langen Lagerungszeit muß der Pipettierfehler als weitere Fehlerquelle angesehen werden, da die Proben durch stufenweise Verdünnungen in den adäquaten Meßbereich gebracht werden mußten. Die Dosisabhängigkeit der Meßergebnisse kann jedoch durch Verdünnungen belegt werden (Abb. 5). Es zeigt sich, daß sich mit dem Amerlite auch Konzentrationen bis 1.000 ng/ml ohne Verdünnung quantitativ erfaßt werden können. Im konventionellen Enzym-Immuno-Assay war die obere Nachweisgrenze bei 6 ng/ml erreicht.

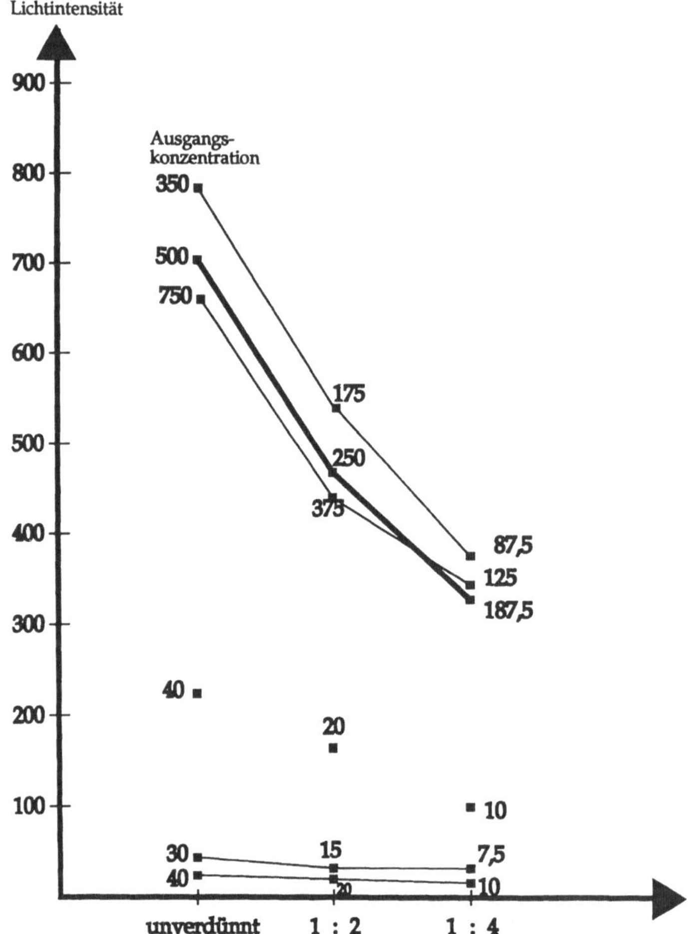

Abb. 5. HB_sAG – Amerlite

3. Die relative Standardabweichung (Variationskoeffizient) beträgt bei Konzentrationen von 3 ng/ml 19,0 %, bei 40 ng/ml 11,1 % und bei 500 ng/ml 16,5 %.

B) Quantitative Anti-HB_s-Bestimmungen wurden auch vergleichend im Amerlite und im konventionellen Enzym-Immuno-Assay der Firma Abbott durchgeführt. Hier zeigte der Vergleich von Anti-HB_s-haltigen Serumproben in Verdünnungsschritten von 1:10, 1:100, 1:1.000, 1:10.000, daß der konventionelle Enzym-Immuno-Assay um etwa eine Verdünnungsstufe empfindlicher war. Da eine Quantifizierung der Anti-HB_s-Werte aber nur für die Kontrolle eines Impferfolges sinnvoll ist, kann hier von einem Nachteil nicht gesprochen werden.

Wichtiger erscheint, daß sich Antikörperkonzentrationen bis 1.000 mU/ml ohne Probenverdünnung exakt messen lassen.

C) Auch für Anti-HB_c-Bestimmungen ist ein Testkit erhältlich. Es wurden 15 Proben, die im Enzym-Immuno-Assay reaktiv waren gemessen. Es zeigte sich eine gute Übereinstimmung mit dem konventionellen Enzym-Immuno-Assay – beide Tests sind kompetitive Immun-Assays – insofern als eine Reihe von Proben in beiden Tests grenzwertige Ergebnisse aufwiesen. Hier sind Doppelbestimmungen aller Proben angezeigt.

Zusammenfassung

Die Steigerung der Sensitivität durch Signalverstärkung mit Luminogenen erlaubt die sichere Erfassung von HB_s-Antigen-Konzentrationen bis 0,25 ng/ml. Wenn auch Standards mit noch geringerem Gehalt in den vorliegenden Untersuchungen ein positives Ergebnis zeigten, so ist in Anbetracht der Größe der Streuung die Reproduzierbarkeit doch fraglich. Die untere Nachweisgrenze liegt etwa um den Faktor 10 unter der bisher für den Enzym-Immuno-Assay beschriebenen Nachweisgrenze von 2–6 ng/ml. Ob diese Steigerung der Sensitivität allerdings das Problem der Übertragung von Infektionen durch sogenannte low-dose Carrier löst, ist sehr fraglich. Ein weiterer Vorteil der Methode liegt in der Möglichkeit quantitativer HB_s-Antigen-Bestimmungen, wie sie für die Verlaufsbeobachtung einer akuten Hepatitis-B und ihrer Ausheilungstendenz gefordert werden.

Bei der HB_s-Antikörper-Bestimmung ist eine Kontrolle des Impferfolges aus einer Probe ohne zusätzliche Verdünnungsschritte möglich.

Durch den Fortfall der Inkubation zur Farbentwicklung und durch die Verkürzung der Inkubationszeiten der Immunreaktionen ist eine ganz erhebliche Zeitersparnis möglich. So erfordert der HB_s-Antigen-Nachweis insgesamt wenig mehr als 1 Stunde, während beim Anti-HB_s-Nachweis 2 Inkubationszeiten von je 2 Stunden erforderlich sind. Auch hier entfällt die letzte Inkubationsperiode zur Farbentwicklung, so daß alle diese Nachweise im Standardverfahren während eines einzigen Arbeitstages leicht durchzuführen sind.

Die Konstruktion der Meßinstrumente und apparativen Hilfsmittel ermöglichen eine sehr schnelle und sichere Handhabung.

Literatur

1. Gerlich W (1978) Laboratoriumsdiagnostik der Hepatitis B-Virusinfektion. Bundesgesundheitsblatt 21 Nr. 21, S 344–356
2. Frösner GG et al. (1982) Diagnostic Significance of Quantitative HBsAG Determination in Acute und Chronic Hepatitis B Infektion. Europ f Clin Microbiol 1. Zit n Thomas L (Hrsg) Labor und Diagnose 1988, S 1350

Thrombozytensammlung mit der neuen Haemonetics PCS plus im Vergleich mit der Haemonetics V50

G. Becker

Die V50 von Haemonetics ist ein bewährter und bekannter Zellseparator. Diese Maschine ist wie die meisten der anderen verfügbaren Zellseparatoren eine Universalmaschine, d. h. sie kann je nach Bedarf Thrombozyten, Plasma zur Herstellung von GFP, Stammzellen, Granulozyten etc. auftrennen.

Die neue PCS plus steht leistungsmäßig in der Mitte zwischen der V50 und der PCS light, die nur zur Gewinnung von Plättchenarmem Plasma gedacht ist. Es lassen sich drei Produkte herstellen: Plättchenreiches Plasma, Plättchenarmes Plasma für die Fresh-frozen-Herstellung und Thrombozytenkonzentrat.

Bereits äußerlich sind die Unterschiede zwischen den beiden Maschinen offensichtlich: Die PCS plus ist kleiner; sie wirkt nicht so wuchtig wie die großen Schwestern.

Die für die Separation benötigten Einmalsets sind auf das Notwendigste reduziert. Dadurch wird erreicht, daß ein Falscheinlegen bzw. ein Falschanschließen nicht möglich ist, so daß von dieser Seite ein Mißerfolg unwahrscheinlich wird. Das Einlegen wird von der Maschine kontrolliert und der jeweils nächste erforderliche Schritt wird im Display angezeigt. Da alle Zugänge zum Abnahmesystem (außer der Punktionsnadel) mit Bakterienfilter abgesichert sind, sind die Thrombozytenkonzentrate für die Fünf-Tage-Lagerung geeignet.

Das diskontinuierliche Abnahmeverfahren wurde auch für die PCS plus übernommen; dies bedeutet, daß für die Abnahme und Rückgabe des Blutes nur eine Punktion erforderlich ist. Der zweite Arm bleibt frei; dadurch hat der Spender noch eine gewisse Bewegungsfreiheit. Allerdings verlängert sich dadurch die Gesamtdauer der Abnahme im Vergleich zu den kontinuierlichen Systemen.

Das Display zeigt stets den aktuellen Stand der Zytapherese an. Bei Unregelmäßigkeiten ertönt zusätzlich noch ein akustisches Signal.

Die Sicherheitseinrichtungen der PCS plus wurden gegenüber denen der V50 noch ausgeweitet: zwei voneinander unabhängige Luftsensoren, ein Ultraschallsensor und ein Spenderdrucksensor, alle in der Spenderleitung angeordnet, kontrollieren Entnahme und Rückgabe des Blutes; dazu kommt noch der Sicherheitsmonitor, der nach der Zentrifugenglocke installiert ist und den Druck in der Latham-Glocke überwacht. Ein Flüssigkeitssensor registriert Plasmaaustritt aus der Glocke bei Überdruck im System.

Der speziell für die Zytapherese ausgesuchte Spender ist eine der wichtigsten Voraussetzungen für ein befriedigendes Ergebnis bei der Thrombozytenkonzentratherstellung. Im allgemeinen läßt sich feststellen, daß eine höhere Plättchenausgangszahl auch ein gutes Ergebnis erwarten läßt (Abb. 1).

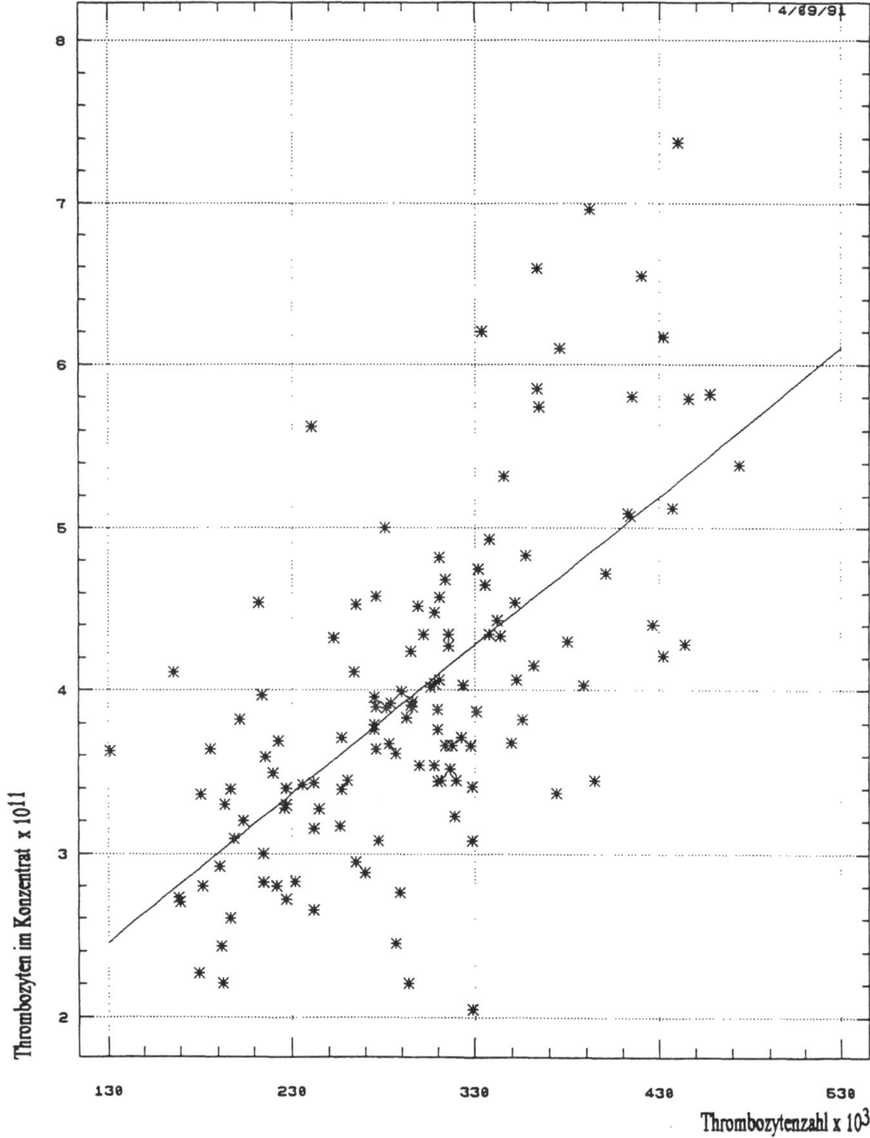

Abb. 1. Thrombozytenausgangszahl beim Spender in Beziehung zu dem Ergebnis der Separation

Die Abnahmezeit bei der PCS plus für ein Thrombozytenkonzentrat ohne gleichzeitige Gewinnung von Plasma zur GFP-Herstellung dauert im Mittel 96 Minuten (Abb. 2). Durch die Einbehaltung von Plasma verkürzt sich die Rückgabezeit um einige Minuten.

Das prozessierte Blutvolumen beläuft sich im Mittel auf 3105 ml (Abb. 3). Dasselbe Ergebnis findet sich auch bei der V50. Durch das vor allem gegen

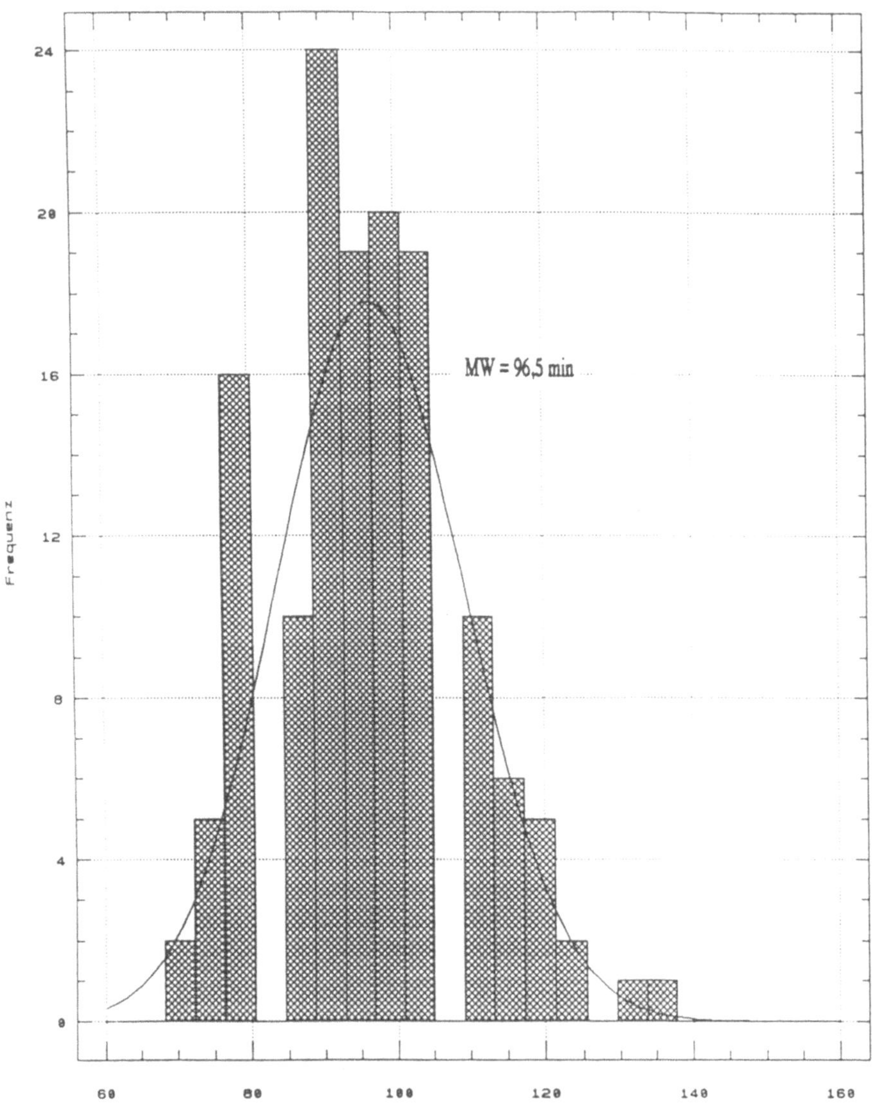

Abb. 2. Die Abnahmezeit bei der PCS plus bei sechs Zyklen (min)

Ende der Separation relativ hohe extrakorporale Volumen verursachte Kollapse sind selten und treten fast nur durch ungenügende Vorbereitung des Spenders (z. B. nüchtern oder übermüdet zur Spende) oder durch zusätzliche physische/psychische Probleme auf.

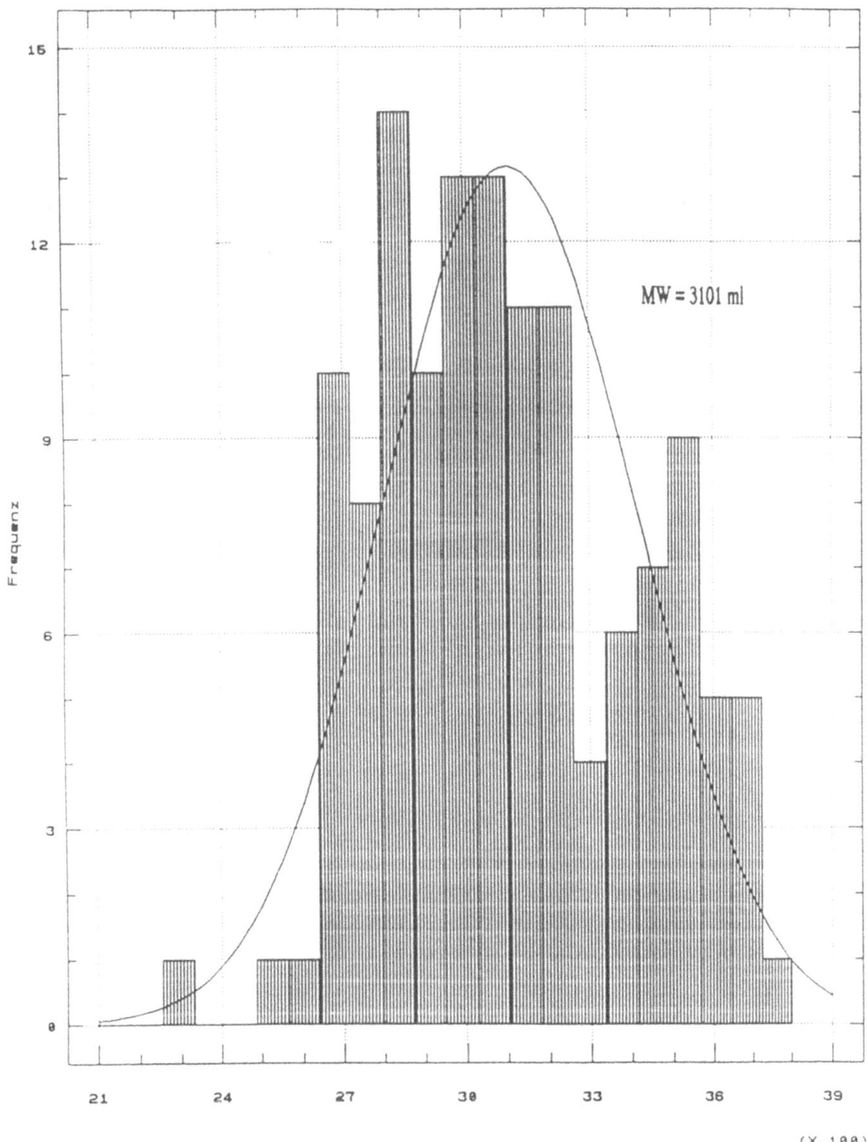

Abb. 3. Das prozessierte Blutvolumen (ml)

Die Ergebnisse der nach der Spende anschließenden Qualitätskontrolle in Bezug auf den Gehalt an Plättchen (Meßmethode: Counterzählung mit ERP9 Fa. Molter) sind bei der PCS plus besser geworden im Vergleich zur V50: im Mittel konnten bei der PCS plus $4{,}1 \times 10^{11}$ (V50: $3{,}8 \times 10^{11}$) Thrombozyten bei sechs Abnahmezyklen separiert werden (Abb. 4; 5).

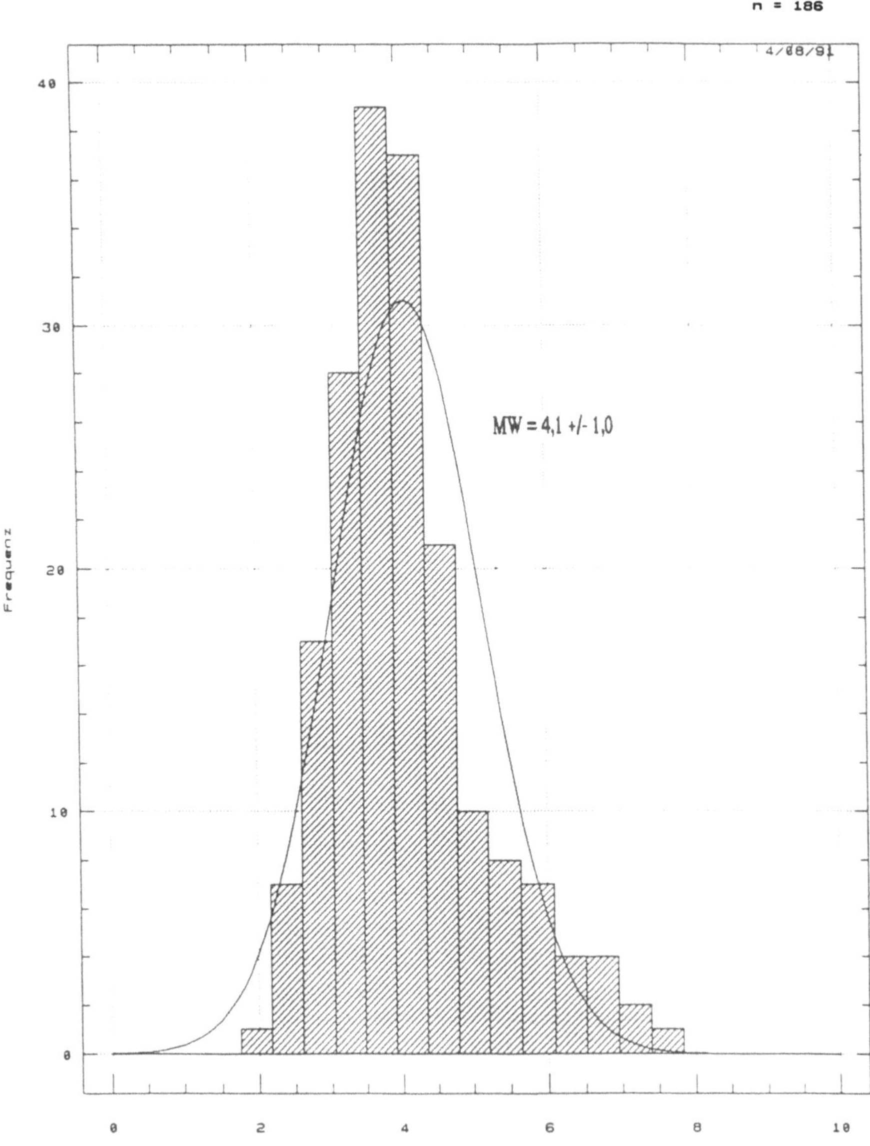

Abb. 4. Das Ergebnis der Separation: Thrombozyten (10^{11}) bei der PCS plus

Dieses bessere Ergebnis dürfte durch eine verbesserte Abnahme- und ausgefeiltere Line-Sensortechnik erreicht worden sein.

Ein Schwachpunkt bei den mit Haemonetics-Maschinen hergestellten Thrombozytenkonzentraten ist immer noch der relativ hohe Leukozytengehalt. Im Mittel sind dies $4{,}3 \times 10^8$ Leukozyten pro Einheit (Abb. 6).

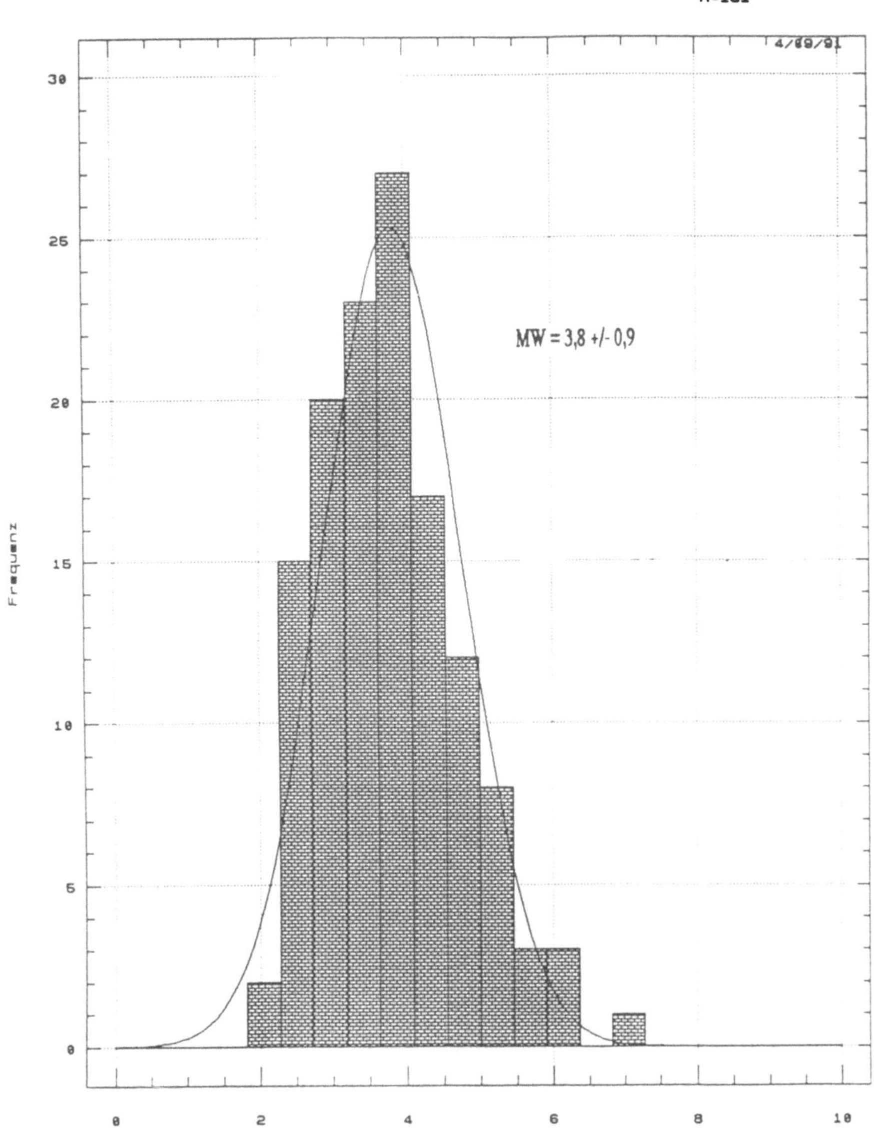

Abb. 5. Das Ergebnis der Separation: Thrombozyten (10^{11}) bei der V50

Zusammenfassend läßt sich feststellen, daß die PCS plus für einen überregionalen, nicht unmittelbar klinikintegrierten Blutspendedienst eine sehr gute und preiswerte Alternative zu anderen Separatortypen darstellt, da sie sich auf das wesentliche beschränkt: hochwertige Thrombozytenkonzentrate und wahlweise zur GFP-Herstellung in einem vertretbaren zeitlichen und finanziellen Rahmen.

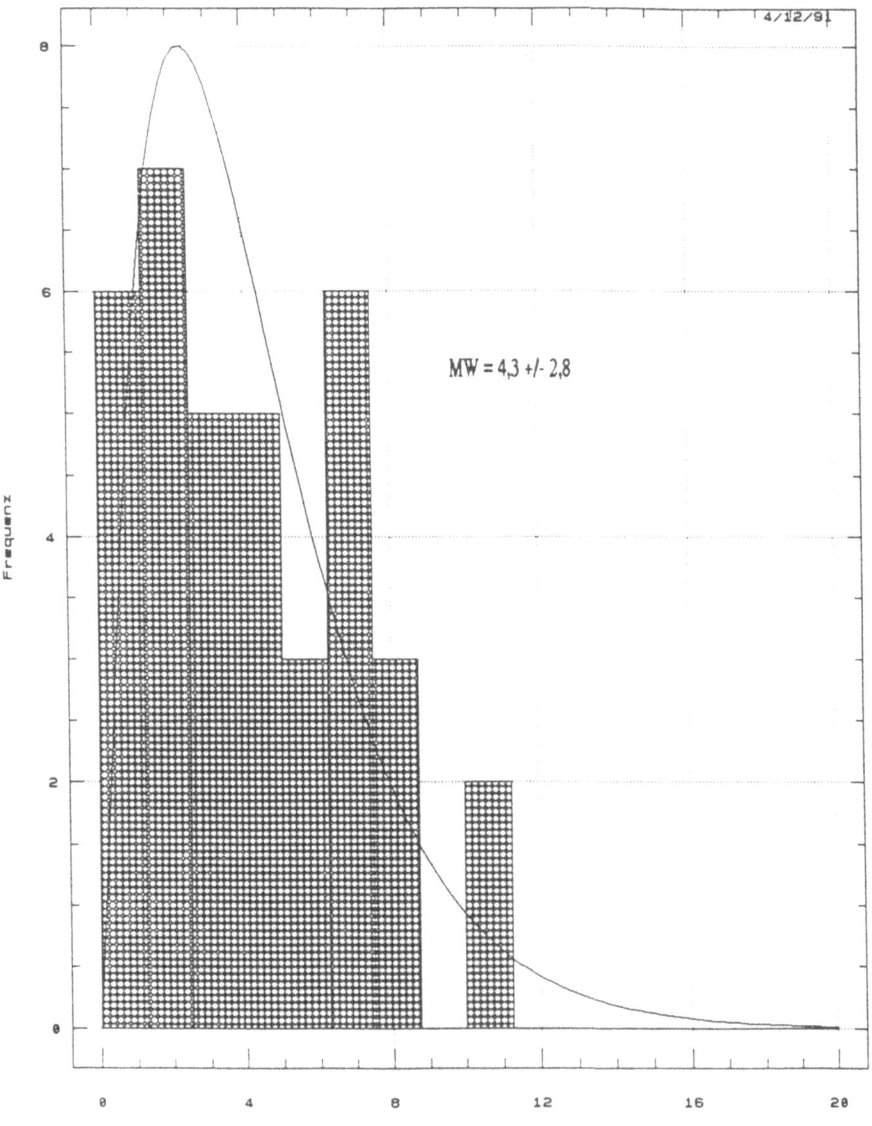

Abb. 6. Das Ergebnis der Separation: Leukozyten (10^8) bei der PCS plus

Patients's ABO-D Blood Grouping and Phenotyping with Monoclonal Antibodies and Micromethods

L. Mannessier

Since 1986, the double determination of the patients' ABO-D blood groups has been performed with traditional techniques (on slide and/or in tube) with a range of human reagents and a range of monoclonal ones from our Regional Transfusion Blood Center.

Within 5 years, more than 170 000 determinations have been performed in excellent conditions. The correlation of the results with the two kinds of reagents is perfect as concerns the normal ABO groups. About the variants weak A and weak B normally agglutinable on slide, they have been detected in all cases with a better avidity and a better intensity with the monoclonal antibodies.

About the Rh-D blood grouping, the joint use of an albuminous polyclonal anti-D and a monoclonal IgM anti-D, associated with the detection of the weak D antigen (D^u) by indirect antiglobulin test, has enabled us to note that D^u erythrocytes are more easily agglutinated on slide by the monoclonal IgM than by albuminous polyclonal anti-D.

Furthermore, the increasing request of ABO-D blood-groups and above all Rh-K phenotypes has lead us to turn to micromethods [1] first in parallel with the traditional techniques. After a comparative study on more than 10 000 samples, we have performed both determinations on microplates.

The last step has been the automation [2, 3] of these determinations in order to be able to fulfill the quality requirements with a better security.

References

1. Mannessier L (1989) Microméthodes en immuno-hématologie: Recueil de Techniques – Société Nationale de Transfusion Sanguine. 68–71
2. Mannessier L, Delsalle A, Hourdeau MA (1990) Automatisation du groupage et du phénotypage des receveurs en microplaque. Rev Franç Lab 210:57–59
3. Guillemin B, Horbey C, Mannessier L Evaluation de l'Inverness Blood Grouping System (IBGS) dans la détermination du groupage ABO-D et du phénotypage érythrocytaire. Congré National de Transfusion Sanguine, Besançon – 27–29 juin 1990

Sachverzeichnis